面向人民健康
提升健康素养

十万个 健康 为什么 丛书

U0230118

面向人民健康
提升健康素养

十万个 健康 为什么 丛书

健康
一生 系列

守护
老年健康

主 编 于普林 张存泰

人民卫生出版社
·北京·

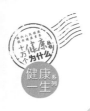

本书编委会

主　　编	于普林　张存泰
副 主 编	糜　涛　辛美哲　周白瑜
编　　者	（按姓氏笔画排序）

于冬妮	北京医院　国家老年医学中心
于普林	北京医院　国家老年医学中心
王　玫	华中科技大学同济医学院附属同济医院
王军明	华中科技大学同济医学院附属同济医院
毛佩贤	北京安定医院
吕　洋	重庆医科大学附属第一医院
刘旭晖	北京医院　国家老年医学中心
刘纪实	中南大学湘雅三医院
刘尚昕	北京医院　国家老年医学中心
闫佳惠	北京医院　国家老年医学中心
江文静	山东大学齐鲁医院
纪　泉	北京医院　国家老年医学中心
李　旻	北京医院　国家老年医学中心
杨子艳	北京医院　国家老年医学中心
辛美哲	中华预防医学会
张存泰	华中科技大学同济医学院附属同济医院
张国强	北京中日友好医院
陈　琼	中南大学湘雅医院
范志红	中国农业大学
金建秋	北京医院　国家老年医学中心
周白瑜	北京医院　国家老年医学中心
郑松柏	复旦大学附属华东医院
郭立新	北京医院　国家老年医学中心
董碧蓉	四川大学华西医院
谢立黎	中国人民大学
路永红	成都市第二人民医院
糜　涛	华中科技大学同济医学院附属同济医院

学术秘书	闫佳惠　北京医院　国家老年医学中心

陈竺院士
说健康

十万个健康丛书
为什么

总　序

　　人民健康是现代化最重要的指标之一，也是人民幸福生活的基础。党的二十大报告明确 2035 年建成健康中国。社会各界，尤其是全国医疗卫生工作者，要坚持以人民为中心的发展思想，把保障人民健康放在优先发展的战略位置，加快推进健康中国建设，全方位全周期保障人民健康，为实现"两个一百年"奋斗目标、实现中华民族伟大复兴的中国梦打下坚实健康基础，为共建人类卫生健康共同体作出应有的贡献。

　　为助力健康中国建设，提升人民健康素养，人民卫生出版社（以下简称"人卫社"）联合相关学（协）会、平台、媒体共同策划，整合各方优势、创新传播途径，打造高质量的纸数融合立体化传播健康知识普及出版物《十万个健康为什么丛书》（以下简称"丛书"）。丛书通过图书、新媒体、互联网平台等全媒体，努力为人民群众提供全生命周期的健康知识服务。在深入了解丛书的策划方案、组织管理和工作安排后，我欣然接受了邀请，担任丛书专家指导委员会主任委员，主要基于以下考虑：

　　建设健康中国，人人享有健康。党的十八大以来，以习近平同志为核心的党中央一直高度重视、持续推动健康中国建设。2016 年党中央、国务院印发的《"健康中国 2030"规划纲要》指出，推进健康中国建设，是全面建成小康社会、基本实现社会主义现代化的重要基础，是全面提升中华民族健康素质、实现人民健康与经济社会协调发展的国家战略。健康中国的主题是"共建共享、全民健康"，共建共享是基本路径，

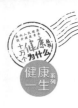

全民健康是根本目的。人人参与、人人尽力、人人享有，实现全民健康，这需要全社会共同努力。党的二十大对新时代新征程上推进健康中国建设作出新的战略部署，赋予了新的任务使命，提出"把保障人民健康放在优先发展的战略位置，完善人民健康促进政策"。丛书建设抓住了健康中国建设的核心要义。

提升健康素养，需要终身学习。 健康素养是人的一种能力：它能够帮助个人获取和理解基本的健康信息和服务，并能运用其作出正确的判断和决定，以维持并促进自己的健康。2008 年 1 月，卫生部发布《中国公民健康素养——基本知识与技能（试行）》，首次以政府文件的形式界定了居民健康素养，我很高兴签发了这份文件。此后，我持续关注该工作的进展和成效。经过多年的不懈努力，我国健康素养促进工作蓬勃发展，居民健康素养水平从 2009 年的 6.48% 上升至 2021 年的 25.4%，人民健康状况和基本医疗卫生服务的公平性、可及性持续改善，主要健康指标居于中高收入国家前列，为以中国式现代化全面推进中华民族伟大复兴奠定了坚实的健康基础。健康素养需要持续地学习和养成，丛书正是致力于此。

健康第一责任人，是我们自己。 2019 年 12 月，十三届全国人大常委会第十五次会议通过了《中华人民共和国基本医疗卫生与健康促进法》，该法第六十九条提出：公民是自己健康的第一责任人，树立和践行对自己健康负责的健康管理理念，主动学习健康知识，提高健康素养，加强健康管理。倡导家庭成员相互关爱，形成符合自身和家庭特点的健康生活方式。从国家法律到健康中国战略，都强调每个人是自己健康的第一责任人。只有人人都具备了良好的健康素养，成为自己健康的第一责任人，健康中国才有了最坚实的基础。丛书始终秉持了这一理念，能够切实帮助读者承担起自己的健康责任。

接受丛书编著邀请后，我多次听取了丛书工作委员会和人卫社的汇报，提出了一些建议，并录制了"院士说健康"视频。我很高兴能以此项工作为依托，为人民健康多做些有意义的工作。工作委员会和人卫社的同仁们一致认为，这件事做好了，对提高国民特别是青少年健康素养意义重大！

2022 年 11 月，在丛书启动会议上，我提出丛书建设要做到心系于民、科学严谨、质量第一、无私奉献等四点希望。2023 年 9 月，丛书第一个系列"健康一生系列"将正式出版！近一年来，丛书建设者们高度负责、团结协作，严谨、创新、务实地推进丛书建设，让我对丛书即将发挥的作用充满了信心，也对健康科普工作有了更多的思考。

一是健康科普工作需把社会责任放在首位。丛书为做好顶层设计，邀请一批院士担任专家指导委员会的成员。院士们的本职工作非常繁忙，但他们仍以极高的热情投入丛书建设中，指导把关、录制视频，担任健康代言人，身体力行地参与健康科普工作。全国广大医务工作者也要积极行动起来，把社会责任放在首位，践行习近平总书记提出的"科技创新、科学普及是实现创新发展的两翼"之工作要求，把健康科学普及放在与医药科技创新同等重要的位置，防治并重，守护人民健康。

二是健康科普工作应始终心系于民。健康科普需要找准人民群众普遍关心的健康问题，有针对性地开展工作，方能事半功倍。丛书第一个系列开展的健康问题征集活动，收集了两万余个来自大众的健康问题，说明人民群众的健康需求是旺盛的，对专家解答是企盼的。丛书组织专家对这些问题进行了认真的整理、分析和解答，并在正式出版前后组织群众试读活动，以不断改进工作，提升质量，满足人民健康需求，这些都是服务于民的重要体现。丛书更是积极尝试应用新技术新方法，为科

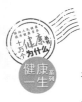

普传播模式创新赋能，强化场景化应用，努力探索克服健康科普"知易行难"这个最大的难题。

三是健康科普工作须坚持高质量原则。高质量发展是中国式现代化的本质要求之一。健康科普工作事关人民健康，须遵从"人民至上、生命至上"的理念，把质量放在最重要的位置，以人民群众喜闻乐见的方式，传递科学的、权威的、通俗易懂的健康知识，要在健康科普工作中塑造尊重科学、学习科学、践行科学之风，让"伪科学""健康谣言""假专家"无处遁形。丛书工作委员会、各编委会坚持了这一原则，将质量要求落实到每一个环节。

四是健康科普工作要注重创新。不同的时代，健康需求发生着变化，健康科普方式也应与时俱进，才能做到精准、有效。丛书建设模式创新也是耳目一新，比如立足不同的应用场景，面向未来健康需求的无限可能，设计了"1+N"的丛书系列开放体系，成熟一个系列就开发一个；充分发挥专业学（协）会和权威专家作用，对每个系列的分册构建进行充分研讨，提出要从健康科普"读者视角"着眼，构建具有中国特色的国民健康知识体系；精心设计各分册内容结构和具有中华民族特色的系列IP形象；针对人民接受健康知识的主要渠道从纸媒向互联网转移的特点，设计纸数融合图书、在线健康知识问答库结合，文字、图片、视频、动画等联动的全媒体传播模式，全方位、全媒体、全生命周期服务人民健康等。

五是健康科普工作需要高水平人才队伍。人才是所有事业的第一资源。丛书除自身的出版传播外，着眼于健康中国建设大局，建立编写团队组建、遴选与培养的系列流程，开展了编写过程和团队建设研究，组建来自全国，老、中、青结合的高水平编者团队，且每个分册都通过编写过程的管理努力提升作者的健康科普能力。这项工作非常有意义。希望未来，越来越多的卫生健康工作者能以高度的社会责任感、职业使命感，以无私奉献的精神参与到健康科普工作中，以更多更好的健康科普精品，服务人民健康。

衷心希望，通过驰而不息的建设，丛书能让健康中国、健康素养、健康第一责任人的理念深入人心，并转化为建设健康中国的重要动力，成为国民追求和促进健康的重要支撑。

衷心希望，能以大型健康科普精品丛书为依托，培养一支高水平的健康科普作者队伍，增强文化自信的建设力量，从而更好地为中华民族现代文明贡献健康力量。

衷心希望，读者朋友们积极行动起来，认真汲取《十万个健康为什么丛书》中的健康知识，把它们运用到自己的生活里，让自己更健康，也为健康中国建设作出每个公民的贡献！

中国红十字会会长
中国科学院院士
丛书专家指导委员会主任委员

2023 年 7 月

出版说明

健康是幸福生活最重要的指标，健康是 1，其他是后面的 0，没有 1，再多的 0 也没有意义。提升健康素养，是提高全民健康水平最根本、最经济、最有效的措施之一。党的二十大报告要求，加强国家科普能力建设，深化全民阅读活动。习近平总书记指出，科技创新、科学普及是实现创新发展的两翼，要把科学普及放在与科技创新同等重要的位置。在这一重要指示精神的指引下，人民卫生出版社（以下简称"人卫社"）努力探索让科学普及这"一翼"变得与科技创新同样强大，进而助力创新型国家建设。经过深入调研，团结广大医学科学家、健康传播专家、学（协）会、媒体、平台，共同策划出版《十万个健康为什么丛书》（以下简称"丛书"）。

为了帮助读者更好地了解和使用丛书，特将出版相关情况说明如下。

一、丛书建设目标

丛书努力实现五个建设目标，即：高质量出版健康科普精品，培养优秀的健康科普团队，创新数字赋能传播模式，打造知识共建共享平台，最终提升国民健康素养，服务健康中国行动落实和中华民族现代文明建设。

二、丛书体系构建

1. 丛书各系列分册设计遵从人民至上的理念，突出读者健康需求和

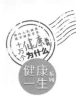

视角。各系列的分册设计经过多轮专家论证、读者健康需求调研，形成从读者需求入手进行分册设计的共识，更好地与读者形成共鸣，让读者愿意读、喜欢读，并能转化为自身健康生活方式和行为。

比如，丛书第一个系列"健康一生系列"，既不按医学学科分类，也不按人体系统分类，更不按病种分类，而是围绕每个人在日常生活中会遇到的健康相关问题和挑战分类。这个系列分别针对健康理念养成；到人生面临的生、老、病问题；再到每天一睁眼要面对的食、动、睡问题；最后到更高层次的养、乐、美问题设立 10 个分册，分别是《健康每一天》《健康始于孕育》《守护老年健康》《对疾病说不》《饮食的健康密码》《运动的健康密码》《睡眠的健康密码》《中医养生智慧》《快乐的健康密码》和《美丽的健康密码》。

2. 丛书努力构建从健康知识普及到健康行为指导的全生命周期全媒体的健康知识服务体系。依靠权威学（协）会和专家的反复多次研究论证，从读者的健康需求出发，丛书构建了"1+N"系列开放体系，即以"健康一生系列"为"1"；以不同人群、不同场景的不同健康需求或面临的挑战为"N"，成熟一个系列就开发一个系列。目前已初步策划了"主动健康系列""应急急救系列""就医问药系列"和"康养康复系列"等多个系列，将在"十四五"期间陆续启动和出版。

3. 丛书建设有力贯彻落实"两翼论"精神，推动健康科普高质量创新发展。丛书除自身的出版传播外，还建立编写团队组建、遴选与培养的系列流程，开展了编写过程和团队建设研究，组建来自全国，老、中、青结合的高水平编者团队，并通过编写过程的管理努力提升作者的健康科普能力。丛书建设部分相关内容还努力申报了国家"十四五"主动健康和人口老龄化科技应对重点专项；以"《十万个健康为什么丛书》策划出版为基础探索全方位、立体化大众科普类图书出版新模式"为题，成功获得人卫研究院创新发展研究项目支持。

三、 丛书创新特色

1. 体现科学性、权威性、严谨性。为做好丛书的顶层设计、项目实施和编写出版工作，保障科学性，丛书成立专家指导委员会、工作委员会和各分册编委会。

第十二届、十三届全国人大常委会副委员长，中国红十字会会长陈竺院士担任丛书专家指导委员会主任委员，国家卫生健康委员会副主任李斌、中国计划生育协会常务副会长王培安、中华预防医学会名誉会长王陇德院士、中国健康促进基金会荣誉理事长白书忠等领导担任副主任委员，二十余位院士应邀担任委员。专家们积极做好丛书顶层设计、指导把关工作，录制"院士说健康"视频，审阅书稿，甚至承担具体编写工作……他们率先垂范，以极高的社会责任感投入健康科普工作中，为全国医务工作者参与健康科普工作树立了榜样。

人民卫生出版社、中国健康促进基金会、中国计划生育协会、中华预防医学会、中国科普研究所、全国科学技术名词审定委员会、健康报、新华网客户端《新华大健康》等机构负责健康科普工作的领导和专家组成了丛书工作委员会，并成立了丛书工作组，形成每周例会、专题会、组建专班等工作机制，确保丛书建设的严谨性和高质量推进。

来自相关学（协）会、医学院校、研究机构等 90 余家单位的 200 余位在相关领域具有卓越影响力的专家组成了"健康一生系列" 10 个分册的编委会。专家们面对公众健康需求迫切，但优秀科普作品供给不足、科普内容良莠不齐的局面，均以极大的热忱投入丛书建设与编写工作中，召开编写会、审稿会、定稿会等各类会议数十次，对架构反复研究，对

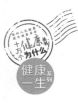

内容精益求精，对表达字斟句酌，为丛书的科学性、权威性和严谨性提供了可靠保证。

2. 彰显时代性、人民性、创新性。习近平总书记在文化传承发展座谈会上发表重要讲话，强调"在新的起点上继续推动文化繁荣、建设文化强国、建设中华民族现代文明，是我们在新时代新的文化使命"。丛书以"同中国具体实际相结合、同中华优秀传统文化相结合"理念为指导，彰显时代性、人民性、创新性。

丛书高度重视调查研究工作，各个系列都会开展面向全社会的问题征集活动，并将征集到的问题融入各个分册。此外，在"健康一生系列"即将出版之际专门开展试读工作，以了解读者的真实感受，不断调整、优化工作思路和方法，实现内容"来自人民，根植人民，服务人民"。

在丛书整体设计和 IP 形象设计中，力求用中国元素讲好中国健康科普故事。丛书在全程管理方面始终坚持创新，在书稿撰写阶段，即采用人卫投审稿平台数字化编写方式，从源头实现"纸数融合"。在图书编写过程中，同步建设在线知识问答库。在图书出版后，实现纸媒、电子书、音频、视频同步传播，为不同人群的不同健康需求提供全媒体健康知识服务。

3. 突显全媒性、场景性、互动性。丛书采取纸电同步方式出版，读者可通过数字终端设备，如电脑、手机等进行阅读或"听书"；同时推出配套数字平台服务，读者可通过图书配套数字平台搜索健康知识，平台将通过文字、语音、直播等形式与读者互动。此外，丛书通过对内容的数字化、结构化、标引化，建立与健康场景化语词的映射关系，构建场景化知识图谱，利用人们接触的各类健康数字产品，精准地将健康知识推送至需求者的即时应用现场，努力探索克服健康科普"知易行难"这个最大的难题。

四、 丛书的读者对象、内容设计和使用方法

参照《中国公民健康素养 66 条》锁定的目标人群，丛书读者对象定为接受九年义务教育及具备以上文化水平的人群，采用问答形式编写，重点选择大众日常生活中"应知道""想知道""不知道"和"怎么办"的问题。丛书重在解决"怎么办"，突出可操作性，架起大众对"预防为主"和"一般健康问题"从"为什么"到"怎么办"的桥梁，助力从"以治病为中心"向"以健康为中心"转变。

丛书是一套适合普通家庭阅读、查阅和收藏的健康科普书，覆盖日常生活中会遇到的常见健康问题。日常阅读，可以有效提升健康素养；遇到健康问题时，查阅对应内容可以达到答疑解惑、排忧解难的目的。此外，"健康一生系列"还配有丰富的富媒体资源，扫码观看视频即可接收来自专家针对具体健康问题的进一步讲解。

《庄子·内篇·养生主》提醒我们："吾生也有涯，而知也无涯，以有涯随无涯，殆已！"如何有效地让无穷的医学知识转化为有限的健康素养，远远不止"授人以渔"这么简单，这需要以大型健康科普精品出版物为依托，培养一支高水平的健康科普作者队伍；需要积极推进相关领域教育、科技、人才三位一体发展，大力弘扬科学精神和科学家精神；还需要社会各界积极融健康入万策，并在此基础上努力建设健康科学文化，增强文化自信的建设力量，从而更好地为中华民族现代文明建设贡献健康力量。

衷心感谢丛书建设者们和读者们的大力支持，让我们共同努力，为健康中国建设和中华民族现代文明建设作出力所能及的贡献。

丛书工作委员会

2023 年 7 月

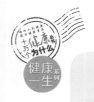

前　言

　　随着我国人口老龄化程度的加剧，老年人群的健康需求日渐增长。老年医学专家在服务好老年患者的同时，更希望广大的老年朋友了解如何保持老年人身心健康、预防老年人常见病和多发病，做好维护老年人自我健康的第一守门人。

　　本人深耕老年医学三十余年，深刻地感受到只有提高老年人自身的健康意识，从躯体、心理、社会三个维度，全方位加强老年人自我健康保护的能力和技能，才能真正提升老年人的健康水平。

　　人民卫生出版社充分考虑老年人群体的特点和需求，在全国范围内组织涵盖老年医学、预防医学、食品营养、精神卫生、社会学等多学科领域顶尖科普专家的编写团队，用"十万个健康为什么"的形式，从健康管理、膳食营养、运动与日常生活、健康风险与预防、心理健康等多个角度探讨如何守护老年人的健康，精选了老年人"应知道""想知道""不知道""怎么做"的问题，采取一问一答的方式介绍各类如何守护老年人健康的知识，以简明易懂的语言，配合丰富的插图和视频，让知识更加易于理解和实践，为老年人提供权威、可靠的信息。

　　本书的顺利出版，离不开全体编写专家和人民卫生出版社相关人员的辛勤付出，在此衷心表示感谢。作为老年医学领域的工作者，我们将始终走在"守护老年健康"的第一阵营，秉持着对健康的关注和

陆林院士
说健康

贾伟平院士
说健康

田金洲院士
说健康

追求，服务于老年人，同时希望每位老年人知行合一，收获健康！

　　希望本书的出版发行能帮助老年人正确认识衰老，为普及老年健康知识、传播正确的健康理念、树立健康的老龄化观念、积极预防疾病风险因素提供助力，最终让老年人老而不病、病而不残、残而不废，享有长寿且健康的晚年生活。

于普林　张存泰

2023 年 7 月

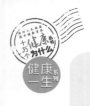

院 士 寄 语

国医大师、中国科学院院士、中医及中西医结合临床学家
陈可冀

人生苦短，即便活到 100 岁，也不过三万余天，的确是太短了，所以大家都心存健康长寿的美好期望。千百年来，长寿都是人类不断追求的。从古时徐福东渡寻求不老仙药，到如今研究各种各样的长寿保健方法，无不体现了人们对长寿的渴求。由于社会的进步、科学技术的发展、医药卫生条件的改善，当今人们的平均寿命得到了大幅度提升。

在这个中国人均寿命已经近 78 岁的时代，人们不仅要实现存活期的延长，更要保证生命的质量，将寿命与健康相结合。在我看来，仅仅是活得老，其实不如活得好，如果长寿是以降低生活水准为代价，变成毫无快乐而言的"苟活"，那就失去了长寿的意义。

人体的衰老和死亡都是自然规律，人类寿命的长短主要由遗传因素决定，但好的生活方式和习惯可以帮助老年人拥有高质量的晚年生活，所以老年人注重保健和养生是很有必要的。关于老年人的养生保健，我认为主要有三点，厚德养性、中庸调和以及修身养气。

首先是厚德养性。强调德高者长寿，这在中国传统文化里已然形成一种共识。《黄帝内经》在分析百岁老人长寿的原因时有言："所以能年皆百岁而动作不衰者，以其德全不危也。"这种重视道德修养与健康长寿关系的观点，与现代医学发展模式和新的健康理念是相通的。

其次是中庸调和。它追求的是人身阴阳、气血、动静的多方位协调，而不是局部的解剖学或单纯的某一生理学效应。在中国传统养生术中，倡导"动静结合"。老年人要坚持运动，可以适当练习气功、太极拳、八段锦、内养功等，但要考虑到身体状态，"动以养生，但莫大疲"。

最后是修身养气。气，是中国古代先贤对自然现象的一种朴素认识，认为气是构成世界的最基本物质，宇宙万物包括人类都是由气的运动变化而产生的。因此，养生的重要目的，就是如何保养人体之正气，包括人体抗病、调节和代偿等功能。必要时可在医生的指导下进行药补，常用的药补方有强身健脑、固肾补气的龟龄集，女性益气养血、补肾健脾的定坤丹等，并结合针灸、按摩、食疗等措施来多方面调理，达到延缓衰老的功效。

古人云："有养生之道，无长生之方"，养生的最终目的是全面提升人的健康状况和生活质量。"神龟虽寿，犹有竟时"，因此对于养生，老年人要做到"从不刻意，却不随意，但要注意"，建立起科学的、联系个人实际的养生方法，破除养生迷思。人的一生不可能事事顺利，但须事事尽心。祝大家都活出满意的人生。

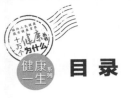

目录

第一章　老年人健康管理

第二章　老年人膳食营养

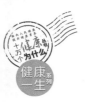

第三章 老年人运动与日常生活

第四章 老年人健康风险与预防

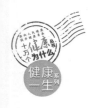

四 消化系统健康

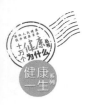

八 视听功能与口腔保健   292

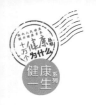

十一　老年护理及其他

第五章 老年人心理健康

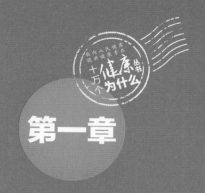

第一章

老年人健康管理

一

正确认识
衰老

1. 为什么人会**衰老**

关键词

衰老 自然规律

　　长生不老一直是人类的梦想，历朝历代的皇帝都在不断试图找寻长生不老的秘密。如今我们知道，古人苦苦追求的长生不老终究是黄粱一梦，人总是会变老的。

　　为什么长生不老不能实现呢？探究衰老的本质，其最主要的原因其实是细胞层面的衰老。相关研究表明，衰老主要受遗传因素、环境因素等方面的影响。首先，细胞不能一直自我更新，它的分裂能力有极限。相关科学研究结果表明，人体体细胞的分裂上限大约在 50 次。达到上限之后，细胞就会走向衰老、死亡，进而使得由细胞构成的人体的各个组织器官出现功能退化和衰竭，这是正常的生理现象。其次，目前学术界有过度产生自由基和端粒体短缺两种主流衰老学说，不管是哪一种学说，都认为环境因素是导致人体衰老的重要原因之一，例如营养摄入、生活习惯，以及心理压力等都会使人体衰老。最后，由于自然因素影响，身体功能出现退行性变化后，会导致人体免疫力下降，出现疾病，使细胞加速衰老。

专家说

如何延缓衰老进程

　　人体衰老是内因和外因共同造成的结果。遗传这个内因无法改变，但是在日常生活中，我们可以通过改善环境因素来延缓衰老进程。

　　◆ 保证每天的营养摄入均衡：在一般成年人平衡膳食的基础上，老年人应选择更加丰富多样的食物，

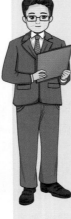

特别是易于消化、吸收、利用且富含优质蛋白的动物性食物和大豆类制品。

◆ 培养良好的生活习惯：如避免熬夜，戒烟限酒，坚持适当强度的体育运动等。

◆ 保持良好的心态：老年人应保持乐观开朗的心态，正确认识衰老是正常的自然进程，顺其自然，积极享受自己的晚年生活。

◆ 谨防意外发生：老年人在日常生活中应注意安全，例如避免跌倒、规范用火用电、外出尽量有人陪同、不抢过马路、不游野泳、不滑野冰等。

同时，老年人如果出现身体不适，建议及时就诊。对于已经患有疾病的老年人，要严格遵循医嘱，控制疾病进展，保持身体健康。

（闫佳惠　于普林）

2. 为什么人的**寿命**有长有短

如今随着生活水平的提高和医疗水平的发展，人类的预期寿命在不断延长。但是，我们身边既能发现年近百岁的高寿老人，也不乏很多英年早逝的消息。为什么人的寿命会有所不同呢？

学术界普遍认可的影响寿命长短的因素有遗传因素、社会因素、饮食因素、生活习惯、心理因素等多个方面。相关研究结果显示，遗传因素是寿命的重要影响因素，基因会影响人的寿命长短。而后天因素对寿命的影响也是非常显著的。生活的地区是否拥有无污染的水源、清新的空气、健康的土壤，以及稳定的社会局势和良好的经济发展情况等，也很大程度上影响了人的寿命。同时，合理的饮食搭配、健康的生活习惯以及积极的心态都会对人的寿命产生正向影响。

专家说

人活到多少岁算长寿

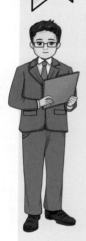

根据国家卫生健康委员会发布的《2021年我国卫生健康事业发展统计公报》数据显示，中国居民人均预期寿命为78.2岁。从各省、自治区、直辖市的详细数据来看，有四个地区的人均预期寿命大于80岁，其中上海以84.11岁居于首位，同时女性的人均预期寿命往往高于男性。

纵观全球，世界上许多发达国家的人口预期寿命都已经超过80岁。联合国人口司相关调查数据显示，在2021年全球预期寿命排行榜中，位于欧洲的摩纳哥以85.9岁位居榜首，成为世界上期望寿命最长的国家和地区。

老年人在追求长寿的同时，更要追求有质量的生活

尽管人人都期望长寿，但老年朋友应该追求的是有质量的晚年生活。如果一个人生命的后半段需要靠药物维持或在病床上度过，相信这样的长寿不是老年朋友们所希望的，也算不得真正的

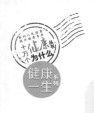

高寿。随着年龄增长，身体器官功能会逐渐衰退，这是人到老年之后身体必然会发生的，人不服老不行。与此同时，老年人也应该积极预防疾病的发生，以及重视相关高危因素如血压、血糖、血脂水平的控制，使其能够控制在与年龄相适应的范围内。

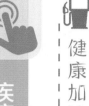

疾病　健康

健康加油站

人类目前的极限寿命是多长

根据吉尼斯世界纪录的认证资料，目前世界上最长寿的人是一名来自南非的女性，她于 2023 年 3 月 8 日去世，享年 128 岁，一生横跨 3 个世纪。而目前被认证的最长寿男性来自日本，他于 2013 年去世，享年 116 岁。

（闫佳惠　于普林）

3. 为什么老年人**容易生病**

随着年龄的增长，很多老年人都反映身体大不如前，经常是稍微劳动后就浑身疼，各种慢性疾病也找上门来，医院里老年人永远是占比最多的群体。年纪大了，身体真就容易出毛病吗？

老年人身体功能下降，进而使其对外环境的适应能力降低，外来不良因素容易引起内环境失衡，从而导致疾病的发生。其次，人们年轻时不健康的生活作息往往使身体长期处于高负荷的状态，从而透支身体。随着年龄的增加，这些病痛就慢慢显示出来。最后，在老年阶段，人生往往要面对很多变化，如退休、老友或伴侣离世等重大改变。如果不能及时调整心态，老年人在心理上往往容易产生抑郁情绪，进而对身体产生影响。

专家说

与年龄有关的疾病有哪些

老年人常见的疾病主要有：神经系统类，如阿尔茨海默病和脑动脉硬化症、动脉粥样硬化引起的脑血栓、脑出血等；呼吸系统类，如慢性阻塞性肺疾病、老年性肺炎等；心血管系统类，如冠状动脉粥样硬化、心绞痛、心肌梗死等。还有白内障、老年突发性耳聋、关节病和骨质疏松等疾病的发病率，都随年龄增长显著增加。

健康老年人的标准是什么

根据国家卫生健康委发布的 WS/T 802—2022《中国健康老年人标准》，健康老年人是指"60 周岁及以上生活自理或基本自理的老年人，躯体、心理、社会三方面都趋于相互协调与和谐状态。其重要脏器的增龄性改变未导致明显的功能异常，影响健康的危险因素控制在与其年龄相适应的范围内，营养状况良好；认知功能基本正常，乐观积极，自我满意，具有一定的健康素养，保持良好生活方式；积极参与家庭和社会活动，社会适应能力良好等"。该标准从躯体健康、心理健康以及社会健康三个方面来定义健康老年人，同时提供了老年人健康状态的具体评估内容和评判标准。

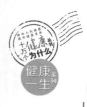

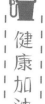

健康加油站

关键词

共病 慢性疾病

老年人要树立正确的健康老龄观

伴随着衰老，老年人会遇到各种各样健康问题的挑战，老年人常认为要想保持自身健康太难了，容易对自己未来的健康状况丧失信心。实际上，对于老年朋友，即使存在一些身体健康问题，只要不影响日常生活和社交，都属于正常衰老的表现，并不能算是"不健康"。老年朋友们需要不断提高健康素养，主动养成良好的生活习惯，尽量延缓衰老的发生；当衰老来临之时，也能够坦然面对，树立正确的健康老龄观，努力争做健康老年人，安安稳稳度过晚年时光。

（闫佳惠　于普林）

4. 为什么**老年人共病**
需要特别关注

很多老年人认为，年纪大了患的病多是很常见的事情。而事实上，如果老年人患多种疾病后不加以控制，会使治疗变得复杂、困难，而且往往得不到良好的预后效果，增加老年患者的住院率和死亡风险，影响老年人的生活质量。

在老年人共病患者中，多重用药的问题最值得关注。老年患者多重用药增加了不合理用药的风险，可能导致药源性疾病、营养不良、骨折等不良后果，还增加了"处方瀑布"的可能性。

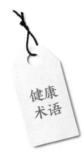

处方瀑布：举例来说，有些老年人吃了二甲双胍后会出现腹泻症状，但他们并不知道这种症状是由药物引起的，于是就加用了止泻药；止泻药吃一段时间后又出现了便秘，于是又加用了通便药。循环往复，药越吃越多，造成了更大的健康风险。

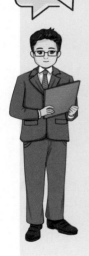

专家说

老年人共病患者平时的注意事项

营养对于共病老人非常重要。所有老年人都需要注意食物的均衡搭配，切忌偏食、盲目素食主义；注意进餐的规律性，切忌盲目减重或"辟谷"，以及暴饮暴食；调整饮食或运动时都应循序渐进，把握好度，避免走极端。

建议老年人共病患者及时到老年医学科或者临床药学门诊接受药物指导，合理地给药物做减法。多病共存的老年人完全不必因为身患多种疾病而产生心理压力，但也不能对所患疾病掩耳盗铃、视而不见。

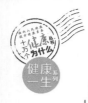

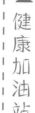

关键词

老年综合征 衰弱 失能

健康加油站

共病的表现形式有哪些

◆ 躯体疾病与躯体疾病共存，如老年人同时患有高血压与糖尿病，或高血压和高脂血症等。

◆ 躯体疾病与精神心理疾病共存或叠加，如冠心病与抑郁，或阿尔茨海默病患者共病焦虑障碍等。

◆ 躯体疾病与老年综合征共存，如骨关节炎与便秘等。

（闫佳惠　于普林）

5. 为什么老年人易患

老年综合征

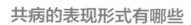

　　王奶奶今年八十多岁，患有高血压很多年了，近期她觉得自己腿脚变得不像以前那么有劲了，食欲也有些下降。另外，家人还发现她的记忆力大不如前，刚刚嘴上说着要做的事转头就忘了。前段时间王奶奶的睡眠也出现了问题，早上起来很没有精神，没走几步就直接跌倒了，家人赶紧带王奶奶到医院做检查。医生对王奶奶进行老年综合评估后，诊断她患了认知功能障碍、睡眠障碍、营养不良、肌少症等老年综合征。那么为什么老年人容易得老年综合征呢？

人到老年，各器官系统会随着年龄增加逐渐退化，慢性疾病发病逐渐增多。而相比常见的慢性疾病，有些老年人认为其出现的大小便失禁、吞咽困难、失眠、跌倒等老年综合征表现是衰老的自然表现，容易被老年人及其家属忽视。然而，这些症状往往严重影响老年人的生理功能，长期不加以正确的干预很容易导致老年人失能，威胁老年人生活质量，严重者甚至会致残或致死。

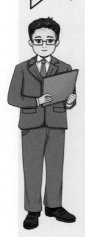

老年综合评估是筛查老年综合征的有效手段

老年综合评估是指采用多学科方法评估老年人的躯体情况、功能状态、心理健康和社会环境状况等，并据此制订以维持和改善老年人健康和功能状态为目的的治疗计划，最大限度地提高老年人的生活质量。老年综合评估主要分为六大评估内容：一般的医学评估、躯体功能评估、精神心理状况评估、社会行为能力评估、环境健康评估以及生活方式等其他评估。

如何有效预防老年综合征

老年综合评估是根据每个老年人的具体情况，逐一排查梳理患老年综合征的原因，并筛查出可干预的因素，形成个体化治疗方案。因此，老年人应养成关注自己身体变化的习惯，如出现健康状况突然恶化、功能衰退或其他异常状况，须尽快寻求专业人员的帮助，进行老年综合评估。及时的老年综合评估可有效预防老年综合征。

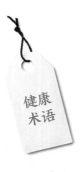

健康加油站

老年综合征的表现形式

老年综合征包括认知功能障碍、跌倒、抑郁、谵妄、感觉改变（听力和视觉障碍）、肌少症、衰弱、营养不良、慢性疼痛、压疮、尿失禁、多重用药等十余种表现。

老年综合评估适合哪些人群

老年综合评估适合 60 岁以上，已出现生活或活动功能不全或减退（尤其是最近恶化），伴有营养不良、老年人共病、多重用药，合并精神方面问题，合并社会支持问题（独居、缺乏社会支持、疏于照顾）及多次住院者。对于合并严重疾病（如疾病终末期、重症患者）、严重痴呆、完全失能的老年人及健康老年人酌情开展部分评估工作。

健康术语

老年综合征（geriatric syndrome，GS）是指老年人由多种原因造成的同一种临床表现或问题的综合征。同一位老年人可能同时存在多种老年综合征，如果不加以控制，各种老年问题可相互影响，形成恶性循环。例如，老年人若同时患有营养不良、肌少症、尿失禁等老年综合征，则更容易跌倒，发生骨折，继而卧床，出现压疮、感染、抑郁情绪等。

（闫佳惠　于普林）

二

定期体检

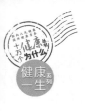

6. 为什么老年人 经常去医院看病， 还需要**全面体检**

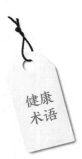

随着社会发展及人民物质生活水平的提高，现代人对健康的认识和需求也发生了改变，健康管理的观念逐渐被人们所熟悉并接受。健康体检是健康管理的关键环节之一，健康人也需定时进行全身体检。

健康术语

健康管理是指一种对个人或人群的健康危险因素进行全面管理的过程。概括地说就是根据健康体检的结果，建立健康档案，给出健康评估，并针对性地提出个性化健康管理方案，使个体从社会、心理、环境、营养、运动等多个角度得到全面健康维护和保障服务。

专家说

没有不舒服为啥要去医院检查

以往人们通常是身体出现了不适症状才去医院检查治疗，但出现明显症状时疾病往往已经处于进展阶段，治疗起来难度增大，还会大大增加家庭及社会的经济负担。因此人们对健康的追求也开始从治疗疾病向预防疾病转变。对于身体器官机能快速衰退的老年

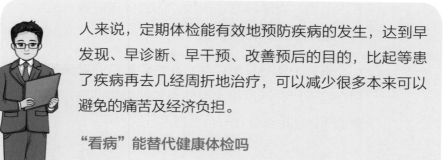

人来说，定期体检能有效地预防疾病的发生，达到早发现、早诊断、早干预、改善预后的目的，比起等患了疾病再去几经周折地治疗，可以减少很多本来可以避免的痛苦及经济负担。

"看病"能替代健康体检吗

"看病"关注的是得了什么疾病以及如何治疗，健康体检是对健康状况进行评估和预测，发现危险因素，采取干预措施。所以，单纯的"看病"是无法满足健康体检所需的。特别是当老年人健康状况急骤恶化、功能衰退，或遇到居住环境改变、哀伤或其他异常状况，对老年人进行老年综合评估可以维持及改善老年人健康和功能状态，最大程度地提高老年人的生活质量。

健康加油站

健康管理的五个环节

第一个环节是健康体检和以往患病情况、生活习惯及不良嗜好、家族病史等的采集。

第二个环节是健康评估和风险分析，包括当前身体健康状况评估，以及未来患某种疾病的风险评估。

第三个环节是健康教育及指导。

第四个环节是制订健康管理计划，通过饮食、营

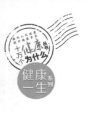

养、运动、心理等方式干预，达到促进健康、预防疾病、提高生活质量的目的。

第五个环节是再评估，在按照制订的健康管理计划实行一段时间后再次评估当前的健康问题，保持健康管理计划始终处在一个合理可行的水平。

（黄骁燕　张存泰）

7. 老年人**体检**最该查什么

体检项目五花八门，套餐各不相同，如何选择？是不是越贵越好？

不同年龄段的身体情况不同，要进行的体检项目也不一样，一般年龄越大，需要检查的项目就越多。老年人处于疾病的高发期，更要注意进行更全面的检查。

所有体检都会选择一些固定的常规项目，覆盖机体各重要器官功能，称为"筛查"。建议老年人注意增加心脑血管系统疾病、代谢性疾病、肿瘤性疾病的相关检查。有疾病史以及不适的最好先告知医生，以便医生有针对性地补充检查项目，可称为"个性化体检方案"。

专家说 老年人应增加的检查项目

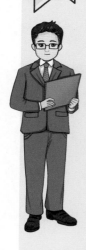

心脑血管检查：建议检查颈动脉彩超、脉搏波传导速度等，可预测心脑血管疾病风险。心脏彩超检查有助于了解心脏结构及功能；经常有头昏症状者可选择经颅多普勒脑血流图检查、头颅磁共振检查等。

肿瘤筛查：建议增加肿瘤标志物检查，以及肺癌、胃肠癌筛查项目（低剂量螺旋 CT 筛查肺部肿瘤、胃肠镜筛查胃肠肿瘤）。

骨密度检测：45 岁以上女性及 50 岁以上男性应进行骨密度检测，做到早发现早干预。

老年男性应注意前列腺疾病筛查；老年女性应注意乳腺、子宫附件疾病筛查。

除了上述要注意的问题外，对于年龄大于 75 岁，特别是患有多种慢性疾病或老年综合征，伴有不同程度功能损害的衰弱老年人，建议到老年科进行老年综合评估。

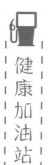

健康加油站

怎样选择"个性化体检方案"

推荐有家族遗传病史、个人既往史、长期不良生活习惯的人进行有针对性的专项检查：如长期吸烟者，建议进行肺部低剂量螺旋 CT 检查及肺功能检查；长期胃病史、幽门螺杆菌感染史、胃癌家族史、长期饮

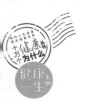

酒者，建议进行胃镜检查；肠息肉病史、结直肠癌家族史者，建议进行肠镜检查；宫颈癌家族史的女性，建议进行 HPV 检查。

老年人体检需要注意什么

（黄骁燕　张存泰）

8. 老年人**体检前**
需要做什么准备

体检前，体检机构通常会通知要求当天空腹、憋尿，到底要不要这么麻烦？既然要求空腹，检查当天日常规律服用的抗高血压药、降血糖药到底还能不能吃呢？饮食、情绪、特殊药物等都可能影响检查结果，所以这些注意事项都是必需的。

专家说 体检前需要做什么准备呢

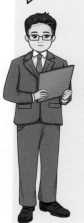

体检前 2~3 天应清淡饮食，不吃高脂饮食，不饮酒，不要吃对肝、肾功能有损害的药物。体检前日晚 8 时开始禁食，避免剧烈运动，保证充足睡眠。检查当日早晨禁食禁水。

如需做泌尿系统及生殖系统（即膀胱、前列腺、子宫及附件）彩超检查（不适用于经阴道超声检查），清晨需充盈膀胱（憋尿）。

慢性疾病患者如有需长期服用的药物，可根据情况对服药时间进行调整：常规晨起服用抗高血压药、抗凝血药、抗癫痫药等的人员，可按常规一小口水吞服药物；糖尿病患者禁食情况下不能服用降血糖药，以免引发低血糖。

体检前应对口腔、鼻腔、外耳道等处进行自我清洁，如需进行动态心电图检查建议提前洗澡，保证与电极接触的胸前皮肤清洁。

请着便于穿脱的衣裤和鞋子；进行胸部放射检查时不佩戴金属饰物，衣服上不要有金属扣子等；磁共振检查不能将有铁磁性的物品带入检查室，身体内有金属物，如心脏起搏器、支架、金属钉等，不宜做磁共振检查。

行动不便者及高龄老人建议有人陪同检查，以防跌倒等其他意外事件的发生。

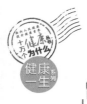

关键词

血液化验 参考值和参考范围

最佳采血时间：抽血化验最好在清晨7∶00—9∶00进行，结果比较准确。

怎样留尿标本：最好留中段尿；女性避开生理期，留尿前最好清洁外阴。

测量血压正确方法：测量前静坐休息数分钟；衣袖不宜过紧、过厚；测量时不要说话。

（黄骁燕 张存泰）

9. 老年人体检
常规化验项目怎么解读

体检化验结果出现了箭头，是不是说明身体"有病"？血液化验是体检的重要组成部分，通常化验单上以向上或向下的箭头标示高于或低于参考值。对单个的指标不能简单以超出参考值范围来判断"正常"或者"异常"，对机体整体的评价也不能简单以指标异常来判断"有病"和"没病"。虽然不能单纯依靠化验指标直接得出疾病的诊断结论，但它们可以预示身体出现了什么问题，进一步去相应专科就诊，明确诊断。

健康加油站

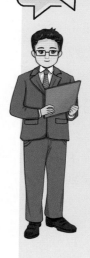

专家说

什么是参考值和参考范围

　　参考值和参考范围是用统计学方法，以抽样个体检查所得值的平均值为基础所产生的，反映的是绝大多数"正常人"的指标值范围。所谓"正常"与"异常"一般并没有截然的分界线，因此对于超出参考范围不甚明显的指标，建议可以复查，或接受专科医生指导。同一个项目的参考范围，因为不同实验室采用的方法、仪器等不同可能存在差异，所以最好在同一家医疗机构进行每年的常规体检，利于前后结果的对比。

老年人常规化
验指标的解读

（黄骁燕　张存泰）

关键词

体检　健康干预

10. 老年人**体检完成**以后怎么办

　　经历了一上午的空腹排队，终于做完了抽血化验、B超检查、心肺听诊等体检项目，人们却往往对拿到手的体检报告不够重视。体检完成不等于完事儿，我们需要利用好体检报告来评估身体状况、筛查早期疾病，以及指导健康干预措施。

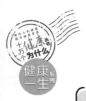

拿到体检报告后要做什么

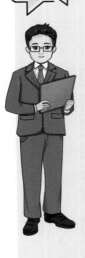

认真仔细地阅读体检结果后，最好携带往年的记录同体检医生交流，听取医生对体检报告的专业解读，然后根据建议进行健康管理或诊治。

哪些情况要额外重视

◆ 在体检过程中，由专科体检医生直接指出的明显问题一定要特别重视，如体格检查医生说摸到了明显包块、心电图医生强调心律不齐等。

◆ 与往年的体检相比，结果或指标变差，且幅度较大。

◆ 体检报告的解读明确告知结果异常，需要复诊或进一步检查。

为什么还要做进一步的检查

体检涵盖的检查项目广泛且较为基础，适合筛查早期疾病，如需明确诊断，那就要做进一步有针对性的检查了。比如体检报告中常出现的"甲状腺结节"，虽然大多数情况下是良性的，但仍然有小部分可能是恶性肿瘤的早期病变，去甲状腺乳腺外科完善相关的检查就是为了防止贻误病情。早发现才能早诊断，早诊断才能早治疗，早治疗才会预后好。因此，对发现异常后的进一步检查，务必认真对待！

体检完成后，健康干预是关键

　　无论检查结果如何，都需要在体检完成后做好健康管理和干预，根据健康生活方式指导改变不良生活习惯，注意饮食健康，做好老年人的日常保健和异常结果的随访复查。另外，在面对检查结果的异常时，老年人也要做好情绪的纾解，不能不当回事，也不能过分焦虑，保持心理健康和保持身体健康同样重要。

（刘　漫　张存泰）

主要生理指标的
自我监测

11. 为什么不提倡 "人生难得老来瘦"

很多老年人坚信"人生难得老来瘦"，认为瘦了就能长寿，还能预防慢性疾病，于是通过节食和过分的清淡饮食来降低体重。实际上，这句俗话并不正确，大家被其误导了。

有控制体重的意识并能注意饮食是好事，但过度减重、限制营养摄入却和健康背道而驰。这可能导致老年人营养不良和肌少症的风险增加，严重影响生活质量。

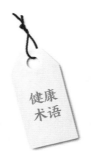

健康术语

肌少症是与年龄增加相关的骨骼肌质量减少、肌力下降和 / 或躯体功能减退的一种临床综合征，在老年人群中发病率较高，会对老年人健康有广泛的不良影响。

关键词

减重 营养不良 肌少症

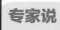 **专家说**

为何老年人瘦了需警惕肌少症

老年人变瘦除了脂肪的改变，也包括肌肉的减少。肌肉的质量和力量在青壮年时期达到顶峰，在老年时期衰减，有研究显示，50 岁后肌肉质量平均每年减少 1%~2%，所以"人生难得老来瘦"更应该是"难得老来多肌肉"。

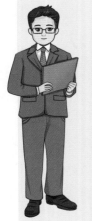

肌少症影响老年人最基本的日常生活能力，增加跌倒、骨折、死亡风险，严重影响老年人的生活质量。

如何预防和治疗肌少症

目前对于肌少症的防治主要以营养治疗和运动治疗为主。

营养治疗：老年人的蛋白质吸收率和利用率均低于年轻人，也由此导致蛋白质摄入和合成的不足，引起肌肉质量和力量的下降。因此，老年人在饮食均衡且多样化的同时，需多吃优质蛋白。此外，应注意补充脂肪酸、维生素 D 等。

运动治疗：规律的运动可以延缓老年人骨骼肌肉的衰减，尤其是以抗阻运动（如坐位抬腿、拉弹力带等）为基础的运动，对改善肌肉力量和身体功能有很大的好处。为预防肌少症，建议老年人每周至少 3 天，每天进行 40~60 分钟中高强度运动（快走、游泳等），其中抗阻运动和有氧运动时长各占一半。

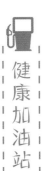

健康加油站

肌少症居家筛查方法

使用软尺测量双侧小腿最粗部位的周长，即小腿围，可通过测量小腿围进行肌少症的简便评估筛查。若男性小腿围＜34cm、女性小腿围＜33cm，建议前往医院进行肌少症的专业检查诊断。

（刘　漫　张存泰）

12. 老年人如何做好
自己的**家庭医生**

自我健康管理是疾病预防和治疗中非常关键的一环，每个人都应该是自己健康的第一责任人。虽然治病是医生的事，但过程中绝对不可缺少患者的配合。尤其是在老年人慢性疾病管理中，老年人自身的主动参与更是尤为重要，可以起到事半功倍的效果。总体上，若是做到了预防疾病、早期发现疾病及慢性疾病管理，那便是做好了自己的家庭医生。

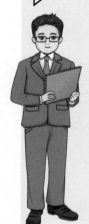

做自己的家庭医生需要做些什么

一般情况下，老年人需要做到以下四点，分别是监测、预防、促进和管理。

监测：自己检测或主动要求医护检测来评估身体健康情况，并筛查潜在的疾病。例如，老年女性对乳房进行自我检测、规律进行体检、按时做好复检、定期监测血压和血糖、观察排便行为的改变等。

预防：减少或避免以后疾病发生的风险。例如，接种流感疫苗、每天清洁牙齿、呼吸系统传染病流行期间佩戴口罩、使用四脚拐杖等。

促进：保持或改善目前相对较好的健康状态。例

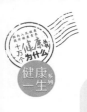

如，每日均衡饮食、经常锻炼、多与亲朋好友沟通交流、保持良好睡眠、维持心情愉悦等。

管理：参与疾病的治疗和康复过程。例如，遵医嘱按时服药、控制烟酒、病情加重时主动寻求医疗帮助、积极主动完成康复训练等。

如何才能做好这些

想要做好自己的家庭医生，一定要知行并重。

以知为先：要有衰老和延缓衰老的观念，学习慢性疾病预防和保健等健康知识及技能，主动接受新观念和新行为，不断强化自我保健的意识。只有理解和认同了这些健康知识，才能主动参与健康管理。

以行为本：根据自身的健康情况，再结合体检报告与诊疗病历，开始自我健康管理的行动。老年慢性疾病患者做好慢性疾病的管理，有危险因素的老年人多关注相关疾病的预防，一定要把定期监测和促进健康的生活方式做到、做好！

（刘　漫　张存泰）

四

疫苗接种

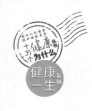

13. 为什么患自限性疾病的老人
也要**打疫苗**

关键词

自限性疾病 疫苗

随着年龄的增长，老年人免疫力下降，身体恢复能力较弱，是自限性疾病如流行性感冒的易感人群，感染后病情相对严重。接种疫苗不仅能预防疾病的发生，避免严重临床结局导致的死亡，而且能减少后期疾病诊疗费用，减轻家庭护理负担，是预防疾病最经济、最有效、最简便的手段。

疫苗接种怎么做

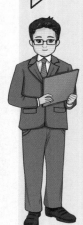

60 岁以上老年人应尽早接种疫苗。常接种疫苗包括 23 价肺炎球菌多糖疫苗、流感疫苗、带状疱疹疫苗。

23 价肺炎球菌多糖疫苗：通常只接种 1 剂，一般无须多次接种。

流感疫苗：建议在每年流感流行季来之前完成接种。如果流行季来之前未接种，在整个流行季（每年10 月到第二年 3 月）都可以接种，原则是早接种早保护。成人每年接种 1 针。

带状疱疹疫苗：推荐 50 岁及以上人群接种带状疱疹疫苗。免疫程序为两剂，第二剂与第一剂间隔 2 个月接种。如特殊原因需要推迟接种，第二剂最好在第一剂后 2~6 个月之间接种。

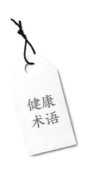

自限性疾病是指一大类发生发展到一定程度后能自动停止，可以通过患者自身的调整或者自身免疫力改善而得到治愈的疾病。常见的自限性疾病有上呼吸道感染（感冒）、诺如病毒感染、甲型肝炎（甲肝）、手足口病、水痘、流行性腮腺炎等。

（潘麒羽　辛美哲）

关键词

水痘　带状疱疹

14. 小时候得过水痘，为什么老了还会得"缠腰龙"

张大爷和朋友们接连几天爬山、游泳、逛公园，玩得不亦乐乎。一天晚上洗澡时，他突然发现肚皮上长了几个红痘痘，以为是公园里蚊虫叮咬导致的，有点儿疼但不严重，便没有在意。没想到第二天痘痘明显更多了，从肚皮扩散到了腰上，还出现了小水疱，疼得也越发厉害。张大爷顿觉不妙，赶紧来到医院，医生只看了一眼便给了诊断，是带状疱疹。张大爷感觉非常奇怪，小的时候他明明得过水痘，怎么老了还会得上"缠腰龙"呢？

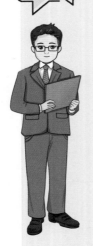

什么是带状疱疹

带状疱疹，俗称"缠腰龙"，是临床上一种常见的病毒性皮肤病。引起带状疱疹和引起水痘的是同一病毒，叫作水痘 - 带状疱疹病毒。它感染人体后，在幼儿、儿童期发病，叫水痘；在成年期发病，叫带状疱疹。带状疱疹患者常是小时候出过水痘，或曾感染过水痘 - 带状疱疹病毒，但当时未发病的患者。最常见的并发症是后遗神经痛，60 岁及以上带状疱疹患者中，约 30% 会出现后遗神经痛（指痊愈后依然出现的疼痛）。

哪些人群易感染带状疱疹

带状疱疹在中老年人中较高发，其主要原因是随着年龄的增长，人体免疫力逐渐下降。尤其是患有慢性疾病或者肿瘤、存在免疫缺陷，以及服用免疫抑制剂治疗的老年人，更容易受到带状疱疹的侵害。当身体长时间过度劳累、紧张焦虑、频繁熬夜、情绪激动或感冒受凉等后，自身免疫力降低，潜伏在体内的水痘 - 带状疱疹病毒就可能被慢慢激活，引起带状疱疹的发作。此外，该病秋冬季多发、女性发病率高于男性。

如何预防带状疱疹

带状疱疹虽然可怕，但做到以下几点，可以起到预防作用。

一是要建立良好的生活习惯，增强自身体质，提高机体对病毒感染的抵抗力。

二是接种疫苗。接种疫苗是目前预防带状疱疹最有效的手段。

三是做好隔离防护。有条件的带状疱疹患者应做好隔离工作。患者皮疹处接触过的衣物应定期清洗并消毒。

四是早诊早治。一旦出现带状疱疹的可疑症状，一定要尽快到正规医疗机构就诊，尽早接受规范治疗，以降低后遗神经痛的发生率。

（常建民　辛美哲）

15. 为什么建议老年人每年要接种**流感疫苗**

提到流行性感冒（即流感），大家通常想到的就是每年秋冬季经常出现的感冒，尤其是儿童和老年人更容易发生，而"接种流感疫苗"是预防流感最经济、有效的手段。有不少小伙伴会有这样的疑问："我去年已经打过流感疫苗了，为什么今年还要打呢？"

需要每年接种流感疫苗主要有以下两个原因：一是流感病毒发生突变的频率很高。发生变异的流感病毒可以再次感染先前已获得免疫力的个体，这也是每年流感季节性流行的根本原因。二是疫苗保护作

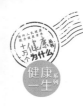

用随着时间延长而减弱。通常在接种疫苗 6~8 个月后，疫苗的保护作用就会减弱。

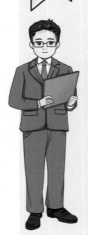

为什么老年人得流感后出现严重疾病的风险高

老年人感染流感容易出现重症的原因主要有两个：一是老年人随着年龄增加，呼吸道免疫力乃至全身的免疫功能越来越弱，从而影响疾病的进程和预后；二是老年人经常患有多种慢性基础性疾病，比如慢性肺部疾病、糖尿病、冠心病、脑血管疾病等，容易在感染流感病毒后出现合并症或并发症，导致本身慢性基础性疾病加重，进而出现重症和不良预后。

接种流感疫苗后就不会得流感吗

在大多数年份，流感疫苗与流行毒株的匹配较好，具有良好的保护力。但也存在一定概率出现流感疫苗与流行毒株不完全匹配的情况，进而影响流感疫苗的保护效果。另外，接种流感疫苗无法预防除流感病毒以外其他病原体感染引起的类似流感的症状。

接种流感疫苗安全吗

接种流感疫苗是安全的，但如同使用其他医疗产品一样，也可能会出现不良反应。常见的不良反应主要包括接种部位红晕、肿胀、硬结、疼痛、烧灼感等，全身反应有发热、头痛、头晕、嗜睡、乏力、肌痛、周身不适、恶心、呕吐、腹痛、腹泻等。这些不良反应通常是轻微的，并且通常会在几天内自行消失，极少出现重度反应。

我国原有的 3 价流感疫苗和新近上市的 4 价流感疫苗均为肌内注射的灭活疫苗，二者在安全性上没有差别。国产流感疫苗和进口流感疫苗相比，安全性也没有显著的差别。

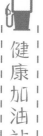

3 价和 4 价疫苗，应该接种哪一种

与 3 价灭活疫苗相比，4 价灭活疫苗毒株中增加了乙型流感的一个亚型。3 价疫苗和 4 价疫苗均可对流感病毒感染起到预防作用，没有优先推荐，可自愿接种任一种流感疫苗。

（彭质斌）

16. 为什么建议老年人要接种**肺炎疫苗**

肺炎链球菌主要通过呼吸道飞沫直接传播或由定植菌导致自体感染，可引起中耳炎、鼻窦炎、脑膜炎、非菌血症性肺炎、菌血症性肺炎等疾病，严重者可致死亡。老年人由于免疫功能下降，加之合并多种基础疾病，是肺炎球菌感染的高危人群，且死亡率高。接种肺炎球菌多糖疫苗是预防肺炎球菌疾病最有效的手段。因此老年人应该尽早接种肺炎疫苗。接种 23 价肺炎球菌多糖疫苗还可以预防老年人因肺炎链球菌肺炎而出现某些严重疾病，降低因感染而导致的重症或死亡率。

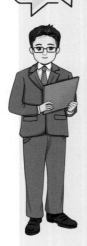

肺炎疫苗多久接种一次

肺炎疫苗通常只接种 1 剂，对于特定高危人群（如免疫抑制患者）推荐接种第 2 剂，接种时与前一剂至少间隔 5 年，一般不建议接种第 3 剂。

肺炎疫苗的常见不良反应有哪些

接种疫苗后，常见的不良反应是接种部位的疼痛和压痛，大概有 20% 的接种者会出现肿胀、硬结，有 15% 的人会出现局部皮肤发红，但是接种部位的反应通常在接种后 3~4 日自行消退。对疫苗成分有严重过敏史的老年人，则要禁止接种此疫苗。

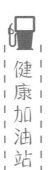

打完疫苗后有什么注意事项

◆ 注意局部皮肤卫生，避免在接种部位的挠痒、抓伤，接种当天最好不要洗澡，避免针孔处的皮肤感染。

◆ 注意观察接种疫苗后有无发热、皮疹、瘙痒等症状，如果过敏须及时就医。

（潘麒羽　辛美哲）

五

突发状况的
应急处理

17. 老年人突然出现
意识不清怎么办

意识障碍是一种常见的急症，很多引起老年人意识不清的病因较为紧急危重，需要尽早评估病情，作出处置。当老人在家中突然出现意识不清，家人要做到准确评估，既要有所为又要有所不为。

 专家说

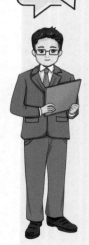

什么是意识不清

医生对发生意识改变的患者经常使用"意识障碍"这个术语，根据患者是否可以被唤醒、对外界刺激（如大声呼唤、疼痛等）是否有反应或是否有正确的反应分为意识水平障碍和意识内容障碍两大类。大家在家中突然发现老人意识不清，通常指老人短时间内不能恢复清醒，意识完全丧失，对周围事物及声光刺激全无反应，这在医学中称为"昏迷"，是意识障碍的严重阶段。

引起突然意识不清的较为危险的常见病因有哪些

心源性晕厥： **通常在老人发病前会有一些报警症状，如胸痛、呼吸困难、心悸等，有心脏病史如冠心病、心房颤动的老人更应注意。**

脑卒中： **脑卒中发生的时间有一定的规律。一年当中，冬春寒**

冷季节最易发病。一天当中，上午6：00—11：00发病率最高。

低血糖：通常在突然意识不清前常伴有出汗、心悸、手抖、头晕等症状。尤其对于有糖尿病病史的老人，家人应在第一时间快速检测血糖，帮助缩短急救医生判断时间，提高急救处置效率。

药物过量：对于一些有口服镇静催眠药习惯的老人，应警惕是否服药过量。可以看看老人身边是否有空药瓶或药片明显减少的情况，及时告知急救人员可尽早提供诊断线索。

心搏骤停：属于心源性晕厥的一种，是最危急的情况。一旦发生，最典型的表现就是突发的意识丧失，患者可以表现为突然无原因跌倒且呼之不应；继而没有循环（心跳）的征象；患者呼吸会完全停止，或出现长时间间隔的用力抽泣样呼吸。

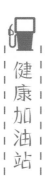

健康加油站

急救人员到达前我们怎么办

有所为：第一时间拨打急救电话，同时平稳放置老人，可以侧卧，若要平躺，应将其头偏向一侧，并垫高头部，解开其衣扣。如果老人有假牙，最好拿下来，防止误吞。同时，记住老人发病时间。如果老人出现呼吸心跳停止，应第一时间开始心肺复苏！

有所不为：不随意喂食、喂水、喂药；不要让老人仰面平躺；不随意挪动或颠簸老人；不要长时间掐老人的人中，以免影响呼吸。

（练　睿　张国强）

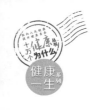

18. 老年人进食
被 **"噎"** 怎么办

噎食，是在日常生活中高频发生的意外事件。老年人由于吞咽功能衰退，是噎食的高危人群。误入气管，严重者完全堵塞引起呼吸窒息甚至导致死亡。噎食应以预防为主，早期识别，一旦发生，采取及时、正确的救治措施。

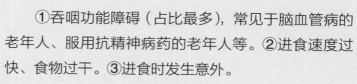

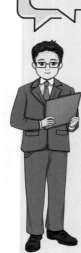

老年人噎食常见原因

①吞咽功能障碍（占比最多），常见于脑血管病的老年人、服用抗精神病药的老年人等。②进食速度过快、食物过干。③进食时发生意外。

如何预防噎食

①重点患者重点看护。②对抢食、暴饮暴食老人专人看护，控制进食量。③老年人的餐食要选择适合的烹饪方式。④为吞咽功能障碍者选用流质或半流质食物，必要时专人喂饭或给予鼻饲。⑤为预防再次发生噎食，可减少抗精神病药剂量或换药。

噎食患者如何急救

噎食后如果老人情况允许，可以鼓励其尝试通过咳嗽排出异物；如果不可行，按以下流程处理（过程中不要忘记让旁边的人拨打 120，请求专业帮助）。

1. 迅速用手指掏出口咽中的食团，并解开老人领口。

2. 如抠出口咽部食物后老人症状仍无缓解，应立即用海姆立克法急救。

3. 如呼吸心跳停止，应立即心肺复苏。

4. 如自主呼吸恢复，应持续吸氧，由专人持续监护，直至完全恢复。

5. 取出食物后应防治吸入性肺炎。

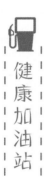

健康加油站

身旁无人，如何自救

首先保持镇静，求救；就近寻找一固定的物体，比如椅子，将自己腹部胸骨下方抵在椅子边缘上，两手抓紧椅背，快速冲击，压迫腹部，直至异物吐出。

（李国楠　张国强）

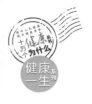

19. 老年人被
宠物抓咬伤怎么办

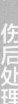

关键词

宠物抓咬伤 狂犬病疫苗 伤后处理

动物是人类的伙伴，当今社会很多老人子女不在身边，饲养猫或狗做伴的情况特别多。宠物一般都很温顺，但也有心情不好的时候，当老人不慎被它们抓咬，需要怎么处理，要不要打狂犬病疫苗呢？

如果老人出现皮肤破损、组织撕裂、出血和感染等损伤，首先要初步处理伤口，然后及时就医，并且在专业人员指导下注射狂犬病疫苗。

如何初步处理伤口

首先，我们要尽量把伤口里的血挤出来。不建议用嘴去"嘬"，因为口腔黏膜接触风险更高。然后，用流动的肥皂水（或其他碱性清洗剂）冲洗伤口，最好有一定压力，持续冲洗至少 15 分钟，水流方向和伤口成一定角度。冲洗完后再用纱布擦干，用碘伏或酒精消毒。最后，伤口尽量暴露且保持干燥，前往医院就诊。

如果伤口持续出血或者是较大的伤口，建议直接用纱布压迫伤口止血，紧急前往医院就诊。

被宠物猫、狗抓咬伤需要打狂犬病疫苗吗

相对于野生动物来说，家养的宠物是相对干净卫

生的，人被抓咬伤后，罹患狂犬病的概率很低。如果可以确定宠物猫、狗注射过两次或两次以上合格的兽用狂犬病疫苗，或者能够确定该动物从来不跟其他动物接触，一般暂不急需注射狂犬病疫苗，仅需要对动物进行观察，观察 10 日动物健康就可以认为没有传染狂犬病的可能。如果以上条件存疑，还是建议注射狂犬病疫苗。当然，除了狂犬病，动物致伤后也可能引起伤口破伤风梭菌和普通细菌感染，千万不可大意。

被其他家养宠物咬伤需要打狂犬病疫苗吗

　　除了猫、狗外，不少人还会饲养兔子、仓鼠、乌龟、八哥等宠物。狂犬病理论上可以被所有的哺乳动物携带，但兔、鼠等啮齿类动物携带狂犬病毒的概率极低，家养的啮齿类宠物携带狂犬病毒的概率更低，因此可不必接种狂犬病疫苗。非哺乳类动物，如鸟类、爬行类、昆虫类等是不会携带狂犬病毒的。

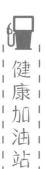

健康加油站

狂犬病的潜伏期

　　狂犬病的潜伏期一般是 1~3 个月，最短 1 周，1年以上就比较罕见了。根据世界卫生组织（WHO）发布的数据，最长的潜伏期长达 8 年，极为罕见。当然，如果数年前被抓咬伤，注射狂犬病疫苗也是没有问题的，但不必过于焦虑。

（石　磊　张国强）

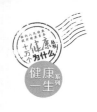

20. 如何正确拨打**急救电话**

急救电话 120 广为大家所熟知，又被誉为"生命热线"。在突发疾病或意外受伤时，能及时、正确地拨打 120，可以帮助患者及时获得医疗救护。然而，拨打 120 可不是拨个号那么简单！我们要沉着冷静，做好"三说四做"，能更高效地助力患者的紧急救援，关键时刻真能救命！

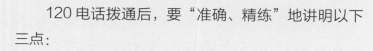

专家说

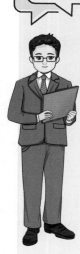

紧急情况下如何拨打"120"

120 电话拨通后，要"准确、精练"地讲明以下三点：

一说地址，讲清楚患者所在的具体地点，条件允许，最好派人接应，尤其是偏远的农村、曲折的街道或小巷，应派人到指定地点等候。

二说病情，说清楚患者需要急救的情况，包括患者主要症状和一般情况，如年龄、性别等，以便医护人员做好相应救护准备。请记住两个公式：外伤，可按"时间＋病因＋部位＋情况"的顺序来说明情况，比如"5 分钟前因高处跌落，后脑勺流了大量的血"；非外伤，描述的顺序为"部位＋情况＋持续时间"，比如"头痛伴呕吐 15 分钟"。

三说电话，要提供有效的联系方式，一定要保持电话畅通。除非 120 接线员提醒，不要提前挂断电话。

此外，如果遇到突发情况不知道该说些什么，一定不要惊慌，只需听清楚并回答调度员的问题即可。

急救人员到达前我们应该做什么

第一，保持电话畅通，方便急救人员随时联系。

第二，尽可能立即派人到约定地点候车，带领急救人员迅速到达患者身边。

第三，准备好相关物品，如日常药品、医疗卡、衣服等。对于中毒的患者，应把可疑的药品或毒物带上；如果是断肢的伤员，应带上离断的肢体。

第四，时刻关注病情变化。在等待急救人员到来前，如果患者出现病情变化，现场群众应及时采取自救、互救措施，也可再次拨打 120 获取指导。

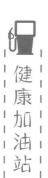

健康加油站

120 生命热线不可以随意拨打，急救资源有限，要留给真正需要急救的人！

当出现以下情形，一定要及时拨打 120：

①急性剧烈疼痛，如头痛、胸痛、腹痛等；②急性外伤，如脑外伤、肢体外伤、骨折等；③严重的呼吸困难、气道异物等；④严重的头晕、面色苍白、四

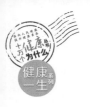

肢发凉或全身湿冷等休克表现；⑤严重出血，如呕血、便血、咯血，或有内出血征象；⑥各类中毒、溺水、触电、烧伤等；⑦突发的意识障碍、抽搐等；⑧短时间内原有疾病症状明显加重等情况。

（杨建萍　张国强）

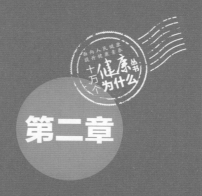

第二章

老年人膳食营养

日常饮食

1. 为什么**全谷杂粮和粗粮**不是一回事

全谷物是脱壳之后没有精制的粮食种子，它保留了种皮、种胚和糊粉层等口感比较"粗"的部分。而粗粮是加工程度较低，没有完全去除外层糠麸部分的粮食。可以这么说：全谷物属于粗粮，而粗粮不一定属于全谷物。

未精制的小米、大黄米、高粱米、各种糙米（普通糙米和黑米、紫米、红米、绿米等各种颜色的稻米种子）、小麦粒、大麦粒、黑麦粒、荞麦粒，包括已经磨成粉或压扁压碎的粮食，比如全麦粉、燕麦片等，都是全谷物食材。只要不把种子外层的粗糙部分和谷胚部分去掉，保持种子原有营养价值的，都属于全谷物产品。

很多玉米产品（玉米面、玉米糁等）属于粗粮，但其中的玉米胚已经去掉，表面的那层种皮也去掉了，所以它们不能称为全谷物。各种胚芽米是介于糙米和白米之间的稻米产品，就是经过精磨之后，部分去掉外面的糠麸，但完全保留了谷胚部分的产品。与整粒糙米相比，胚芽米的纤维和矿物质含量都要低一些，胚芽燕麦、胚芽大麦等也是一样道理。

专家说

吃全谷物有哪些好处

吃全谷物能降低餐后血糖反应，帮助预防肥胖，控制血脂，降低糖尿病风险，降低心脑血管疾病风险，

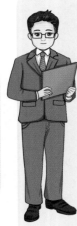

降低肠癌风险，降低全因死亡率，稳定情绪，预防餐后困倦，平衡性激素水平，改善皮肤状态等。

老年人主食应该怎么选

主食是膳食中最重要的一部分，是每日主要能量来源。健康成年人每日应当吃 200~300 克谷物，其中含有 50~150 克全谷杂粮。

"谷物"包括水稻、小麦、大麦、黑麦、青稞、燕麦（莜麦）、小米、大黄米、玉米、高粱、薏米等常见的粮食品种。广义的粮食，甚至包括了马铃薯、甘薯等可以部分替代主食的薯类食材。

（范志红）

2. 全谷杂粮要**怎么烹调**
才好吃又健康

很多老年人对食用全谷物和豆类有顾虑，主要是担心它们口感粗、烹调难。其实这个问题可以用两种方式来解决。一是可以购买经过加工后便于烹调食用的全谷物。二是整粒全谷的烹调可以用烹调电器来解决。

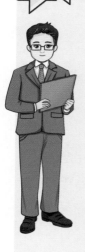

全谷杂粮用得巧，就能好吃又健康

首先，可以选购便于烹调食用的全谷物。例如，市场上已经有燕麦片、黑麦片、荞麦片、速食发芽糙米等产品，只需煮几分钟就可以食用了，非常方便。此外，已经磨成粉的全麦面粉、小米粉、燕麦粉等，也可以混合在普通白面粉中，用来制作软煎饼、馒头、发糕等食品，增加主食的营养价值。

其次，可以通过烹调电器来解决全谷杂粮的口感问题。比如用电压力锅，或者有杂粮饭/杂粮粥程序的电饭锅来煮八宝粥、杂粮饭。如果要烹调比较难煮的豆类和燕麦粒，不妨先把它们放在电压力锅中，预约几小时后开始煮饭，让它们提前泡一下再煮就会更细腻软烂、香气浓郁。在比较凉爽的季节里，晚上睡前预约好煮饭时间，早上起来就能吃到热乎乎的杂粮粥了。此外，用豆浆机把全谷物和豆类打成糊，口感非常好，比煮大米粥还要方便。

增加全谷杂粮要循序渐进

对于消化能力较弱的人来说，一下子把所有食材从白米白面换成全谷杂粮，可能会造成消化系统的不适应，特别是容易因为碳水化合物消化率下降而出现胀气问题。这种情况也不难解决，用慢慢添加的方式就可以。对于平常很少吃全谷杂粮的老年人来说，可以在日常饮食中少许加入，让肠胃和牙齿慢慢适应。在做杂粮饭和杂粮粥时，可以先小比例添加全谷杂粮，比如4份白米，配1份燕麦、小米或藜麦。等到肠道菌群逐渐改变，胃肠

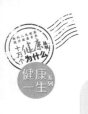

就能够顺利接受更大的全谷杂粮比例。这时，可以再稍微多加一点。总之，可以选择自己喜欢的全谷杂粮品种，以胃肠感觉舒适、身体感觉愉快为度。

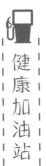

薯类"粗粮"怎么吃

上文中我们提到，粗粮的概念是指没有完全去除外层糠麸部分的粮食，但日常生活中，很多老年人把薯类也叫作粗粮。薯类包括马铃薯（土豆）、甘薯（包括红薯、白薯、紫薯等）、山药、芋头等，它们含有更多的钾、B 族维生素和膳食纤维，而且含有维生素C，适合肥胖、高血压和高脂血症人群食用。《中国居民膳食指南（2022）》推荐每天吃 50~100 克薯类食物。

按淀粉含量来比较，生的薯类和生的粮食大致可以按照 4∶1 来换算。也就是说，4 份马铃薯，或 4 份红薯，可以换算成 1 份生大米。但是，除了马铃薯之外，按干重计算，薯类蛋白质含量低于米面等粮食，所以不能用它们全部替代米面主食。

（范志红）

3. 吃米饭一定会导致血糖 "爆表" 吗

关键词

米饭　血糖　饮食搭配

精白大米煮出来的米饭是一种高血糖指数的食物，需要控血糖的人不适合餐餐吃白米饭。但是，白米饭清香微甜，黏糯弹牙，令很多老年人无法轻易舍弃。如果白米饭配着什么东西吃，是否能既吃到美味米饭，又不至于餐后血糖 "爆表" 呢？

关于米饭和各种食物搭配之后的餐后血糖，已经有很多相关试验表明，搭配豆类食物、高蛋白食物、蔬果类食物以及蛋白饮料可以更好地实现餐后血糖的控制。控制血糖人士的日常膳食一定要丰富多样，不仅要增加全谷物的比例，还可以把米饭和杂豆、蛋白质、蔬菜、水果等不同类别的食物合理搭配起来，在营养平衡改善的同时提升控制血糖的能力。

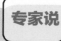

米饭搭配哪些食物吃有利于控制血糖

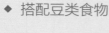

◆ 搭配豆类食物

黑芸豆、鹰嘴豆、小扁豆等和米饭同煮，或配米饭吃，均有控制餐后血糖的效果，红小豆、绿豆、芸豆等也有很好的效果。淀粉豆类本身是低血糖指数食物。其中富含植酸、单宁等抗营养物质，有延缓消化的作用，同时还有能够抑制淀粉酶的成分。而且，淀粉豆类的蛋白质含量约为大米的三倍。用它们来配合

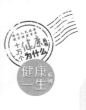

大米饭，能有效控制餐后血糖上升速度。

◆ 搭配高蛋白食品

配米饭吃时能降低血糖反应的食物包括鸡肉、鱼类、鸡蛋、豆腐、牛肉等，只要是高蛋白食物，几乎都能起到这种效果。这是因为高蛋白质食物能够促进肠促胰岛素的产生，增加饱腹感，促进胰岛素的作用，从而降低血糖反应。同时，高蛋白质食物还能延缓胃排空速度，延缓消化进程，从而减少单位时间内消化产生的葡萄糖。

◆ 搭配蔬果类食物

番茄、茄子、菜薹、花菜、西蓝花、混合咖喱蔬菜等配合米饭食用都能起到降低餐后血糖反应的作用。在碳水化合物总量不变的前提下，用少量水果或水果干配合米饭同吃，同时减少米饭的量，并不会升高血糖指数。如果同时配合水果干和坚果，则效果更佳。如果在餐前 30 分钟吃少量水果或水果干，比同时吃的效果更好，能够有效降低餐后血糖波动的幅度。水果中的有机酸、多酚类物质、膳食纤维和少量果糖，都是有利于血糖控制的成分。

◆ 搭配蛋白饮料

用牛奶、豆浆和坚果酱等配合白面包，都可以起到降低餐后血糖反应的效果。这很大程度上是因为蛋白饮料会促进胰岛素和肠促胰岛素的作用。如果先喝牛奶或豆浆，稍晚一点再吃白面包，平缓餐后血糖的效果会更好。但反过来，效果就会变差。因为要先激发胰岛素才能起到控制血糖的作用，等血糖已经大幅度上升再喝蛋白饮料就已经来不及了。

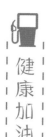

降低血糖反应的食物不一定适合糖尿病患者

需要提醒各位老年人注意的是，能帮助降低血糖反应的食物，不一定就是有利于糖尿病患者的食物！糖尿病患者的饮食还要考虑热量高低，考虑是否会升高血脂、是否含饱和脂肪过多。不能因为吃大量脂肪能降低餐后的血糖反应就放心吃煎炸食品。摄入过多脂肪会降低胰岛素敏感性，使下一餐的血糖控制变得更加艰难，不利于长期血糖控制，更不利于预防肥胖。

（范志红）

关键词

坚果 食用误区

4. 老年人食用**坚果油籽类食物**应注意些什么

坚果炒货是生活中必不可少的零食，也是膳食中的营养补充来源。适当食用坚果油籽有很多保健作用，如降低心脑血管疾病风险、降低糖尿病风险、降低餐后血糖反应等，用坚果油籽替代一些肉类食物，也有利于降低全因死亡率。

对于坚果油籽类食物，吃对了有益健康，吃错了反而不利健康。对老年人来说，要特别注意以下几个方面：

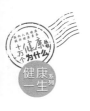

1. 尽量早上吃。加强早餐营养，又不容易吃过量。

2. 配合碳水化合物吃。配主食、放在面点里，都很合适。

3. 坚果可以加到凉菜里吃。如果炒菜用，应尽量避免油炸和过度烤制。

4. 如果想多吃点坚果，炒菜油和含脂肪的零食就要适度减量。

5. 选择气味新鲜的坚果，保质期长的产品选择真空、充氮包装比较稳妥。

6. 选择坚果品种的时候，要考虑膳食整体的脂肪酸平衡，避免与烹调油类型重复。

7. 消化不良的人可以把坚果油籽用压力锅炖软吃，或用豆浆机打成坚果豆浆喝。

8. 有慢性炎症的人，应当避免葵花籽、西瓜子等含 ω-6 脂肪酸过多的坚果油籽品种。

坚果油籽的常见食用误区

问题 1：三餐之外吃坚果油籽太多。后果：发胖。

很多研究说"吃坚果不会令人发胖"，但这个结论很大程度上是建立在用坚果替代其他零食的基础上。坚果油籽所含的脂肪主要是不饱和脂肪，但不饱和脂肪也同样含有很高的能量。在三餐之外额外多吃，能量消耗不掉就会发胖，发胖本身对预防高脂血症、脂

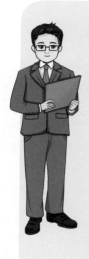

肪肝和很多慢性疾病都是不利的。

问题 2：坚果油籽有时不吃，有时吃过量。后果：没有健康效益。

每天吃一点，细水长流地吃，比有时候大量吃，有时候一点不吃，更有利于健康。流行病学研究提示，每周吃 50~70 克的坚果油籽就可以产生健康效应了，平均每天 10 克，相当于一汤匙的果仁或种子。如果炒菜油用得比较少，可以多吃一点，但平均有 25 克果仁也够了，大约相当于一小把。

问题 3：坚果油籽产品不新鲜。后果：促进氧化衰老。

当零食卖的坚果油籽很多都不够新鲜。要避免大量购买压碎打粉的产品，也不要选择加了油、盐、糖的去壳加工产品。建议少量多次地购买那种真空包装或充氮包装的产品，最好直接买没有去壳的原始状态。有外壳保护时，坚果的氧化速度会比较缓慢。

问题 4：坚果油籽烹调不合理。后果：伤害黏膜和消化道。

坚果油籽入菜时，经常要经过油炸处理；做成零食时，通常会加盐加糖。这些处理，会让坚果过度干燥，咀嚼时会吸收口腔和消化道的水分，容易造成黏膜炎症。同时，这些处理还容易引入促炎症的成分。相比而言，加点香辛料煮软了吃、直接切碎拌凉菜吃，或者配着馒头、面包吃，都很美味，也更健康。

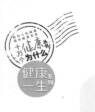

问题 5：坚果油籽餐次选错了。后果：三餐营养不平衡。

坚果油籽最适合放到早上吃。这是因为，早餐时间匆忙，很多人经常吃得太少，加入坚果油籽可以加强早餐的品质，让早餐更美味、更扛饿。同时，用坚果油籽来配合面包、馒头等高血糖指数食物，可以降低餐后血糖反应。而晚上往往食物已经非常丰盛了，再吃大把坚果油籽，会让晚餐的热量过高。

问题 6：坚果油籽品种选错了。后果：脂肪酸不平衡。

由于坚果油籽是脂肪的来源，所以需要考虑脂肪酸平衡。比如说，日常用花生油炒菜的人，就不必再吃花生了。相比而言，核桃和松子的脂肪酸比例较为合理，其中既有多不饱和脂肪酸 ω-6 脂肪酸，也有 ω-3 脂肪酸。杏仁、巴旦木和夏威夷果主要含单不饱和脂肪酸，不影响 ω-6 和 ω-3 脂肪酸的比例，也适合大部分人的膳食情况。

问题 7：消化能力跟不上。后果：胃堵、腹胀、腹泻。

坚果油籽中含有多种抗营养成分，如植酸、草酸、多酚类物质和蛋白酶抑制剂，对消化酶有抑制作用。同时，坚果质地较为坚硬紧密，难以彻底嚼烂，消化酶接触也有困难。消化能力弱的老年人可能出现胃堵、腹胀、腹泻等情况。不妨用电压力锅把花生炖软，或把坚果油籽放在豆浆机、破壁机中打成浆食用。

（范志红）

5. **吃水果**要挑时间吗

很多老年人都为吃水果的事情而烦恼。空腹吃怕伤胃，饭后吃怕在胃里发酵影响消化；早上吃水果来不及，晚上吃水果又伤身体；还有很多老年人吃了水果容易拉肚子，不知道能不能加热或蒸熟了再吃。

吃水果的时间，无非是 4 个：餐前、用餐时、餐后、两餐之间。两餐之间吃水果并无异议，所以这里讨论前三种情况。简单来说，胃肠功能好的人可以餐前吃水果，有利于控制餐后血糖、血脂的上升；胃肠功能弱的人可以每次用餐时少量吃水果，减少胃肠负担。怕冷的老年人可以把水果蒸熟或煮熟吃，只要不放很多糖即可。虽然蒸煮会破坏其中一部分维生素 C，但仍然能够保留水果中的绝大多数抗氧化成分，以及全部的膳食纤维和矿物质，对健康仍是有益的。

专家说

什么时间吃水果更健康

◆ 餐前能否吃水果呢？

一方面，要考虑水果是不是很酸（有机酸含量高），是不是很涩（单宁或草酸过多），是不是刺口（蛋白酶活性强）。如果水果过于酸涩刺口，那么有机酸可能对胃产生一定刺激，单宁和草酸能凝固蛋白质，蛋白酶能分解黏膜蛋白质。另一方面，对于本来就消化能力差的人，胃液分泌不足，吃大量酸涩水果有可能让胃黏膜表面受损。

多数水果味道很甜，酸涩不重，蛋白酶活性较低，

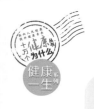

比如柑橘、苹果、桃子、西瓜之类，饭前吃没有那么可怕。而且餐前30分钟吃苹果、梨、橙子等水果，有利于平缓正餐后的血糖波动。所以，在没有胃肠不适的前提下，可以考虑把水果作为餐前开胃食物。但是，菠萝、木瓜、芒果等水果含有高活性的蛋白酶，而猕猴桃这类水果蛋白酶活性高，还含有较多的草酸，还是不宜空腹大量吃的。

◆ 饭后吃水果是否适宜呢？

胃肠功能不好的老年人，要注意餐后水果别过量。胃酸分泌过少、酸度不足，就不能充分杀灭食物中的各种微生物。同时，由于水果中含有有机酸和多酚类物质，具有较强的缓冲性，也会使胃的酸度下降，杀菌作用受到影响，激活胃蛋白酶的效率也可能下降。

除了胃酸不足的人之外，有胃下垂问题的老年人也应避免饭后吃很多水果。盛入大量食物之后，胃已经十分沉重，再加大量水果，难免增加不适感觉。

◆ 用餐时吃水果好吗？

很多人听说，水果中的酶能够帮助人体消化食物。其实这种情况必须是水果和用餐时的其他食物充分混合时才可能发生，而且还是在胃酸较弱的情况下。因为对于消化能力强的人来说，水果中的酶在胃酸很强的环境中，活性会大大降低，远不如人体自己分泌的消化酶那么有效。

把水果融入三餐中，在用餐时当成凉菜少量多次地吃，是一个更安全的选择。既不会因为太凉、太酸而感觉胃肠不适，也不妨碍消化吸收。

（范志红）

6. 不同种类的**蔬菜**怎么选

同样类型的蔬菜，深色品种比浅色品种含有更多的营养素和色素类抗氧化物质。一些浅色蔬菜富含酚酸类抗氧化物质，如藕；还有一些浅色蔬菜富含维生素 C，如苦瓜和花菜。深色、浅色蔬菜每天都要吃，颜色要全面一些，这样能获取全面的营养成分，比只吃少数几种蔬菜对健康更为有益。

此外，十字花科蔬菜，每天必吃至少一种。每天吃些十字花科蔬菜，有利于降低患肺癌和乳腺癌等癌症的风险。葱蒜类蔬菜，由于含有独特的有机硫化物，有一定刺激性，对心脑血管疾病预防有益。但这类蔬菜不必大量吃，作为配菜每天食用就能获得健康效果，比如吃肉类配洋葱、吃豆制品配大葱或小葱、吃鱼配葱花、吃凉拌菜配大蒜等。

 专家说

深绿色叶菜，绿色越深越好

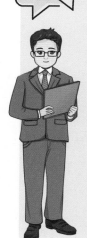

深绿色的叶菜和花薹，是蔬菜中综合营养价值最高的品种。这类蔬菜不仅含有丰富的维生素 C，也富含叶酸、维生素 K、维生素 B_2、镁、钙、叶黄素等多种营养素。一般来说，叶绿素含量越高，绿色越深，其所含的营养素越多。

深绿色叶菜有利于预防糖尿病、心脑血管疾病、肺癌等某些癌症、骨质疏松和认知损害。所以每天必吃绿叶蔬菜。

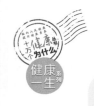

红橙色蔬菜和橙黄色蔬菜，颜色越深越好

在颜色从黄色到橙色、红色的蔬菜中，南瓜富含 β - 胡萝卜素，胡萝卜富含 α - 胡萝卜素和 β - 胡萝卜素，番茄富含番茄红素，红甜菜富含甜菜红素，这些色素有很强的抗氧化、抗炎症作用。

含淀粉类蔬菜怎么吃

含淀粉类蔬菜中最知名的是马铃薯和甘薯（包括红薯、白薯和紫薯），还包括山药、芋头、藕、菱角、荸荠、慈姑等。这类蔬菜中通常含有 10% 以上的淀粉，因此它们该属于主食还是蔬菜，一直都有争议。目前，大部分人将它们归为蔬菜，因为它们含有 80% 左右的水分，而且含有维生素 C，和各种粮食种子区别很大。

既然含淀粉，这些蔬菜在一定程度上可以替代部分主食，吃了它们就要相应地减少一些主食。高血压患者和高尿酸血症患者非常适宜用不加盐的含淀粉蔬菜替代部分白米白面，对控制病情极有好处。但是它们不能替代深绿色的叶菜。

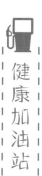

深色蔬菜和浅色蔬菜：所谓深色蔬菜，包括富含叶绿素的深绿色叶菜、富含类胡萝卜素的红橙色蔬菜，以及富含花青素或甜菜红的深紫红到紫黑色蔬菜（如紫甘蓝、紫菜薹、苋菜等）。

浅色蔬菜就是含叶绿素、胡萝卜素不多，花青素也较少的各种蔬菜。有些蔬菜，如果叶菜颜色浓绿就算成绿叶菜，比如大白菜和球生菜的深绿色外层；但是剥去外层的绿叶，它们就属于浅色蔬菜了。

十字花科蔬菜：在嫩茎叶和花薹类蔬菜当中，大白菜、小白菜、油菜、芥蓝、芥菜等都属于十字花科蔬菜。在根茎类蔬菜当中，各种萝卜、芜菁和芥菜头都属于十字花科蔬菜，其中含有硫苷类成分。

（范志红）

7. 蔬菜怎么烹调
好吃又少油

很多老年人觉得吃绿叶蔬菜很麻烦。烹调时多加点油，就会配着蔬菜吃进去太多脂肪；少加点油，烹调之后口感就比较"柴"，韧性、塞牙，吃后胃肠也不舒服，让咀嚼能力下降的老年人望而生畏。要解决这些麻烦，只需一个新的烹调方法：水油焖菜。用蒸、煮、炒三种方式的混合效果来烹调蔬菜。

水油焖菜制作起来简单方便，而且健康美味、有利营养素保存，其健康优势是巨大的，特别适合老年人。

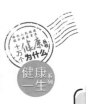

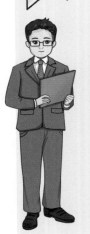

水油焖菜的方法

先在锅里加半杯水（100 毫升左右），然后加多半汤匙（5 克）没有生味的油，比如芝麻油。加了油的水沸腾时，立刻把 200 克切好的蔬菜放进去。假想锅里的"油水混合物"就是油，像炒菜那样用锅铲翻动，让蔬菜和油水均匀地接触。

煮沸的温度只有 100 摄氏度，不可能像油炒那样让蔬菜迅速升温。水量又很少，不能没过蔬菜，水分容易蒸发。所以，翻动几下之后，要及时把锅盖盖上，中火焖一会儿。锅底有少量的水，会产生很多蒸汽，而蒸汽的穿透能力非常强，可以把蔬菜迅速焖熟。同时，水里的少量油会进入蔬菜内部，起到软化膳食纤维的作用。

如果菜叶很嫩，焖 1~2 分钟就可以了。如果是西蓝花、花菜或者冬瓜、茄子等大块的蔬菜，就需要焖 3~5 分钟。想要菜更软一点，只需延长焖煮的时间即可。最后打开盖子，再把菜翻匀，关火后加调料调味，然后盛盘食用。注意咸味调味品一定要在出锅时添加，不可以提前加入。

水油焖菜的
八大优点

（范志红）

8. **奶类食物**应当怎样选

关键词

奶类食品 营养

老年人每天摄入相当于 300 克牛奶的乳制品，对补充钙、蛋白质、维生素 A 和多种 B 族维生素都很有帮助。现在市面上的牛奶产品越来越多，到底应当怎样选择呢？

在选购牛奶之前，先要问几个问题：您的需求是什么？要冷藏吗？需要出门携带吗？是不是特别重视香气和口味？有没有控制脂肪的医嘱？有没有乳糖不耐受的问题？然后再按自己的需要来挑选。

不能喝牛奶的老年人可以用等量的原味酸奶来代替。怕凉的人可以用热水把酸奶温到 40 摄氏度左右再喝，短时间的加温不会影响酸奶的营养价值。如果没有控制脂肪和胆固醇的医嘱，还可以选择 40 克的原制奶酪来替代牛奶，既能补充钙和维生素 A、维生素 D，也比较容易消化，不会造成腹胀问题。

专家说

挑选牛奶的七大方式

1. 按储藏条件挑牛奶

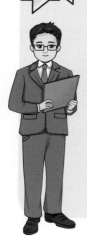

每种牛奶产品都有保质期和保质条件的说明，请仔细看清。有冷藏条件，可以选择需要冷藏、在 2~6℃ 条件下保质期为 2~14 天的"巴氏杀菌乳"。它的加热杀菌温度较低，风味、口感和营养价值最接近鲜牛奶，但由于没有杀灭细菌的耐热芽孢，所以不能在常温下储藏。

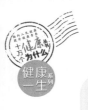

如果没有冷藏条件，或者需要携带牛奶产品外出，则适合选择可以常温保存的盒装牛奶。它经过高温灭菌处理，不仅杀灭了细菌的活菌体，而且杀灭了耐热的芽孢。灭菌奶通常在常温下储藏保质期不低于 6 个月（具体以产品说明为准）。延长储藏时间就需要较高的加热温度和较长的加热时间，故灭菌奶的风味有一定变化，部分 B 族维生素有 20%~50% 的损失，但其中的蛋白质、脂肪、钙等成分的含量没有明显变化。

2. 按脂肪含量挑牛奶

牛奶产品按脂肪含量可以分为全脂奶、低脂奶（半脱脂奶）和脱脂奶三类。

全脂奶保留了牛奶天然含有的全部脂肪成分，脂肪含量在 3.0% 以上。牛奶的脂肪含量越高，其奶香气味和浓厚口感越出众。部分牛奶产品为了提升风味口感，还通过闪蒸浓缩或添加奶油等方式人为增加脂肪含量，使脂肪达到 3.5%~4.5%，并冠以"浓厚""精品""醇香"等宣传语。

低脂奶去除了一部分牛奶中天然含有的脂肪成分，脂肪含量在 1.0%~2.0% 之间。脱脂奶则去除了绝大部分牛奶中天然含有的脂肪成分，脂肪含量在 0.5% 以下。低脂奶和脱脂奶的香气和浓厚感均随着脂肪含量的降低明显下降，其中的脂溶性维生素，如维生素 A、维生素 D 的含量也明显下降。脱脂奶不再是这两种营养素的膳食来源。

若每日摄入 300 克奶类，健康成年人和少年儿童均可以饮用全脂奶。

3. 按蛋白质含量挑牛奶

牛奶中最为消费者所关注的成分是蛋白质和钙。牛奶中钙与蛋白质成分相伴存在，尽管钙不属于国家强制标注的成分，但蛋白质含量较高的牛奶产品往往钙的含量较高。所以，按蛋白质含量来挑选牛奶，可以获得营养品质较好的产品。蛋白质和脂肪含量较高的牛奶价格往往也有所提升，消费者可以通过性价比来决定自己的选择。

4. 按乳糖含量挑牛奶

部分消费者存在"乳糖不耐受"情况，喝牛奶后出现腹胀、产气，甚至腹痛、腹泻。这类人可以选择对乳糖进行分解处理后制成的"低乳糖牛奶"或"无乳糖牛奶"。通过固相化乳糖酶处理之后，部分人难以消化的乳糖被水解成葡萄糖和半乳糖。它们容易被人体利用，而且比乳糖的甜度更高，使牛奶的口味带有明显甜味。

5. 按认证标志挑牛奶

有的牛奶产品拥有"有机食品""绿色食品""无公害食品"等标志。这些是涉及食品安全品质的质量认证标志，需要在生产过程中切实实施有机产品、绿色食品、无公害食品的相关标准和法规，并达到相关质量标准。消费者可以在"中国食品农产品认证信息系统"中查询其认证信息，辨别真伪。

6. 按风味口感挑牛奶

可以常温保存的灭菌牛奶分为"纯牛奶"和"调制牛奶"两类。其中纯牛奶不添加其他成分，而调制牛奶则可以在含有不低

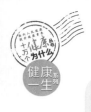
于 80% 牛奶成分的同时，添加糖、果蔬、谷物、豆类等配料，以及国家许可使用的增稠剂、香精等食品添加剂。目前市面上的"香蕉牛奶""燕麦牛奶""巧克力牛奶"等都属于这一类。消费者可以按自己的口味喜好来选择。

添加糖和风味配料往往会明显增加牛奶的能量值和碳水化合物含量，并略微降低蛋白质含量。需要控制体重或需要避免添加糖产品的消费者需要慎重选择。

7. 按保质期来挑牛奶

对于需要冷藏的巴氏杀菌乳来说，由于目前我国冷链运输和储藏的严格程度还不够高，所以在气温较高的季节，如果有些运输车和超市仓库没有做到全程冷藏，容易出现微生物含量提前超标的情况。因此，要尽量选择距离出厂日期近的产品。

（范志红）

9. 怎样吃鸡蛋
能减少对**胆固醇**的担心

有研究发现，鸡蛋中的胆固醇不利健康，会增加心血管疾病风险，甚至增加全因死亡率，每周吃 4 个以上的鸡蛋会带来不良健康后果；也有研究发现，每天吃一个鸡蛋无害健康；还有研究发现，每周至少吃 5 个鸡蛋有利于降低脑卒中的风险。很多老年人说："研究结果翻来覆去，我们的心脏可受不了这种折腾了。"

研究结果不一致是常见情况，先不要过度恐慌。除非有不能吃鸡蛋的医嘱，《中国居民膳食指南（2022）》仍然推荐老年人每天吃 1 个带蛋黄的鸡蛋。如果老年朋友对鸡蛋中的高胆固醇"望而却步"，提供给您三个解决方案：一是选择低胆固醇含量的鸡蛋；二是通过增加植物固醇和膳食纤维来降低胆固醇的吸收利用率；三是通过摄入膳食纤维、寡糖和其他植物化学物来改善肠道菌群，减少胆固醇代谢风险。

专家说 **五个健康吃鸡蛋的方案**

方法 1：鸡蛋和豆腐一起炒。

鸡蛋中的胆固醇较多，炒着吃味道很香，并且含有维生素 A 和维生素 D，B 族维生素也丰富。豆腐不含胆固醇，B 族维生素含量低，没有维生素 A 和维生素 D，却含有抑制胆固醇吸收利用的植物固醇，还有膳食纤维和大豆异黄酮，都有利于降低心血管疾病风险。把豆腐切碎和鸡蛋一起炒，一盘菜中鸡蛋的量就能减少一半，消除了胆固醇过量的风险。不仅在营养健康方面完美互补，而且口感绝配、方便美味。

方法 2：鸡蛋和嫩豆一起烹调。

鸡蛋适合和嫩豌豆（速冻甜豌豆）、嫩蚕豆、嫩毛豆等一起炒菜或做汤。这些嫩豆中不仅有植物蛋白、植物固醇，还有丰富的

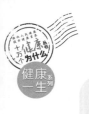

膳食纤维、寡糖，有利于调节肠道菌群，减少胆固醇进入肠道被发酵成氧化三甲胺的风险。只需把嫩豆类先用微波炉加热到快要熟透，或蒸、烫到半熟，再加入等量鸡蛋液一起烹炒就可以了。

方法 3：鸡蛋和木耳、银耳一起炒。

菌类包括口蘑、金针菇、香菇等各种蘑菇，也包括木耳、银耳等。它们都富含可溶性膳食纤维和皂苷类物质，对降低胆固醇的利用率很有帮助。特别是银耳炒鸡蛋，软嫩可口，格外美味。

方法 4：鸡蛋和豆浆一起蒸。

鸡蛋羹是很多人都爱吃的日常菜肴，是鸡蛋加水搅匀之后蒸熟而成的。如果用豆浆替代白水蒸蛋，既能增加蛋白质含量，又能和鸡蛋炒豆腐一样，起到降低胆固醇吸收利用的效果。

方法 5：搭配高纤维谷物一起吃。

在吃鸡蛋的时候，搭配燕麦、荞麦、鹰嘴豆、绿豆等全谷物和杂豆，利用其中的膳食纤维、寡糖和其他植物化学物来降低鸡蛋中胆固醇可能带来的风险。

胆囊疾病患者、心脑血管疾病患者，以及部分肠道疾病患者，需要根据病情遵医嘱饮食。到底能不能吃鸡蛋、吃多少，最好咨询三甲医院营养科的医生，或有资质的注册营养师。

为什么推荐每天
吃 1 个带蛋黄的鸡蛋

（范志红）

10. 只有食用海鱼
才能**补充 DHA** 吗

为了降低心脑血管疾病的风险，《中国居民膳食指南（2022）》推荐每周至少吃两次鱼。为什么要吃鱼呢？因为鱼类在脂肪酸构成上有健康优势。和绝大多数肉类脂肪相比，鱼类脂肪中含饱和脂肪酸的比例较低。同时，部分鱼的脂肪中含有 ω-3 脂肪酸，其中的二十碳五烯酸（eicosapentaenoic acid，EPA）对降低血管炎症反应、预防血栓形成有益，而二十二碳六烯酸（docosahexaenoic acid，DHA）对预防脑神经系统衰老、保持视力健康有益。

很多人以为，只有吃三文鱼、金枪鱼、银鳕鱼等昂贵海鱼才能吃到 ω-3 脂肪酸，其实事实并非如此。食肉淡水鱼如鲈鱼、鳜鱼、乌鳢（黑鱼）、鲇鱼等养殖食肉鱼中也含有不少 DHA。鲈鱼的 DHA 含量不亚于三文鱼。养殖食肉鱼的饲料中常常会加入海鱼下脚料做成的鱼粉，等于让食肉淡水鱼吃了海鱼，可以把鱼粉中的 DHA 等 ω-3 脂肪酸积累到自己的体内。

如果不能吃鱼，还可以选择高 DHA 的鸡蛋。通过给鸡饲料中添加亚麻籽粉和鱼粉，可以让鸡蛋黄中的 DHA 含量大幅度增加。市面上有多种 DHA 鸡蛋产品，一个蛋黄中的 DHA 含量在 50~200 毫克之间。其中有的产品将 DHA 纳入了蛋黄中的磷脂，使其生物利用率更高；也有的产品通过饲养技术降低了蛋黄中胆固醇的含量。每天吃 1~2 个低胆固醇、高 DHA 的鸡蛋，不仅可以补充 DHA，还可增加对血脂代谢有益的磷脂，补充老年人容易缺乏的维生素 A、维生素

D 和 B 族维生素，对不爱吃鱼的老年人来说，是个很好的营养解决方案。

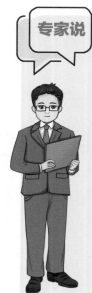

专家说

吃多少鱼才能得到健康好处

每周吃 225 克富含 ω-3 脂肪酸的海鱼肉，即可有效降低冠心病、脑卒中和心源性猝死的风险。

补充 DHA 首选哪种海鱼

在选择海鱼时，首选食草鱼，而不是食肉鱼。按照生物放大的生态学基本规律，在同一食物链上，每上升一个级别，污染物就会浓缩十倍以上。所以，通常食草鱼的汞含量低于食肉鱼，而居于生物链顶端的大型食肉鱼，比如金枪鱼、旗鱼等，危险是最大的。

在食草的海鱼中，沙丁鱼、秋刀鱼等富含脂肪的海鱼都富含 DHA 和 EPA，它们价格便宜，供应丰富，性价比更高。

黄鱼、带鱼、鲳鱼（平鱼）等也都含有 DHA。它们的脂肪少一点，ω-3 脂肪酸的含量低于上述这些鱼，但只要多吃一些，也可补充 DHA。

烹调鱼肉的
健康好方法

食用油与 ω-3 脂肪酸

　　想补充 ω-3 脂肪酸的老年人还可以通过调整烹调油来实现膳食脂肪酸的平衡。用紫苏籽油或亚麻籽油来做凉菜、煮汤，可以有效增加 α-亚麻酸，它可以在人体内少量转化为 EPA 和 DHA，转化效率为 3%~10%。按 3% 的最低转化率来计算，5 克 α-亚麻酸可以转化为 150 毫克的 DHA。

（范志红）

二

营养素的使用

11. 老年人**营养素摄取**有什么特点

营养素是指维持人体正常生命活动所需的各种营养物质。摄取是指人体获得这些营养物质的过程。人体所需的营养素有上百种，通常提到的有 40 多种。人们普遍关心并了解的有：蛋白质、脂肪、碳水化合物（也称糖类）、维生素、矿物质和水六大类。膳食纤维是碳水化合物中的一类非淀粉多糖，虽然非营养成分，但对健康有益，近些年受到人们的重视。

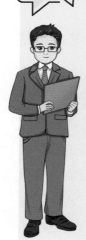

专家说 **老年人营养素摄取的特点**

逐年下降的趋势：衰老是个渐进的过程，器官功能也随之减退。牙齿的松动、缺失影响咀嚼功能；味觉、嗅觉减退引起食欲减退；消化腺分泌减少、酶活性降低使食物不易消化；活动不便、动手能力下降妨碍食物的选择与制作等，均影响营养素的摄取。

逐渐不均衡的趋势：食物多样化是营养素均衡摄入的前提。多数老年人知道这点，但做到并不容易，高龄老人更难做到。部分老人喜欢偏软的食物，喜欢纤维少的蔬菜，喜欢精米白面，水果吃得很少，时间一长，营养素摄取就不均衡了。

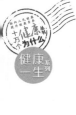

逐渐依赖补充的趋势：大部分老年人的营养素摄入是均衡合理的，尤其是 80 岁以下的老人。但有些老人体弱多病，即使知道营养素的重要性，也难以充足摄取，转而依赖营养素补充剂，如蛋白粉、维生素补充剂、钙剂等，年龄越大或疾病越重，这种依赖越明显。

（杨子艳）

12. 为什么老年人易发生
营养素缺乏

老年人易发生营养素缺乏的原因主要有以下 3 点：

摄入不足：这是老年人营养素缺乏的常见原因。一是不想吃，对食物没兴趣、没食欲，多与疾病或心理因素有关；二是不能吃，牙齿脱落或松动疼痛影响咀嚼，口腔、咽喉或食管黏膜糜烂、溃疡或肿物影响吞咽，或食物通过时困难、疼痛；三是吃不着，自己没能力获得营养可口的饭菜，也没人提供及时的帮助；四是不爱吃，烹调制作食物时，没考虑到老年人的生理特点，食物生凉粗硬或有骨有刺等，不受老人喜欢。

消化吸收障碍：如果营养素摄取充足，人体不能充分消化吸收，也会造成营养素缺乏。影响消化吸收的因素很多，部分是人体组织器官老化引起的，比如消化腺分泌减少、消化酶活性降低、胃肠蠕动迟缓乏力等，使消化吸收功能下降，导致营养素缺乏。部分是疾病引起的，如慢性胃炎、胃溃疡、肝胆胰疾病、消化系统肿瘤等都会影响营养素的消化和吸收。

需要量增加：这种情况多见于老年人患某些疾病或疾病治疗过程中。比如患恶性肿瘤时，机体消耗增加，代谢旺盛，营养素相对不足；放化疗时，不仅消耗增加，也有蛋白质等合成障碍，营养素也相对不足；创伤或急性炎症时，往往伴有发热等应急反应，机体消耗增加，使营养素相对不足。

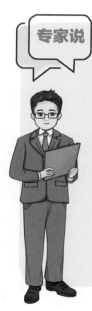

专家说

高龄老人，尤其缺乏日常照护的高龄老人、长期患慢性疾病的老人或患恶性肿瘤的老人，是营养素缺乏的易患人群。少量营养素缺乏往往没有明显感觉，老年人自己也不知道，难以引起重视。当出现某种症状时，说明营养素缺乏已较严重，长期多种营养素缺乏对健康危害很大，易出现乏力、头晕、眼花、行动不便、跌倒等。建议通过营养筛查与评价及时发现、尽快干预，合理补充营养素，改善营养素缺乏相关症状。

（杨子艳）

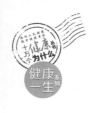

13. 老年人营养素缺乏
有什么危害

关键词

营养不良 肌少症 骨质疏松 缺铁性贫血

老年人营养素缺乏的危害很多，常见的有营养不良、肌少症、骨质疏松、缺铁性贫血等。它们有的是多种营养素缺乏引起的，有的是几种甚至单一营养素缺乏引起的。

营养不良：老年人群营养不良常见，住院与养老机构的老年人更常见。营养不良主要是由营养素摄入不足或利用障碍引起的，可影响老年人的生活质量、降低免疫功能、延缓疾病康复时间、增加死亡风险，且年龄越大，发病率越高，需要寻求专业咨询，全面评估与正确治疗。

肌少症：肌少症是老年人常见疾病，起病隐匿，是一种与增龄相关的肌肉量减少、肌肉力量下降和/或躯体功能减退的老年综合征。直接影响运动功能和平衡能力，使老年人走路不稳、易跌倒，不能做较重的家务劳动，严重者会造成失能或增加死亡风险。导致肌少症的原因很多，但主要是蛋白质，尤其是优质蛋白摄入不足。应鼓励老年人摄入充足的优质蛋白，坚持每天运动，包括有氧运动与抗阻运动，以防止肌少症的发生发展。

骨质疏松：骨质疏松是造成老年人骨折的重要原因。骨质疏松的主要原因是老年人活动少、钙摄入不足与维生素 D 缺乏。调查显示我国老年人膳食钙摄入量不足推荐量的一半。维生素 D 是促进钙吸收的主要因子，应提倡老年人多摄入含钙及维生素 D 丰富的食物。另外，紫外线照射可使皮肤自身合成维生素 D，增加户外活动、多晒太阳也是防止骨质疏松的措施之一。

缺铁性贫血：老年人贫血可引起乏力、食欲不振、心烦、记忆力差、免疫力低或者心慌气短、头晕眼花、精力不集中等，主要是膳食铁摄入不足所致，所以要注意摄入含铁丰富的食物。富含铁的食物有动物肝脏、血制品、畜瘦肉等，精米白面中铁含量很少。

专家说

营养素缺乏的危害多种多样，轻重不同，依营养素缺乏的种类、时间长短、量的多少而表现各异。除上述的几种危害，其他如 B 族维生素缺乏引起的皮肤或黏膜疾病、维生素 A 缺乏引起的夜盲症、碘缺乏引起的甲状腺肿等都不容忽视。维生素 A 缺乏除引起夜盲症外，也影响呼吸系统的抗感染能力，在季节性流感及呼吸系统病毒感染高发的大背景下，合理摄入维生素 A，防止出现维生素 A 缺乏症值得重视。

（杨子艳）

14. 老年人**容易缺乏**哪类营养素

传统上，我们把营养素分为 6 类，分别是蛋白质、脂肪、碳水化合物、维生素、矿物质和水。

这 6 类营养素中，水是最不易缺乏的，但老年人饮水状况不容乐观。原因是部分老年人尤其是高龄老人对缺水不敏感，总感觉不到渴。专家的建议是主动少量多次饮水，每次 50~100 毫升，养成定时和主动饮水的习惯，不要感到口渴才喝水。首选温热的白开水或淡茶水，每天饮水量不低于 1 200 毫升。

蛋白质缺乏在老年人群中比较常见。受生理功能减退及食物摄入不足等因素影响，老年人蛋白质摄入往往达不到每天每千克体重 1.2 克的标准，时间一长就造成蛋白质缺乏。鸡蛋、牛奶、鱼虾、禽畜瘦肉含丰富优质蛋白，容易消化吸收，建议老年人足量摄取，确有困难者，口服补充蛋白粉是不错的选择。

老年人维生素缺乏也比较常见。维生素分为脂溶性维生素和水溶性维生素，人体对维生素需要量很少，但它在调节物质代谢过程中的作用十分重要。大多数维生素不能自身合成或合成有限，且不能大量贮存，故每天应由食物供给。老年人易缺乏的有维生素 A、维生素 D、B 族维生素和维生素 C。

矿物质中，老年人容易缺乏的元素是钙和铁，这也是老年人骨质疏松与贫血的主要原因。有些老年人长期不吃海产品，又不吃碘盐，这种情况可能会缺碘，导致甲状腺肿或甲状腺功能低下。此外，人们观察到部分老年人缺锌或缺硒，并认为缺锌可使老年人味觉退化、食欲减退，缺硒不利于心血管系统健康，患肿瘤的风险增加。

膳食纤维虽不是营养成分，但对人体大有裨益。研究表明，膳食纤维主要有润肠通便、增加肠道有益菌群等功效。其种类有谷类纤维、水果纤维、瓜豆纤维、魔芋纤维等，主要存在于粗粮、瓜豆及各种蔬菜水果中。老年人担心这类食物不易消化或服用后胃肠不适，易造成缺乏膳食纤维。

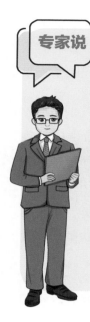

专家说

营养素缺乏多和健康状况及所处生活环境有关。疾病往往是造成营养素缺乏的罪魁祸首；还有部分老年人体力不足，活动范围小，户外时间短，想让食物丰富、饭菜可口，也力不从心，因图省时省力而造成营养素缺乏。因此，应关注疾病带来的营养素摄入不足问题，通过医院、社区、家庭医生、患者良性互动，早发现、早干预、早纠正。社会树立敬老爱老的环境与氛围，就近为老年人提供种类丰富、营养均衡、软硬适中的健康饮食，防止老年人营养素缺乏。

（杨子艳）

15. 老年人如何
合理补充营养素

老年人合理补充营养素应注意以下几点：

正确判断：老年人营养素缺乏，应由专业医师或营养师通过体格检查、体成分测定、血生化、大小便常规等检查综合判断得出。根据营养素缺乏的类型与轻重，制订合理的营养素补充方案。

专业指导：补充营养素离不开专业人员的指导，尤其是患有某些疾病的老年人。例如，患肝硬化的老人，其体内维生素 A、维生素 B$_6$、维生素 B$_{12}$、维生素 K、叶酸等的贮存利用发生障碍，影响机体凝血功能，就需要在医生指导下合理补充相关营养素或凝血因子，改善凝血功能，防止出现严重并发症。

食补与营养素补充剂相结合：发现营养素缺乏，先考虑用饮食方式予以补充；如摄入困难或效果不佳，可考虑用营养素补充剂。例如，老年人低蛋白血症时，先指导老人多摄入富含优质蛋白的食物，如鸡蛋、牛奶、鱼虾、瘦肉等，通常效果很好；如效果欠佳，可服用含乳清蛋白的蛋白粉，优点是吸收好、作用快，缺点是口味单一、缺少进食愉悦。

主动学习：老年人应学习一些营养素相关知识，了解营养素在食物中的分布与含量，合理选择食物，均衡摄取营养素，预防营养素缺乏。

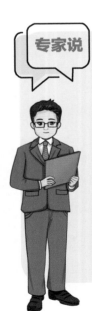

专家说

合理补充营养素的前提是对老年人营养状况的正确评价，对营养素知识的全面掌握，对老年人咀嚼、消化、吸收能力的分析判断，在此基础上科学合理地补充营养素。

人体内各种营养素之间是相互联系、相互配合、相互制约的。补充营养素应整体考虑、综合分析，补充过程中要及时观察、适时调整。有些营养素补充过量会出现毒副作用，一定要适度。

（杨子艳）

16. 老年人**怎样选择**
营养素补充剂

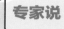
顾名思义，营养素补充剂是用来弥补人体营养素缺乏的，缺乏的原因可能是摄入不足、吸收利用障碍或人体需要量增加。营养素补充剂不是普通的食品，老年人不宜自行选择，建议在医生或营养师等专业人员全面评估后进行补充。

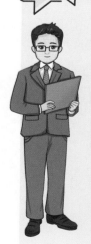

专家说

老年人什么情况需要补充营养素

多种情况下，老年人需要营养素补充剂。有时单纯是因为年龄太大，摄入、吸收利用等机能老化，此时推荐用全营养素配方的制剂，其营养素全面均衡，好消化、易吸收，服用简便。有时是某些慢性疾病导致的，如慢性肝病、肾病、胃病等都会影响某些营养素的消化吸收和利用，造成营养素缺乏。有时是因长期服用某些药物，如抗酸药、轻泻药、利尿剂等，干扰营养素的吸收利用。有时是在肿瘤放化疗或某些大手术后，出现了营养素缺乏或需要量增加。上述情况都应在专业人员的分析研判后，根据营养素缺乏的种类和程度，适当补充营养素。

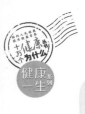

补充营养素要注意方法

选择营养素补充剂，还应注意营养素之间的关系和比例。有些营养素之间互相影响，比如补钙时要钙、磷比例适当，还要有维生素 D 等促进钙吸收的因子，这样才有利于钙的吸收利用。补充营养素也不是越多越好，需要有个适当的度，过多会产生毒副作用。

使用营养素补充剂要有专业指导

营养素补充剂的选择与规范使用应引起大家的重视，也应受到国家相关部门的严格审批与监管。目前，营养素补充剂兼具药品、保健品、食品的相关属性，有的是药品，如复合维生素 B、碳酸钙维生素 D_3 片；有的是保健品，如深海鱼油；有的是食品，如蛋白粉、膳食纤维。鉴于老年人靠自己的知识很难判断是否缺乏营养素，更难以正确选择合适的营养素补充剂，所以应寻求专业咨询，去医疗机构进行检查、评价，最后由专业医师或营养师选择合适的营养素补充剂。在服用过程中，还应定期复查评估，分析疗效，适时调整。

（杨子艳）

第三章

老年人运动与日常生活

运动锻炼

1. 为什么运动能**延缓衰老**

多项科学数据表明，运动可以延缓衰老。英国著名政治家、前首相丘吉尔一生繁忙、生活紧张，却能获得 91 岁高寿，一部分原因可能要归功于他酷爱运动，包括骑马、打棒球和游泳等。唐代名医孙思邈，享年 101 岁，他的养生之道就是"人欲劳于形，百病不能成"。

运动过程需要人体各组织器官协调共同完成，也就是让各组织器官得到锻炼，这些组织器官的功能因此得到了加强。这样，身板更硬朗了，心脏跳得更加有力了，肺活量提高了，大脑功能变得灵敏了，吃饭更有胃口了，自然就延缓了衰老的进程。所以，坚持运动是可以延年益寿的，正所谓"生命在于运动"。

专家说 **运动可以改善多个器官的功能**

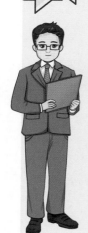

1. 直接影响骨骼和肌肉的健康。经常运动可以改善骨骼的血液循环，增加骨密度，防止和治疗骨质疏松，保持并提高骨的弹性和韧性，增加肌肉强度。

2. 适宜的体育运动能够提高心肌氧利用能力，增强心肌收缩力，使冠状动脉扩张，改善血液循环。同时，运动也能降低血脂，延缓血管硬化，降低心血管疾病的发病率。

3. 老年人呼吸功能水平较低，而运动，特别是有氧运动，可以增强呼吸肌的力量和耐力，增加肺通气

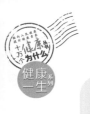

量和肺泡通气量，保持肺组织的弹性和胸廓的活动度，从而很好地锻炼呼吸系统。

4. 经常参加体育运动可以提高大脑皮层神经过程的兴奋性，缩短反应的时间，改善大脑机能；还可以防止脑动脉硬化症，维持大脑良好血供。此外，运动健身也能提高神经肌肉功能，使机体的平衡、协调和控制能力增强，这对预防摔倒有积极的作用。

5. 对于消化系统功能较弱的老年人，运动健身可以加强胃肠道蠕动，改善血液循环，增加消化液的分泌，加速营养物质的吸收，从而帮助改善消化功能和防止便秘。

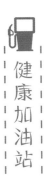
健康加油站

运动处方

低强度有氧运动：推荐餐后散步，建议 4 000~10 000 步。原则是不强调运动强度，只要不久坐，动起来就好。

高强度剧烈运动：建议每周至少进行 75 分钟的剧烈运动，可以分散到每天进行 10~15 分钟，循序渐进。比如跑步、高强度间歇性训练。

抗阻运动：重点练大肌肉群，比如背、臀、腿、腰。最好使用器械，如弹力带、哑铃等，循序渐进地进行任何训练。

（周黎行　董碧蓉）

2. 为什么运动可以预防
阿尔茨海默病

在很多人眼里，脑力和体力似乎是两条平行线，互不干涉。但是，在提到预防阿尔茨海默病时，我们却又经常听到"积极运动锻炼"这样的建议。那么，运动锻炼真的可以预防痴呆吗？

答案是肯定的——积极的运动锻炼可以促进脑健康，预防阿尔茨海默病。国内外大量的研究显示，运动锻炼可以提高我们的心肺功能，增加大脑的血流量，延缓衰老过程中大脑及海马的萎缩，并且可以通过促进身体分泌神经营养因子，促进脑健康，改善记忆和认知水平。

专家说

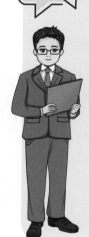

运动到什么程度才能保护认知功能

科学家们发现，联合有氧运动和力量训练，每周进行中等强度的训练至少 150 分钟（大约每天 30 分钟，每周坚持 5 天），持续 6 周后，就有较好地保护认知功能的效果，记忆显著改善。

关于运动强度，我们可以参考心率水平，老年人运动的适宜心率可维持在（220- 年龄）×0.6 到（220- 年龄）×0.7 之间。一般来说，运动后有微微发汗，脸发烫的感觉，说明运动的强度达到了比较满意

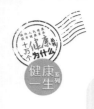

的水平。此外，老人运动后，如果超过 10 分钟才能够恢复到平时的心率，表明运动量偏大，需要进行适当调整。太极、瑜伽、体操、快走以及游泳，都是比较适合老年人的有氧运动方式。力量训练要根据个人情况逐步增加负荷量，避免运动损伤。

大量运动会不会损耗脑细胞

有些人可能会有"四肢发达，头脑简单"的刻板印象，甚至觉得大量运动会损耗脑细胞。其实，恰恰相反，运动锻炼其实可以刺激大脑长出新的神经元，并促进我们的大脑神经网络。

科学界曾一度认为，大脑的神经元数量是固定的，成年后不会再产生新的神经元。然而，越来越多的研究表明，大脑会在人的整个生命周期中产生新的神经元，尤其是在负责我们记忆和认知的大脑海马中。运动锻炼，尤其是有氧运动，是促进海马组织中新的神经元发生的重要刺激方法。

然而，有氧运动并不能维持这些新生神经元的存活。如图所示，新的神经元产生后，还需要经过发育，长出轴突和树突，才能最终形成真正的神经细胞。这提示我们，可以通过运动结合脑力训练，让我们新生长出来的神经元受到更全面的刺激，从而不断生长。

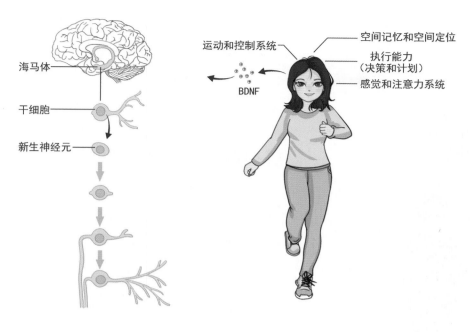

海马体

干细胞

新生神经元

运动和控制系统

空间记忆和空间定位

执行能力
（决策和计划）

感觉和注意力系统

BDNF

（程　莹　董碧蓉）

3. 为什么老年人生病了
还要"动起来"

老年人进行运动锻炼有诸多益处。运动不仅能够较好地促进老年人的平衡能力和柔韧性，同时对调节情绪、保持心情愉悦也具有较好的作用。规律的体育活动对健康有重要帮助，有利于管理以及预防慢性疾病，降低老年人冠心病、糖尿病、高血压和肥胖等疾病的患病风险。同时，运动锻炼还可以改善老年人的骨密度、肌肉质量、能量代

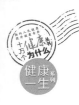

谢等，也能够提高免疫系统功能。尤其对于生病期间的老年人，运动可以预防肌肉萎缩、防止卧床后胃食管反流引起吸入性肺炎、改善情绪状态等，非常重要。

运动能促进患病老人的身体功能和生活品质

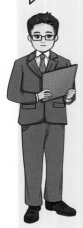

患病期间科学合理地运动，可以促进老年人的体能、改善情绪、预防卧床带来的系列并发症、缩短住院时间、节省医疗费用等，让患者尽快回到家中，延长独立生活的时间。

研究表明，即使最衰弱的老年人也可以从任何可耐受的体力活动中获益。因此，建议老年患者要在医生指导下尽快地动起来，坐起来、站起来、走起来，防止因为疾病卧床后带来的肌肉萎缩和全身衰退。

科学制订运动方案很重要

活动对于患病期间的老年人很重要，但科学的、在医护人员指导下的进阶运动更加重要。老年人有多种慢性疾病，患病期间病情加重，身体非常脆弱，制订患病老人康复期间的运动方案首先要全面地综合评估患者的体能、疾病严重程度、营养状态、存在的老年综合征等，然后制订个性化的运动方案。运动方案要考虑运动方式、运动强度、频率、持续时间等，循序渐进。

由于衰弱老年人多是身体活动能力低下，肌肉力量弱，因此综合运动训练内容以力量训练为主，有氧训练、平衡训练、柔韧训练为辅。

◆ 在力量训练方面，训练目标主要是让衰弱老年人在日常生活方面恢复一定的独立性，因此力量训练最好是模仿日常生活动作的形式。例如，在椅子上坐下 - 站立的连续动作、踝关节负重、提踵等训练下肢力量的练习都是为了恢复行走能力，上肢抓握、提拉、曲臂等动作练习是为了恢复居家生活中上肢的能力。而且由于随年龄增加下肢肌肉流失比上肢快，多强调下肢肌肉的训练。

◆ 在有氧训练方面，每天适当增加步行距离和运动强度，可以增加衰弱老年人的心肺功能，步行能力会显著提高。衰弱老年人多数行走困难，安排有氧训练时可以考虑先在固定功率的自行车上练习，待身体状态好转后再进行地面行走。

◆ 在平衡训练方面，我们可以通过单腿站立、两腿前后站立、两脚踩一条直线行走等多种训练方式，使衰弱老年人平衡能力显著提高，防跌倒能力提高。

◆ 柔韧性也是影响衰弱老年人健康和幸福感的关键因素。衰弱老人进行静力性牵张训练比较安全可行，练习时缓慢牵拉肌肉，当肌肉产生比较强烈的牵拉感时，保持 10~30 秒后放松。

我们要根据衰弱老人的年龄、衰弱状况来调整每次的训练强度与时间，在确保安全的情况下，完成训练任务。

（刘晓蕾　董碧蓉）

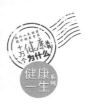

4. 为什么老年人容易

体弱身虚、行动缓慢，
甚至跌倒

提到老年人，大家脑海里最先出现的就是老人拄着拐杖、体弱身虚、行动缓慢、反复跌倒的画面，很多人都会觉得人上了年纪，上面的情况就难免会出现。但是，是什么原因导致老年人容易出现这些问题呢？

研究者提出老年人上述症状是由于老年"衰弱综合征"（简称"衰弱"）的出现。衰弱综合征，是机体生理储备功能下降、多系统功能失调，机体抗应激能力和保持内环境稳定的能力下降，对应激事件的易感性增加。老年人衰弱综合征表现为老年人体重下降、步行速度减慢、身体虚弱，明显增加负性临床事件，例如跌倒、失能，甚至死亡。

专家说 如何判断是否发生"衰弱综合征"

目前对老年衰弱综合征的诊断没有公认的"金标准"，被广泛接受的衰弱综合征的诊断标准是包括体重减轻、疲乏、握力下降、步行速度减慢和身体活动能力下降5个方面。若上述指标中3个或3个以上同时

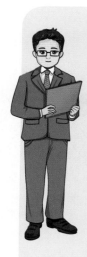

存在，则评定为衰弱；1~2 个同时存在为衰弱前期；均不存在，评定为非衰弱。

如何预防和治疗衰弱综合征

积极预防和治疗衰弱将会对老年人、家庭和社会产生很大益处，尤其在衰弱早期进行干预，可以有效逆转衰弱。

◆ 科学的康复锻炼：老年人可在医生指导下进行适当的有氧和抗阻训练，且要因人而异地制订适宜的"运动处方"，才能有效预防衰弱综合征。

◆ 营养补充：老年人要摄入充足的蛋白质，尤其是优质蛋白，如选择鱼肉、瘦肉、禽类、鸡蛋等。一些富含亮氨酸的必需氨基酸混合物也可以改善衰弱状态。此外，可以在医生指导下服用一些维生素补充剂，如维生素 D、维生素 C、维生素 E 等。

◆ 激素治疗：对雄激素降低的老年男性患者，补充睾酮联合运动干预可更明显改善衰弱综合征。

◆ 多重用药管理：患衰弱综合征的老年人常合并多种疾病，往往同时服用多种药物，合理的药物管理，对于衰弱的预防和治疗也非常重要。

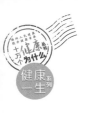

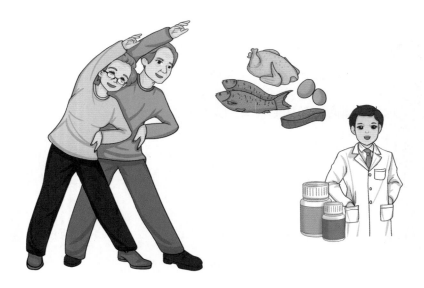

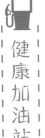

老年衰弱就是衰老吗

　　衰弱与衰老，虽然只差一字，却是完全不同的两个概念。衰老意味着随着年龄增加，机体逐渐出现的符合自然规律的生理性退行性变化。如：头发逐渐斑白，皮肤弹性降低、皱纹加深，甚至出现老年斑，牙齿松动脱落，耳聋、眼花。

　　衰弱则是老年人从健壮到失能之间的一种非特异性状态。打个比方，衰弱老年人好比是"纸糊的船"航行在大海上，看似安全又妥当，但抵御各种应激事件（如感染、手术、突发疾病等）的能力很差，一个小波浪就可能把这艘船打翻甚至冲垮，很容易继而出现失能、死亡等结局。

（葛美玲　董碧蓉）

5. 谁偷走了老年人的**肌肉**

人们常说"千金难买老来瘦",但是"老来瘦"真的好吗?其实,在老年医学科医生的眼里,"瘦"也许是一种疾病——"肌少症"。说到这里肯定有不少老年人都会困惑,"肌少症是什么?我的肌肉为什么会减少呢?"

"肌少症"是与增龄相关的进行性肌肉质量减少、肌肉力量下降和/或肌肉功能减退。人体肌肉量会随着年龄增长发生变化,30岁时肌肉量达到最高峰,然后就开始走"下坡路",每年就有1%~2%的肌肉弃我们而去;肌肉力量下降同样明显,每年将失去1.5%~3%的肌肉力量。除了年龄增长,活动量减少、营养不良、激素水平变化、炎症水平增加、不良生活方式以及慢性疾病等,都是老年人肌肉"被偷走"的原因。肌少症严重影响老年人的生活质量,易出现乏力、跌倒,造成自理能力下降,增加住院率及死亡率,影响生活质量和寿命,所以一定要高度重视我们悄悄流失的肌肉!

专家说

老年人如何在家自查肌少症

指环测试:双手食指和大拇指围成一个圈,围住小腿最粗的部位,如果此时指环维度和小腿围刚好合适或者略大,那么患肌少症的风险就会增加。

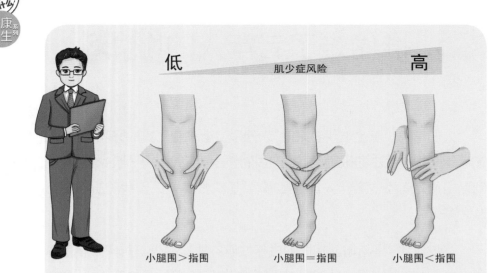

低   肌少症风险   高

小腿围＞指围   小腿围＝指围   小腿围＜指围

　　肌少症自评表（SARC-F 量表）：以下 5 项总分相加，如总分＜4 分提示无肌少症风险，可过段时间再次进行筛查。如总分≥4 分提示存在肌少症风险，建议老年朋友去医院老年医学科或康复科寻求医生的帮助。

SARC-F 量表

S- 力量	举起或搬运 4.5 千克重物是否困难？ 0 分——没有　1 分——轻微　2 分——困难
A- 辅助行走	步行穿过房间是否困难？ 0 分——没有　1 分——轻微　2 分——困难
R- 起立	从椅子或床上起立是否困难？ 0 分——没有　1 分——轻微　2 分——困难
C- 爬楼梯	爬 10 层台阶是否困难？ 0 分——没有　1 分——轻微　2 分——困难
F- 跌倒	1 年内跌倒情况 0 分——没有　1 分——1~3 次 / 年　2 分——≥4 次 / 年

如何预防和治疗肌肉减少

　　老年人要注重营养均衡，除保证肉、蛋、奶、豆制品等蛋白质的摄入外，还可以多补充维生素 D 和抗氧化剂。同时，抗阻运动可以显著增加老年人肌肉质量和力量。没有条件者也可以借助矿泉水瓶、弹力带锻炼四肢肌群。同时结合太极拳、八段锦、快走、游泳、广场舞等有氧运动，有助于提升机体耐力，避免肌肉被"偷走"。切忌长时间静坐或静卧，老年人一定要动起来哦！

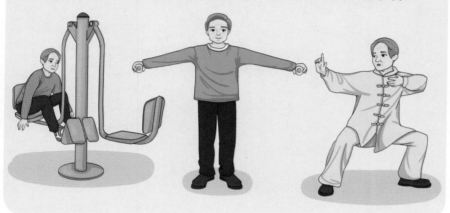

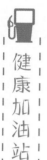

健康加油站

抗阻运动的方法

抗阻运动是一种能加强骨骼肌肉的运动，可利用一个外部的阻力（比如重物）造成肌肉收缩。这个重物可以是你的体重、哑铃、杠铃、壶铃、弹力带、瓶装水、砖头等。方法有：①体重，如引体向上、俯卧撑和蹲坐等；②自由举重，使用哑铃、杠铃和壶铃等锻炼肌肉；③重量机器，即健身房都有的 Pec 甲板、缆绳机、腿部伸展机等，重量机器虽然没有自由重量机器有效，但对于那些刚接受抗阻训练的人来说，是更安全的选择。

（赵婉聿　董碧蓉）

二

科学睡眠

6. 老年人的**睡眠特点**有哪些

老年人由于生理、病理等原因，睡眠质量会有所下降。老年人常常会说："人老了，睡眠少了"。老年人总睡眠时间比青年人少，睡眠结构发生改变，浅睡期增多，深睡期减少。因为夜间睡眠质量不佳，退休后时间较为自由，很多老人白天困倦嗜睡，会有"白天补觉"的心理，有些老人甚至养成餐后睡一觉的习惯。白天睡眠时间次数增多，又使得夜间睡眠更差。

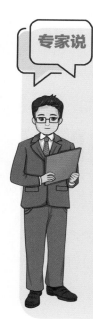

专家说

老年期的正常睡眠已与青壮年时不同：①在睡眠和觉醒方式上，总体是早睡早起，这是老年人生理节律改变所致。②入睡前的觉醒期有所延长，由青壮年期的 5~15 分钟延长为 10~25 分钟。③睡眠中的醒来次数增加，青壮年人在睡眠中可醒来一两次，而老年人醒来的次数较多。④睡眠程度浅，易唤醒，老年男性深睡眠的消失较老年女性更早。⑤睡眠效率（睡眠中睡着时间占卧床时间的百分比）下降。青年人的睡眠效率一般达 95%，而老年人为 80%~85%。⑥白天易打瞌睡。

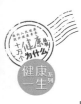

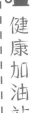

健康加油站

关键词

失眠

失眠诊断

老年人健康睡眠标准

老年人到底需要多少睡眠时间，一直是一个有争议的问题。一般认为老年人的睡眠时间应该在 6~8 小时之间，过短的睡眠时间会导致身体疲劳、注意力不集中、记忆力下降等问题，而过长的睡眠时间也会导致身体不适、精神不振等问题。一般建议老年人每晚保证 6 小时及以上睡眠。同时也要注意，每人所需睡眠时间长短本就因人而异，以第二日是否精神饱满判定前夜睡眠质量。

（李海云　江文静）

7. 为什么老年人**容易失眠**

失眠在老年人群中十分多见，65 岁以上老年人群中 35%~50% 的人存在失眠问题。而且随着年龄增长，失眠发生率增高。那么，是什么原因导致老年人失眠呢？

老年人失眠的原因有很多，比如心情不好、容易思虑、压力较大、烦躁；或者老年人搬家去了一个新地方，周围的环境比较嘈杂，不适应；还有老年人常常有一些呼吸系统、心血管系统等疾病，在夜间可能会有身体不舒服，也会失眠。

生理因素：①睡眠生理改变：深睡减少，浅睡增加，易觉醒。②褪黑素缺乏：褪黑素是大脑松果体分泌的一种激素，有维持睡眠节律的功能，老年失眠患者褪黑素分泌减少，高峰出现延迟，也会影响睡眠。

病理因素：①情感障碍：如抑郁、焦虑等，是失眠的常见原因。②器质性疾病：进入老年期以后，全身性疾病的发生率明显增加。各种疾病都可致身体不适而严重影响睡眠。③服用多种药物：老年人疾病多、服药多，有些药物如激素、利尿药等可干扰睡眠。

行为方面：老年人多有白天打盹、过早上床休息、躺在床上做其他事情（读书或看电视等）、吃得太多、缺乏运动、久坐等不良生活习惯。

环境方面：噪声过大、灯光过亮、室温过低或过高、湿度过大、床铺不舒适等。

健康加油站

如何判断是否属于失眠

失眠的诊断：入睡时间长，超过 30 分钟；睡眠不能维持，睡眠中断，每晚大于 2 次；早醒，较之前生物节律提前 1 小时；醒后 30 分钟内不能再入睡。

伴有：白天嗜睡；烦躁易怒；影响记忆力和工作能力。

时间：每周至少出现 3 次失眠，持续 3 个月以上，可诊断为慢性失眠。

（李海云　江文静）

8. 老年人**失眠**怎么办

睡眠对于每个人都非常重要，而如前文所述，老年人更容易出现失眠问题。面对失眠，老年人该如何应对呢？建议从正确认识失眠问题和改善生活方面入手，若效果欠佳时，可以考虑物理疗法，必要时，可通过药物来帮助睡眠。

专家说

失眠认知行为治疗

首先，对于失眠要有正确的认知。每个人对睡眠时间的需求不同，不能单纯以是否达到 8 小时判定。每天的睡眠状态是波动的，而非一成不变的，不要因为一晚上的睡眠状态欠佳而过度担心焦虑，也不能把所有的身体不适都归结于睡眠导致。

其次，改变生活方式来应对失眠。①适当运动：日间适当的活动，将有助于更好地入睡。②良好的生活习惯：白天不要打盹，午睡不宜过长。要形成正常规律的生活节奏，养成按时睡觉、按时起床的好习惯。

睡前洗个热水澡、泡脚、饮热牛奶、按摩足心等均可改善睡眠。另外，舒缓轻松的音乐也具有一定的催眠安神功效。③白天增加光照：光的照射可以抑制褪黑素的形成，褪黑素具有促进睡眠的作用。因而增加日间光照，可以减少白天睡眠时间，增加夜间睡眠效率，促进昼夜节律的形成。

物理疗法

物理疗法是应用自然界中的物理因子，如声、光、水、冷、电、热、磁等，针对人体局部障碍或病变，给予适当的非侵入性、非药物性治疗，处理身体不适，尽可能恢复原有的功能。常用的物理疗法有：磁疗、穴位电疗法等。

药物治疗

短期、小量使用是用药基本原则。常用的镇静催眠药主要包括苯二氮䓬类和非苯二氮䓬类。另外老年失眠患者可以在医师指导下适当补充褪黑素。除此以外，一些中成药也有一定效果，可酌情选用。所有药物的选择均需要专科医生根据病情出具个体化治疗方案。

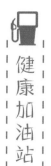
健康加油站

常用镇静催眠药

苯二氮䓬类在临床常用的有地西泮、艾司唑仑、氯硝西泮等，这类药物可能造成次日头昏脑涨、步态不稳、容易跌倒。相对来说，非苯二氮䓬类要安全些，临床常用的有扎来普隆、唑吡坦、右佐匹克隆等。

（李海云　江文静）

9. 为什么老年人**容易打鼾**

 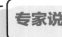
打鼾，俗称打呼噜，有些打鼾属于病理性打鼾，医学上称阻塞性睡眠呼吸暂停，是一种普遍存在的睡眠障碍。随着年龄增长，打鼾的概率会越来越大。那么为什么老年人更容易打鼾呢？

主要原因包括三个方面。第一，随着年龄增长，人体呼吸道肌肉松弛、塌陷和舌根后坠的情况会越发严重，这会导致睡眠过程中更容易出现呼吸暂停的现象。第二，随着年龄的增长，人体新陈代谢变慢，容易导致身体发福、肥胖。与正常体重的人群相比，肥胖人群上呼吸道周围积聚大量脂肪，这些脂肪会使上呼吸道变窄，睡觉时更容易发生气道阻塞，鼾症更明显。第三，老年人容易出现失眠等睡眠问题，失眠服用催眠药物，很可能会加重已经存在的打鼾。

专家说　**打鼾的危险因素**

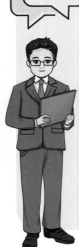

打鼾的危险因素包括肥胖、老龄、性别（男性患病率明显高于女性）、上气道解剖异常（腭垂过长过粗、舌根后坠、软腭松弛、咽腔狭窄、咽部肿瘤等）、病理性打鼾家族史、长期大量饮酒和／或服用镇静催眠药或肌肉松弛药、长期重度吸烟、其他相关疾病（包括甲状腺功能减退、肢端肥大症、脑卒中、长期胃食管反流及神经肌肉疾病）等。

（马　俊　江文静）

10. 为什么老年人打鼾
有害健康

关键词

打鼾　低氧血症

　　打鼾，俗称打呼噜，病理性打鼾在医学上称阻塞性睡眠呼吸暂停，主要表现为睡眠时打鼾并伴有呼吸暂停和夜间反复发生低氧血症、高碳酸血症，以及睡眠结构紊乱，导致白天嗜睡，进而诱发或加重心脑肺血管并发症乃至多脏器损害，严重影响患者的生活质量和寿命。

专家说

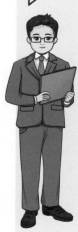

怎样减少或避免病理性打鼾

　　对于病理性打鼾的老年人，首先我们应尽可能弄清原因，开展病因治疗，纠正引起病理性打鼾或使之加重的基础疾病，如鼻中隔偏曲、鼻息肉、扁桃体及腺样体肥大等。其次应对这些老年人进行多方面的指导，包括控制饮食和体重、适当运动；戒酒、戒烟、慎用镇静催眠药物及其他可引起或加重病理性打鼾的药物；侧卧位睡眠；适当抬高床头；白天避免过度劳累。

　　规范检查和明确诊断后，无创正压通气是治疗成人病理性打鼾的一线治疗手段，它能有效纠正病理性打鼾引起的低氧和睡眠结构紊乱。口腔矫治器也适用于单纯鼾症及轻中度的病理性打鼾患者，特别是有下

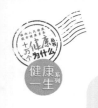

颌后缩者。对于不能耐受无创正压通气、不能手术或手术效果不佳者可以试用。外科治疗仅适合于手术确实可解除上气道阻塞的患者，须严格掌握手术适应证，由耳鼻喉科及口腔外科等相关科室专业医师来确定。

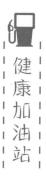

健康加油站

日间嗜睡的判断方法

可使用 Epworth 嗜睡量表来判断是否存在日间嗜睡：评分＞9 分，提示存在不正常的日间嗜睡，分值越高情况越严重。

Epworth 嗜睡量表

在以下情况有无嗜睡的可能性	从不(0)	很少(1)	有时(2)	经常(3)
坐着阅读时				
看电视时				
在公共场合坐着不动时				
长时间坐车时中间不休息				
坐着与人谈话时				
饭后休息时（未饮酒）				
开车等红绿灯时				
下午静卧休息时				

（马　俊　江文静）

生活习惯

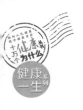

11. 为什么老年人需要
戒烟限酒

烟——百害而无一利

吸烟有害健康，烟草燃烧产生的烟雾中含有 7 000 多种化学物质，多数物质是引起吸烟者成瘾和损害健康的罪魁祸首。烟草每年使全球 800 多万人失去生命，我国每年因吸烟相关疾病所致的死亡人数超过 100 万，吸烟成为致病之"首恶"。研究数据显示，吸烟是心脑血管疾病、慢性阻塞性肺疾病、肺癌等主要慢性疾病的独立危险因素之一。同时，吸烟还可以通过与高血压、高脂血症、高血糖等危险因素协同，对慢性疾病的发病有叠加倍增的促进作用。此外，二手烟的危害不容小觑，虽然没有直接吸食烟草，但二手烟雾进入体内后仍能对身体造成危害。因此，为了家人与自身的健康，戒烟很重要，请牢记吸烟有害健康。

酒——尽量一滴不沾

我国是世界上最早酿酒的国家之一，饮酒已成为日常交际和烘托节日气氛的一种风俗习惯，但是酒的主要化学成分——乙醇（酒精），摄入后可引起肝损害，并增加急性胰腺炎、痛风、结直肠癌、食管癌、乳腺癌和心血管疾病的发生风险。目前研究发现，任何形式的酒精对人体健康都无益处。因此，不推荐任何人饮酒。若饮酒，建议成年人每人每日最大饮酒的酒精量应限制在 15 克以内。

一些老年人认为已到老年，戒烟、戒酒很难，其实世上无难事，

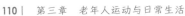

只怕有心人。任何年龄开始戒烟、戒酒都不会晚，越早戒烟、戒酒，健康获益越大。

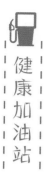

15 克酒精是多少

不同酒度酒品含有 15 克酒精的换算量：啤酒（4%）为 450 毫升；葡萄酒（12%）为 150 毫升；白酒（38%）为 50 毫升；高度白酒（52%）为 30 毫升。

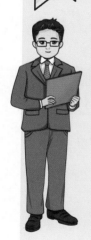

戒烟有妙招

推迟吸烟：尽量将吸烟的间隔时间延迟，如有人习惯起床后即吸烟，也有人选择饭后一支烟，可将这个习惯往后延迟 15~30 分钟。

躲避吸烟：在别人吸烟时尽量躲避，以免受到诱惑。

替代吸烟：有人吸烟的动机是解闷、提神、消除紧张。因此，可以用更积极健康的方式替代吸烟，如找人聊天、参加室外运动、嚼食无糖口香糖、吃水果等。

转移注意：设法分散自己对吸烟的注意，尤其是在戒烟初期，多花时间和精力从事一些会带来乐趣的活动如运动、阅读、观看电视节目等，以转移想吸烟的欲望。

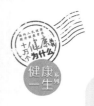

公开戒烟：下定戒烟的决心，在公共场合公开表示戒烟，并争取得到家人、朋友和周围人的监督支持。

戒酒有妙招

树立信心：戒酒不是一朝一夕的事，一定要坚定信心，相信自己能够戒酒。

循序渐进：酒精依赖者在戒酒过程中会出现手抖、恶心、呕吐等戒断反应，在戒酒过程中可先间接性地减少饮酒量，逐渐做到完全戒酒。

躲避饮酒：尽量避免出席需要喝酒的场合，不参加酒友们的聚会。

转移注意：一旦酒瘾上来，可以做一些感兴趣的事情代替饮酒，如下棋、户外游玩等。

公开戒酒：争取获得家人、朋友和周围人的支持，监督自己饮酒，在自制力不强时有人能够劝阻或限制自己饮酒。

坚持就是胜利：在戒酒初期，酒精依赖者会出现戒断症状，但随着时间推移，反应会逐渐减轻，并最终消失。在戒酒的过程中，随时可能会复喝，所以一定要坚持，坚持才会胜利。

（刘尚昕　王淑君）

12. 为什么老年人要**限盐**

　　我国是喜爱高盐饮食的国家之一，居民食盐日摄入量长期位居世界前列。尽管目前我国烹调盐摄入量有下降趋势，但摄入量依然远远超标。目前，世界卫生组织（WHO）和中国营养学会推荐每人每天摄入食盐不超过 5 克。

　　高盐饮食不仅与高血压密切相关，而且增加脑卒中、心血管疾病、胃癌、骨质疏松等的发病风险，同时还增加全因死亡风险。2017 年全球因高盐饮食死亡人数高达 300 万人，我国死亡人数达 165 万人，高盐饮食在所有膳食相关的危险因素中位列第一。因此，限制食盐摄入是我国长期行动目标。

食盐减量有哪些小妙招

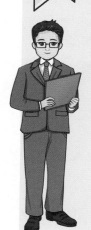

　　使用限盐勺：烹饪时，使用有定量的小盐勺，设定减盐的目标，逐渐降低食盐摄入量。另外，酱油、生抽，以及很多调味品和配料如味精、豆瓣酱、鱼露、豆腐乳等都含有盐分，添加后一定要进一步减少放盐量。

　　选择低钠盐：研究显示，老年人、女性、血压偏高者、代谢综合征人群对膳食中钠盐的摄入量更敏感。烹饪中选用低钠高钾代用盐，有助于降低收缩压。低钠盐的钠含量是普通食盐的 60%~70%，

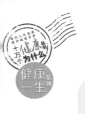

但同时还添加了 20%~30% 的氯化钾以及 8%~12% 的硫酸镁。由于氯化钾的味道同食盐中的氯化钠一样是咸的，但大量使用会产生苦味，所以一般与氯化钠混用，达到"减钠不减咸"的效果。

烹饪有方法：推荐多采用蒸、煮、炖等烹调方式，尽可能保留食材的天然味道，有助于减少食盐的调味；使用腌制产品作烹调配料时，预先用水冲洗和浸泡，减少盐的含量；可用醋、柠檬汁、香料、八角、葱、姜、蒜等调味，替代一部分盐和酱油；烹饪后期，菜肴快出锅时或关火后，再根据菜量和汤汁的多少加盐；鸡精、味精、蚝油等调味料含钠量较高，在使用中应特别注意。

提防隐形盐：学会看营养标签，拒绝高盐食品。钠含量是预包装食品营养标签中强制标示的成分，购买时应注意食品的钠含量。一般而言，钠超过 30%NRV（营养素参考值）的食品需要注意少购少吃。以下这些看似与盐不相关的食品都是藏盐"大户"，不宜过多食用：果脯、肉脯如话梅、甘草橄榄、牛肉干、猪肉脯等；腌制食品如罐头、酱腌菜、腐乳、"清淡"榨菜；方便速食如方便面、挂面、火腿肠等；日常零食如肉松、薯片、调味坚果、饼干、面包、甜点、冰激凌等。

（刘尚昕　王淑君）

13. 为什么老年人要养成 好的**服药习惯**

关键词

药物 不良反应 安全用药

老年人常常多病共存，需要同时服用多种药物。大多数药物由胃肠道吸收，经肝脏代谢和肾脏排泄。由于老年人各器官功能逐渐减弱，药物在体内的吸收、分布、代谢和排泄发生改变，对多数药物的敏感性增强、耐受性降低，可能会增加药物的不良反应，影响用药安全，引起药源性疾病等。老年人由于安全用药常识相对缺乏，自我管理能力较弱，再加上治病心切及用药依从性较差，容易出现用药不合理的情况。因此，老年人养成良好的服药习惯，能够正确规范用药，是确保其用药安全的关键。

专家说

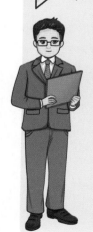

确保老年人安全用药，以下习惯要牢记：

遵医嘱用药：不擅自随意用药，是否需要服药以及服用何种药物应遵循医生或药师指导；注意观察药效和不良反应，及时去门诊在医生或药师指导下调整药物剂量和种类。

避免多重用药：若服用药物种类过多，会加重药物的不良反应，老年人应尽量避免一次服用过多药物，配伍药物一般不宜超过 5 种。发现服用药物过多时，可咨询医生或药师调整用药方案。

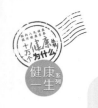

定时服药：为了避免老年人忘服、漏服、重复服药情况的发生，可使用专门的小药盒分装药物，按照服药时间贴上"早、中、晚"用药标签，必要时也可设置闹钟提醒或委托身边家属提醒服药。

查看药品说明书：老年人服药前应注意查看药品说明书，对于所服药物的适应证、禁忌证及不良反应，做到心中有数；同时知晓最佳用药时间、注意药物间的不良反应，可以提高药效，减少药物不良反应。

不"依葫芦画瓢"用药：有些老年人容易听信别人的用药效果，认为症状一样，共用药物方案不会错。但由于老年人往往合并疾病较多，且个体肝肾功能差异较大，服用药物的品种和剂量也会有所不同，因此对于亲朋好友推荐的药物，一定要咨询医生或药师后服用。

不乱用补药：老年人注重养生保健，喜欢食用补品。但根据体质不同，中医养生有补也有泄，盲目进补可能会适得其反。建议老年人去医院辨证后，在中医指导下调养身体。

不轻信保健品、秘方、偏方：保健品不是药品，治疗疾病的功效非常有限；秘方、偏方缺少科学依据，不仅可能对疾病治疗无助益，还可能会延误治疗时机，加重病情。

老年人用药六大原则

1. 用不用药——受益原则;

2. 用几种药——五种药物原则;

3. 用多大量——小剂量原则;

4. 何时用药——择时原则;

5. 出现不适——暂停原则;

6. 用药多久——及时停药原则。

(刘尚昕　王淑君)

14. 为什么老年人**早晨起床**要格外小心

　　早晨起床时的几分钟可谓是老年人的"高危时刻",尤其是对患有心脑血管疾病的老年人。世界卫生组织(WHO)报告数据显示,全球范围内清晨死亡人数约占一天总死亡人数的60%。许多心脑血管疾病,如心肌梗死、脑卒中及心源性猝死等常发生于清晨。这是因为晨起时人体从休眠状态苏醒,呼吸、心率变快,血流加速,血压快速升高,容易发生急性脑血管破裂,导致脑出血。而且经过一夜睡眠,晨起时体内水分相对缺乏,血液黏度较高,容易形成血栓堵塞血

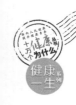

管，引发脑卒中、心肌梗死，甚至心源性猝死。此外，老年人晨起时不注意，体位变动过快，很容易出现直立性低血压，导致脑供血不足，发生眩晕或晕厥，继而引起跌倒的发生。因此，老年人晨起时要格外小心，养成良好的起居习惯，才能健康长寿。

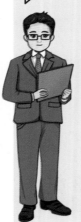

俗话说"一天之计在于晨"，老年人为保证健康，在晨起时要养成以下好习惯：

起身要慢：老年人早晨起床时动作不要太猛，尽量放舒缓，醒后可以先在床上缓几分钟，再慢慢起身，让身体逐渐适应。

喝杯温开水：一杯温开水是对相对缺水身体的有益补充，不仅可以快速稀释血液，还具有清理胃肠的作用。

晨练不宜过早：很多老年人有晨练的习惯，但不要贪早。晨练时间太早，尤其在冬天或初春季节，光线不好且气温较低，容易引起跌倒和受凉。建议老年人在太阳已升起且用过早餐后，再进行锻炼。

晨练不宜过猛：老年人晨起后不宜进行剧烈运动，且锻炼时间不宜过长，以健步走、健身操和太极拳等有氧运动方式为佳，锻炼应以心跳稍快、呼吸略有气急、不觉劳累为宜。

穿衣注意保暖：老年人由于身体免疫力降低，晨起遇冷易感风寒，因此应根据气温变化注意及时增减衣物，以保证身体暖和为宜。

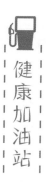
预防起床意外应做到"三个半分钟"

1. 老年人醒来后不要马上起床，在床上平卧半分钟；

2. 老年人慢慢起身，在床上坐半分钟；

3. 老年人将双腿下垂至床沿缓半分钟，再站起走动。

（刘尚昕　王淑君）

15. 老年人**出行**应养成
哪些好习惯

老年人出门活动，有助于身心健康。但俗话说："在家千日好，出门万事难。"老年人在出门前准备不周或是在出行中缺乏应有的安全常识，可能会给外出带来不便或健康隐患。因此，老年人出门前做好充足的准备，出行中增强安全防范意识，养成良好的出行习惯，才能避免或降低出行安全风险，顺顺利利出门，平平安安回家。

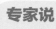
专家说

日常外出好习惯

自觉遵守交通法规：步行外出时走人行道，过路口时走人行横道，不抢红灯。乘坐公共汽车时，在站台耐心排队等候。骑车时，避免带人或载过多物品，

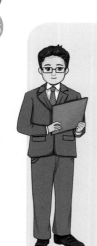

不要在机动车道或者人行道内穿行。自驾时，提前规划好行车路线，文明驾车，礼让行人。

提前了解天气：根据天气增减衣物，可多备一件衣服放在包中，以防突然降温。雨天、雪天、大风天、雾天或气温太低路面结冰时，避免外出。

服饰简便醒目：衣着简单、方便活动，最好穿戴颜色鲜艳醒目的服饰，以便车辆驾驶员注意避让；鞋子要轻便舒适，鞋底防滑；戴帽子切勿遮挡眼睛和耳朵，避免发生危险。

必要物品随身携带：若外出时间较长，最好准备一个小挎包，内放手机（注意电量是否足够）、钥匙、身份证、老年卡、零用钱、手纸、消毒纸巾等常用物品。

步伐宜平缓：老年人步行外出应尽量选择宽阔平坦的道路，确保走路平稳；建议外出时，避开早晚高峰时间段乘坐公交车和地铁，防止跌倒和挤伤；行走时不拎重物，避免手提不必要的东西，才能更好地维持身体平衡。

夜间不出行：尽量避免夜间外出，必须外出时最好有人陪伴，穿着有反光标识的服装或鞋子。

携带紧急联系卡：联系卡上写明老年人个人信息，包括姓名、年龄、家庭住址、基础疾病、过敏史、紧急联系人电话等。联系卡要随身携带，放在包中或挂在胸前，最好是不易潮湿、损坏的材质，这样更安全妥当。

远足旅行
好习惯

（刘尚昕　王淑君）

16. 为什么会出现"老人味"

关键词

衰老 体味

老年人身上常常能闻到一些特殊的气味，但他们自己却感受不到。也许你会觉得这种"老人味"是由于不洗澡、卫生不洁引起的，其实并非完全如此。研究发现，大多数人进入 40 岁后就会逐渐产生这种"老人味"，并随着年龄增长气味加重。后来研究发现，这种"老人味"与一种叫作壬烯醛的化学物质有关，它是皮肤油脂被细菌分解氧化后的产物，随着衰老产量增加，与皮肤衰老带来的生理变化有关。由于壬烯醛不溶于水，所以洗澡只能洗去很少部分，大部分的壬烯醛留在皮肤表面，仍会发出令人不愉快的气味。同时，老年人皮脂腺减少，皮肤易干燥脱屑，脱落的皮屑被微生物分解后也会产生难闻的气味。因此，"老人味"是身体衰老的一种表现。

还有一些"老人味"并不是增龄带来的生理现象，需要引起家人的重视。比如，有些老年人自理能力下降，刷牙漱口、沐浴更衣等个人卫生清洁频率减少，体味不能及时去除，形成"老人味"。有些老年人嗅觉、触觉迟钝，衣物受到排泄物、汗液、食物残渣的污染后不能及时发现和处理，从而导致异味。除此之外，老年人患有口腔疾病（如牙龈炎、牙周炎、龋齿等）、消化系统疾病（如消化性溃疡、幽门螺杆菌感染、肝病、便秘等）可出现口腔异味；尿毒症患者会有尿素的气味；糖尿病患者呼出的气体会有烂苹果气味；部分皮肤或皮下组织感染、化脓及肿瘤患者，也会散发出明显的异常体味。

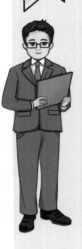

老年人如何远离"老人味"

保持个人卫生：早晚刷牙，饭后漱口；定期更换内衣内裤，鞋袜要透气；每周洗澡 1~2 次，去除皮肤、头发表面污垢和异味，沐浴后皮肤及时涂抹保湿乳，预防皮肤干燥；大小便后注意保持身体清洁。对于自理能力较差的老年人，家人们要给予其关心和帮助。

生活方式良好：多喝水，多吃蔬果，少吃辛辣刺激性食物，预防便秘；不大鱼大肉，适量补充蛋白质；作息规律，养成定期排便的习惯；戒烟、戒酒。

坚持有氧运动：坚持适度的户外运动，如健步走、慢跑、骑车、打太极拳等，有助于促进血液循环，加快皮肤新陈代谢，保持毛孔和汗腺通畅，保持皮肤健康。

及时治疗原发病：老年人要多关注自己的身体变化，发现身体出现明显的气味变化，要引起重视，及时就医，排除基础性疾病。

（刘尚昕　王淑君）

四

居家环境
及其他

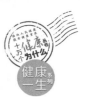

17. 为什么老年人更易被
有关健康的谣言"洗脑"

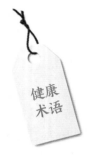

健康术语

电子健康素养是在健康素养的基础上，结合当今互联网技术的迅猛发展而被提出的概念，指人们通过电子资源收集、理解和评价健康信息，并使用这些信息处理或解决健康问题的能力。

大部分老年朋友喜欢在微信群里转发一些健康信息，表达对家人、老同学、老朋友的关心和爱护。但很多时候老年人常常被一些虚假信息所欺骗。现如今网上的健康信息纷繁复杂，饮食养生类和疾病医疗类谣言防不胜防，老年人群成为上当受骗的重灾区。

老年群体之所以容易相信这些有关健康的谣言，主要有两个原因：第一，老年人在年轻的时候大多是通过权威主流媒体获取知识和信息，这些媒体有审核追溯的官方流程，信息真实可靠，而自媒体时代，就需要老年人对众多信息有一定的鉴别能力，提高电子健康素养；第二，随着年龄增长，老年人对疾病的焦虑感也持续升高，而网络谣言正是抓住了老年人这一心理特点，制造一些引起焦虑恐慌的话题，影响老年人对信息的判断，从而上当受骗。

专家说

如何辨别健康信息的真伪

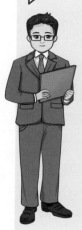

网上信息是否真实可靠，主要判别点要看来源是否专业、权威。首先，我们要看信源媒体机构是否有信誉，由国家权威健康信息发布机构，如政府部门、各大医疗机构等发布的信息比较可信。其次，我们要看信息是否有专业人士进行审核把关，如果是相关专业的医生发布或审核的，那么科学性和可信性就比较高。再者，发布的健康信息是否为最新观点，以及该观点是否经过科学验证，因为 10 年前的观点放到今天不一定正确，最新的研究成果由于未接受时间的检验，也有可能存在结论性偏差。最后，该信息是否得到该领域的专家或权威机构的共同认可。能够做到以上四点，信息就比较真实可靠。

如何合理利用网络上的健康信息

对健康信息的获取、识别最终是为了合理利用。网络上的健康信息一方面具有指导性，可以帮助人们掌握疾病防治的相关知识和技能，指导养成健康的行为和生活方式，知晓与自己健康和疾病相关的卫生健康政策，配合医护人员的诊疗工作，与他人分享健康经验和体会。另一方面也具有或然性，也就是非绝对性。治病的方案常常是个体化的，对别人有效的治疗方案用在自己身上有可能适得其反，因此除了信息甄别，还要注意不要盲从。尤其是非专业人员，不能简单地直接把电脑当医生，自我诊疗很大可能是错误的，会延误医生进行正确处置的时机。

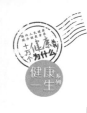

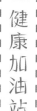

健康加油站

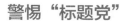

警惕"标题党"

自媒体时代，任何一个人都可以在网上发布文章，造谣者成本低，并且可以通过流量、广告赚钱。某些自媒体为了流量不择手段，激起愤怒、制造焦虑、引发情绪波动的文章点击率特别高。老年朋友看到标题中包含了"紧急通知！请快转发""速看""马上删""必须转""惊呆了""秘方""最高机密""已经出事儿了"等很多诱导转发词汇的文章，以及"包治百病""根治某慢性疾病"等明显违背常识的说法，宣传无出处、无依据、无时间的"三无"链接，千万不要点进去。您要是点进去，还转发，就是帮了骗子。

（闫佳惠　周白瑜）

18. 为什么老年人
要重视**居家生活安全**

老年人居家安全常常容易被忽视。据报道，在家跌倒是 60 岁以上老年人非故意伤害就诊的最常见原因，远高于道路交通伤、溺水等其他意外伤害。随着年龄增长，老年人身体功能、认知功能慢慢退化，活动范围逐渐缩窄，户外活动时间减少，居家时间明显增多，在家中发生意外伤害的可能性也就越来越高。一个细节的疏忽，就可能成为老年人居家安全的潜在风险。因此，老年人一定要提高对居家生活安全的重视。

居家生活常见风险点

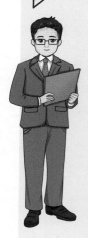

　　卫生间是老年人跌倒事件高发地带，卫生间地板应尽量使用防滑材料或配置防滑垫。老年人最好使用坐式马桶或坐便器，避免采用蹲便的方式，同时应在马桶旁、洗漱区加装扶手，以辅助老年人起身站立。对于夜间起夜频繁且有跌倒风险的老年人，可使用移动马桶或坐便器，放置于床边。老年人洗澡时推荐采用无浴缸的淋浴设施，或使用带防滑功能的椅子进行辅助沐浴，不推荐老年人使用浴缸沐浴。沐浴时水温不宜过热，洗浴时间不宜超过半小时，避免烫伤和心脑血管事件发生。

　　卧室及客厅为老年人主要活动区域，同样需要重视。供老年人使用的沙发或椅子要稳固，最好有靠背及扶手，高度以坐立双腿垂直放置时脚掌刚好放于地面为宜，沙发不宜过软，否则会使老年人起身困难。卧室床面高度以方便老年人上下床为宜，需要使用轮椅的老年人，其床面高度要与轮椅座面高度平齐。同样，床垫也不宜过软，避免老年人起床困难。卧室照明开关应在老年人伸手可及的范围内，方便开关灯及夜间使用。

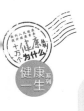

如何评估居家生活风险

如果要对家里的风险进行评估，我们推荐使用居家安全风险检查表，通过居家安全评估及环境改造可有效降低跌倒风险。居家安全风险检查表主要包括老年人居家生活中的一些常见安全隐患，通过系统检查，有助于早期发现安全隐患，避免发生伤害事件。

居家安全风险检查表

项目	问题	是	否	不适用
楼梯	楼道照明是否充分			
	底部和上方是否均有电灯开关,方便开关灯			
	两侧是否有牢固的扶手			
	是否有放置杂物,影响行走			
地板	地面是否平整,无破损			
	地面有无散乱杂物影响通行			
	地毯是否平整,无卷边、皱褶			
	地毯是否固定不易滑动,或配有防滑垫			
卫生间/浴室	浴室地面是否有防滑功能或配有防滑垫			
	洗浴物品是否方便取用,且无须弯腰			
	是否有马桶或稳固的坐便器			
	马桶旁是否装有扶手			
	浴室使用的鞋子底是否防滑			
客厅	座椅或沙发是否有椅背和扶手			
	座椅或沙发是否有损坏、摇晃不稳			
	座椅或沙发是否太软,难以起身			
卧室	床高是否合适,方便上下床			
	床头灯是否在床头附近,方便开关			
	床垫是否太软,导致起床困难			
	卧室通道是否有杂物,影响行走			

项目	问题	是	否	不适用
厨房	地面是否清洁，无湿滑、油污			
	燃气灶、烤箱、微波炉旁是否有易燃、易爆物品			
	是否配备有可正常使用的灭火器			
辅助器具	手杖 / 助行器外观是否完好，无变形、损坏、松脱			
	手杖 / 助行器高度、把手大小是否合适			
	手杖 / 助行器末端材质是否具有防滑功能			
	手杖 / 助行器使用时是否稳固、无摇晃			
	轮椅是否有变形、损坏			
	轮胎是否气量充足，方便推动			
	轮椅的刹车功能是否良好			
	轮椅是否配有安全带			
	轮椅脚踏是否收放自如，无松脱			

（闫佳惠　周白瑜）

19. 为什么鼓励老年人进行居家适老化改造

适老化改造对老年人的重要性主要有以下三点：首先，适老化改造可以为老年人营造安全的居家环境，预防跌倒，在一定程度上降低发生意外的可能性，有效节约医疗开销。其次，适老化改造可以提高老年人的自理能力，避免入住养老机构，促进身心健康，也能有效降低家庭的养老开销。最后，通过适老化改造减少部分不必要的居家照护需求，降低护理成本。

对一些腿脚不便、视力不佳、年老体衰、身边无子女照顾和陪伴的老年人，应早准备、早行动，提早进行适老化改造。对可能影响老年人起、站、坐、卧、行走、洗浴、如厕等的因素要进行适当调整改造，最大限度地减少和避免老年人碰、摔、撞、跌等危险情况的出现，为老年人营造一个安全、舒适、便捷的居家养老环境。

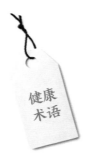

健康术语

适老化是指充分考虑老年人的身体功能及行动特点相应作出的设计，包括实现无障碍设计，引入急救系统等。

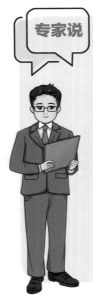

专家说

如何进行适老化改造

改造主要包括四大方面：建筑硬件改造、家具家装改造、辅具配备、智能化用具配备。

1. 建筑硬件改造可分为：地面、出入口、通道的无障碍改造；扶手及抓杆安装；地面防滑处理等。

2. 家具家装改造具体可分为：室内家具、装饰的棱角防撞设计；推拉门改装；马桶合理设计；水龙头扳手式改造等。

3. 辅具可分为：轮椅、助行器、浴凳等。

4. 智能化用具可分为：防走失手环、紧急呼叫设施、远程断电装置等。

居家适老化改造项目和
老年用品推荐配置清单

（闫佳惠　周白瑜）

20. 为什么老年人
要选择合适的**床上用品**

睡眠对人体的重要性不言而喻，特别是对老年人，更是提高机体免疫力、恢复精力的最佳方式。据统计，人的一生至少 1/3 的时间是在床上度过的，因此床上用品的选择十分重要。老人的睡眠质量与合适的床上用品有很大的关系，好的床具对老年人的睡眠也有帮助。不适合的床垫可能会使老年人产生腰背疼痛，或者加重已经患有的腰椎疾病；不合适的枕头可能会让老年人辗转反侧，难以入眠。缺乏足够的睡眠会让老年人神经衰弱、精神萎靡，长此以往还容易引发心脑血管疾病等躯体疾病，或抑郁、焦虑等心理疾病。

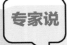专家说

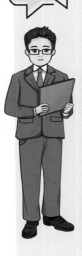

老年人如何选择床垫

老年人选择床垫时需遵循宜硬不宜软、身体曲线和床垫贴合、床垫长度比人体长 20 厘米这几个基本原则。在选购床垫时，最重要的还是要让老年人亲身体验舒适度，带着老年人一起去购买是最佳选择。

老年人如何选择床单和被子

老年人选择床单及棉被时，不仅要考虑颜色或花样的喜好，更要注意保暖性、透气性、重量、清洗方便性等材质特性的问题。另外，不同季节对床单及棉被特性的需求也不同，需要大家留心。

老年人如何选择睡衣

由于人体在睡眠过程一定会翻动，所以在选择睡衣时，应以宽松为主，同时需注意衣料的柔软触感及吸汗性。有些人习惯"裸睡"，或是只穿一件贴身短裤就寝。基本上只要能让自己处在舒服放松的状态中，穿什么睡觉都可以。

老年人如何选择枕头

首先应考虑枕头高度的适宜性，枕头太高时容易让脖子及肩膀不舒适，太低时则容易使血液流至头部，产生不适感。另外，应该按照自身的睡姿习惯来选择适当的枕头，如经常侧睡者，枕头大小应能同时支撑头及颈部，高度与单侧肩宽约略相等；背躺睡姿所需的枕头以支撑颈部为主，大约是自己的一个拳头高度；如果睡眠中时常大幅度翻身，则枕头面积需要宽大一些，免得一

翻身就睡落枕头。枕头经过长期使用后，内部材质会逐渐失去原有的弹性，因此应注意定期更换。如果醒来常有"落枕"的扭伤现象，也应考虑更换。

（闫佳惠　周白瑜）

21. 老年人什么情况下应使用**轮椅出行**

很多老年人对轮椅的认识存在一定的误区，认为只有残疾人才需要轮椅，即使走路已经非常吃力，仍坚持走路，最终导致腿部病情恶化或跌倒。事实上，轮椅可以有效地帮助行走不便的人群回归生活，避免对其造成二次伤害。因此，有需要的老年朋友应该为自己配置合适的轮椅。

一般来说，有以下情况的老年人就可以考虑使用轮椅出行：①步行功能减退或丧失。如患有截肢、下肢骨折未愈合、截瘫、其他神经肌肉系统疾病引起双下肢麻痹，以及严重的下肢关节炎症等。②患有非运动系统疾病，但步行对全身状态不利者。如严重的心脏疾病或其他疾病引起的全身性衰竭等。③患有中枢神经疾病使独立步行有危险者。如有痴呆、空间失认等智能和认知障碍的脑血管疾病患者，颅脑损伤后有类似前述症状者，严重帕金森病或脑性瘫痪难以步行者等。④高龄老人步履困难者。

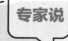

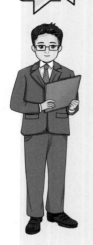

挑选合适的轮椅大有学问

轮椅重在舒适、实用、安全,挑选时可关注以下5个方面:

1. 座椅宽度:两侧应各比臀部宽约2.5厘米。如果座椅太宽,老年人的活动空间过大,容易因重心不稳而发生跌倒。

2. 座椅深度:坐好后,膝关节应超过座椅的前缘约5厘米,有利于老年人站立的动作。

3. 扶手高度:扶手高度应高于肘关节2.5厘米左右,老年人双臂自然下落,前臂放置在扶手上,肘关节弯曲约90度为正常。

4. 靠背高度:通常情况下,靠背上缘应在腋下10厘米左右。靠背越低,身体上部及双臂的活动范围就越大,活动越方便。但若太低则支撑面变小,将影响躯体平稳。

5. 座位与脚踏板高度:老年人双下肢放于脚踏板上时,膝盖位置应高于座位前缘4厘米左右。座位过高或脚踏板过低,会使双下肢悬空,身体不能维持平衡;反之则会使臀部承受全部重力,造成软组织受损,操作轮椅时也会十分吃力。

常见的轮椅类型

休闲手动轮椅,适用于肢体障碍程度较轻的老年人;便携式轮椅,适用于移动不便的老年人短时间郊外旅行或游览公共场所;自由倾躺式轮椅,适用于患有重症并长期依靠轮椅生活的老年人;靠背可调节轮椅,适用于高位截瘫或需要较长时间坐轮椅的老年人。

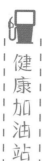

老年人使用轮椅的原则

老年人坐在轮椅上应保持正确的坐姿：臀部应贴近靠背，上身挺直，双腿自然下垂。不正确的坐姿如前倾、后仰、侧歪，都容易增加老年人跌倒的风险。

老年人使用轮椅时要善于应用安全保护装置：无论何时，只要轮椅停下就应将轮椅刹车锁住，将轮椅制动。此外，可以借助轮椅安全带，保护老年人在轮椅上的正确姿势和安全。

（闫佳惠　周白瑜）

22. 老年人使用**行走辅助设备**有什么好处

关键词

拐杖　助行器　出行

老年人动作缓慢，反应也不灵敏，为了预防老年人突然眩晕跌倒，最好随身携带一根拐杖，除了可以分摊关节承受的身体重量，还能避免突如其来的眩晕造成站立不稳而跌倒。部分老年人由于衰弱、平衡能力差或是关节疾病等，使用拐杖已不足以保证其安全，这时需要使用其他的行走辅助设备。

通常推荐高龄但尚有行动能力的老年人使用行走辅助设备，作为增强行走能力和预防跌倒的措施之一。行走辅助设备由于承担了上半身部分重量，还可以减轻低位肢体关节如膝关节由于承重而引起的疼痛。另外，使用行走辅助设备，行驶的车辆会主动礼让，避免碰撞的发生，增加老年人的出行安全。

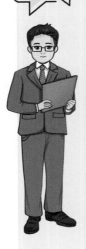

专家说

助行器的使用原则

助行器品种众多，功能各异，若选择和使用不当，反而增加跌倒危险，因此行走辅助设备最好由医务人员对老年人的步态、肌肉系统的力量、平衡能力和疼痛情况作出评估后推荐使用。不鼓励老年人没有经过评估就购买或借用行走辅助设备。

初次使用助行器，老年人应确保掌握正确的使用方法，家人或照护者应在旁予以保护。无论室内室外，尽量选择平坦、干燥的路面。使用助行器走路时应放慢速度，眼睛注视前方。

助行器的类别

老年人常用的助行器主要有以下五种类型，如下图所示。

本文提到的助行器也只是行走辅助设备中的几种，常见的辅助设备还包括如髋部保护装置、其他身体辅助设备以及避免长时间平卧的警报装置。

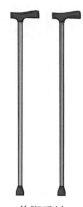
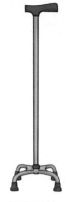
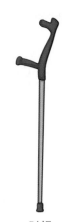

单脚手杖　　　　四脚手杖　　　　　　　肘拐
（木制或金属制造）（尖端分为四脚）　　（用手和前臂控制）

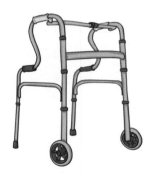
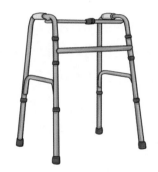

脚轮型助行器　　　　　　　　无轮型助行器
（因装有小脚轮而可以用手推　（没有轮子，每向前挪动一次，
　动前移的设备）　　　　　　　　　就前移一步）

（闫佳惠　周白瑜）

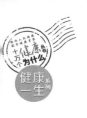

23. 为什么**合适的鞋子**
对老年人格外重要

关键词

鞋子 出行

对于老年人而言，鞋子对保持躯体行走过程中的稳定性具有十分重要的作用。不舒适的鞋穿在脚上，不仅会增加行走时的难度，还会影响脚部行走舒适度，更甚者会引起一些足部疾病。

合适的鞋子能够降低足部疾病的发生率，减轻老年人脚部负担，还能让老年人走得更轻松。老年人的鞋子一定要大小合适。鞋子过小会压迫脚的神经和血管，影响脚掌和脚趾的正常功能；鞋子过大走路时易掉或脚底打滑，二者都会引起老年人行动不便而易致摔倒。同时，老年人应该尽量避免穿高跟鞋、平底鞋、鞋底过软以及不防滑的鞋子，宜穿大小适宜、底部平坦带有纹理、后跟最后部斜面设计、鞋后帮较高并用坚固材料制作的鞋子。

专家说 对老年人较为理想鞋子具有哪些特点

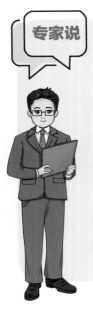

一双合适的老人鞋通常应该具有以下特点：较高的鞋后帮，鞋底采用锥形鞋底（上面窄，下面宽）设计、材质较硬且防滑、质地粗糙且不可太厚，同时具有一定坡度的后跟。整体效果如下图所示。

鞋帮：较高的鞋后帮对踝部的支持和包裹有助于预防踝部扭伤，因此推荐那些稳定性较差的老年人选择有一定高度和稳固性鞋后帮的鞋。应注意后帮高度也不能太高，由于在行走时，必须使足部具有一定的灵活性来适应不平坦的路面，所以鞋对足踝部的限制也不能过高。

鞋底：鞋底若采用加厚的柔软材料，虽然可以增强鞋子的舒适性，但会导致不稳定性增加，穿软底拖鞋很容易引起跌倒。另外，老年人应避免穿底部光滑的鞋，应穿带有纹理的防滑鞋。推荐老年人选择锥形鞋底设计的鞋，所谓"锥形"鞋底，是指鞋底的宽度由上至下逐渐增大。因为锥形鞋底为老年人提供了一个较大的与地面的接触面，增强了鞋子的稳定性。

鞋跟：无跟的鞋，定向转动性最大，换句话说就是稳定性最差，容易使老年人在慌忙中不能控制身体的平衡，导致跌倒或引起足部肌肉和韧带的损伤。因此，老年人应该穿后跟有一定高度的鞋，稍稍抬高的鞋后跟还有助于患有帕金森病的老年人行走时向前推进。但过高的鞋跟可能会影响重心的位置，从而增加行走时足部姿势的不稳定性，导致跌倒发生，尤其对老年女性平衡能力的影响更大。老年人的鞋跟高度以 1.5~2 厘米为宜。

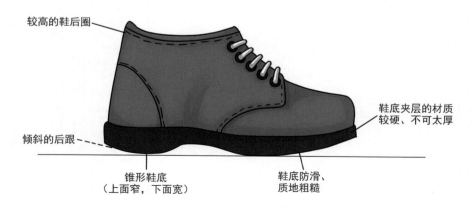

较高的鞋后圈

倾斜的后跟

锥形鞋底
（上面窄，下面宽）

鞋底夹层的材质
较硬、不可太厚

鞋底防滑、
质地粗糙

（闫佳惠　周白瑜）

第四章

老年人健康风险与预防

一

心血管系统健康

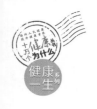

1. 为什么老年人 心血管系统各器官 会发生变化

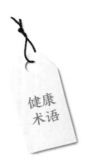

健康术语

心血管系统，又可称为循环系统，顾名思义，可以简单地理解为由心脏和血管（动脉、静脉、动静脉之间的毛细血管）共同组成的封闭的管道系统。血液在其中闭环流动，以保持机体内环境的稳态、新陈代谢的进行和维持正常的生命活动。

生活中，我们常常听到很多老年人总是说："自从上了年纪后，心脏病都会不请自来，而且搞不好还会慢慢加重。"他们知道这是自己的心脏和血管出现了问题，但还是会经常纳闷，为什么自己的心脏和血管会发生这些变化呢？

一方面，随着年龄的增长，尤其是步入老年期以后，我们的心血管系统和身体的其他系统一样，会出现生理性衰老。心脏和血管会发生一系列缓慢的形态结构改变，导致功能状态下降。

另一方面，由于先天的遗传因素、后天的社会环境因素，以及个人的生活方式、饮食习惯、疾病诊治情况等方面的不良因素，心脏和血管进一步出现病理性改变，导致这些变化加重。

总之，老年人由于增龄性的生理性衰老，加之病理性改变，导致心血管系统各器官发生变化。

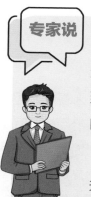

专家说

心血管系统主要的变化包括心脏肥大、心脏瓣膜纤维化和钙化、心脏传导系统退化、动脉硬化等，导致血压升高、心率减慢、心肌缺血等，最终影响心脏的泵功能。这也是自然规律所致。

同时，由于前述的各种不良因素，在上述生理性衰老的基础上，心血管系统出现进一步的病理性改变，导致包括动脉硬化、高血压、冠心病、心律失常、心力衰竭等心血管疾病的发生或发展，最终危及老年人的身体健康。

因此，老年朋友们对于生理性衰老要积极乐观地面对，泰然处之。同时，要积极改善不良的生活饮食习惯，积极防治和管理相关心血管系统慢性疾病（详见下一问题），努力做到健康老龄化。

健康云课堂

为什么说"血管衰老全身老"

（糜　涛）

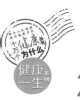

2. 老年心血管疾病患者如何进行
自我慢病管理

高血压、冠心病、心力衰竭等心血管疾病是一类病因复杂、起病隐匿、病程长且病情迁延不愈的慢性疾病。随着社会的老龄化，我们身边的老年朋友们既是心血管疾病的高发人群，也是心血管疾病导致死亡的主要人群。罹患心血管慢性疾病的老年人，一方面要从正规渠道求医问药，另一方面要积极进行自我慢病管理，包括保持良好心态、改善不良生活习惯、适当运动、膳食平衡等。

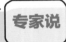

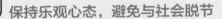

保持乐观心态，避免与社会脱节

老年朋友要正确地认识生理规律，积极地面对衰老，平静地接受自身的健康问题；保持良好心态，乐观向上，不偏执，不"钻牛角尖"；遇到消极的事情，要善于转移思想，不纠结；培养兴趣爱好，陶冶情操，老有所为；积极参与社交活动，广交良友，避免与社会脱节。

正确获取信息，避免误导被骗

当下各种健康相关信息的质量良莠不齐，老年朋友应该从正规渠道获取健康信息；不轻信"小道消息"，不信谣，不传谣；遇到不熟悉的信息，要多方求证以辨真伪，避免被不实信息误导而上当受骗，甚至影响身心健康。

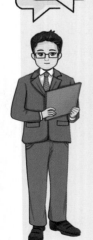

平衡膳食结构，保证充足营养

罹患心血管慢性疾病的老年朋友，要遵循低盐低脂的饮食原则，每日食盐摄入量不超过 5 克；荤素搭配，既要有瓜果蔬菜，也要有动植物蛋白，尤其是瘦肉类、鱼类、奶类，每日的蛋白质摄入量至少为 1 克 / 千克体重，合并营养风险的老年朋友要达到 1.2~1.5 克 / 千克体重，以保证充足的营养，减少肌少症的发生。

改善不良习惯，适当运动锻炼

长期吸烟、大量饮酒不利于心血管疾病的控制，老年朋友要戒烟限酒；不熬夜，睡前少用手机，保证良好睡眠；坚持适度运动锻炼，以中低强度的有氧运动和抗阻运动为主。

坚持合理用药，自我监测随访

通过正规渠道求医问药，坚持合理用药，不擅自增减或停药，不使用非正规的中药，慎重选择保健品及家庭保健仪器；自我监测血压、心率、血糖、血氧饱和度，遵医嘱定期门诊随访复查。

（糜　涛）

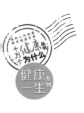

3. 为什么老年心血管
疾病患者也要保持
适当运动

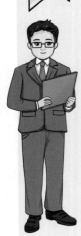

很多心血管疾病的老年人常常担心，"是不是心脏不好了就只能静养呢？"其实不然。目前越来越多的研究表明，运动可以改善神经系统的活性和心肺功能。以运动为核心的心脏康复可以显著增加老年患者的运动耐量，有效改善心肺功能，调节焦虑抑郁情绪，提高生活质量，降低再住院的风险，减少不良心血管事件的发生率。因此，倡导老年心血管疾病患者进行规范、适量的运动。

专家说 如何进行日常运动

老年心血管患者运动康复的主旨在于延缓功能衰退，改善日常生活活动能力，提高生活质量。日常运动形式包括：①有氧运动，如步行、跑步、功率车、太极拳、八段锦、舞蹈、体操；②抗阻运动即肌力训练，使用弹力带等器械、抗自身重力运动，如腿屈伸；③柔韧性运动；④呼吸肌训练，如缩唇呼吸、腹式呼吸、人工抗阻力呼吸训练。运动频率为每周 4~7 次，每次 30~60 分钟。运动强度以低至中等强度为宜，不推荐进行高强度的竞技活动和运动锻炼。

处于心血管疾病恢复期的老年患者，建议由专业医师根据患者的运动耐量和健康状况评估心血管情况，作出运动风险评估和危险分层，给予个体化的心脏康复运动建议。

运动时要注意些什么

老年心血管疾病患者运动前一定要做好热身运动，将肌肉、关节活动开以后再进行运动。运动要循序渐进，控制最大运动强度，避免肌肉拉伤或外伤。如果运动过程中出现头晕眼花、胸闷胸痛、心慌气短、大汗淋漓、恶心呕吐、过度疲劳等不适症状，应马上停止运动。若缓解不明显，应及时到医院进一步观察和处理。

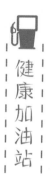
健康加油站

运动强度常用运动时的心率来评估。计算公式：最大心率（次／分钟）=220-年龄。运动心率达到最大心率的 60%~70% 时为中等强度运动。

（縻　涛）

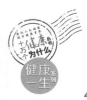

4. 为什么良好的**情绪和睡眠**
对老年人预防和控制
心血管疾病有帮助

关键词

焦虑抑郁

慢性睡眠不足

随着社会节奏的不断加快，焦虑、抑郁、紧张等不良情绪和随之而来的睡眠不足现象，也越来越多地出现在老年人身上。这些不良状态不仅严重影响老年人的生活质量，而且如果长期陷入心理紧张和应激状态，会使得老年人的神经内分泌和心血管系统持续处于高反应状态，加速动脉硬化的发生和发展，诱发心血管疾病，严重时可导致心血管疾病急性发作。因此，调节好自身情绪和保证充足睡眠，有助于老年人防治心血管疾病。

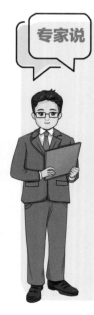

专家说

心脏、血管和血压对情绪反应最为敏感。反复持续出现的不良情绪是导致心血管疾病的重要因素。目前有数据显示，有焦虑、恐惧、愤怒、悲哀情绪者，冠心病、心绞痛、心肌梗死、猝死的发病率也明显增高。如果长期处于反复的过度紧张状态或者强烈的情绪激动状态，容易发展为高血压病。

在老年人群中，睡眠时间过短会增加冠状动脉粥样硬化、心律失常等心血管疾病的发病率。当然，也有研究表明，睡眠时间过长（每晚＞9 小时）也是危险因素。因为不同个体和不同生命阶段的睡眠需求有显著差异，所以老年人不能以睡眠时间的长短来衡量是否存在睡眠不足，一般可以次日无须额外补充睡眠即可感觉精力正常为准。

老年人一方面通过正确认识自身，平静面对衰老，以保持乐观、平和的心态；另一方面通过适当的锻炼，培养兴趣爱好，充实日常生活。此外，积极面对不良情绪和睡眠问题，寻求必要的治疗，从而调节情绪、改善睡眠，促进心血管疾病的防治。

（糜　涛）

5. 为什么老年人要防治

高脂血症

目前，流行病学研究显示，恶性肿瘤及心脑血管疾病是我国老年人死亡的主要病因，而血脂异常是冠心病等心血管疾病的独立危险因素。与中青年人群相比，我国 60 岁以上老年人群血脂异常的患病率逐年上升，发病率更高，危害更大。但是老年朋友们对于血脂异常的知晓率、治疗率和控制率仍处于较低水平，极易诱发心血管疾病，严重影响老年人的身体健康和生活质量。

越来越多的研究表明，血脂筛查可帮助识别心脑血管风险增高的

关键词

血脂异常　高脂血症　低密度脂蛋白胆固醇

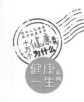

无症状人群，并已证实调节血脂药可降低血脂异常人群冠心病等心血管疾病的发病率。因此，早期防治老年人血脂异常对降低心血管疾病的发病率和死亡率具有重要意义。

专家说

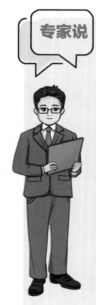

高脂血症也称高血脂，主要指血浆中总胆固醇（TC）、低密度脂蛋白胆固醇（LDL-C）增高，高密度脂蛋白胆固醇（HDL-C）降低和/或甘油三酯（TG）水平增高的一类代谢性疾病。其中，LDL-C 是诱发心脑血管事件（如心肌梗死、脑卒中）的主要危险因素，因此是主要的防治指标。患有心血管疾病或具有心血管疾病风险的老年朋友，要关注自己的 LDL-C 水平，积极干预。

导致血脂异常的原因包括：不良的饮食习惯（高脂高糖高能量饮食、过度饮酒等）、缺乏运动和锻炼、肥胖、某些疾病（如糖尿病、甲状腺功能减退、肝肾疾病等）、年龄和家族遗传性因素。

保持健康的生活方式（戒烟限酒、均衡饮食、适当锻炼、减重等）是防治老年人血脂异常的基本措施。在此基础上，通过医生的专业评估和指导，可以考虑使用合适的药物（如他汀类）进行降脂治疗，达到目标水平。

老年人血脂控制目标与普通成人并无差别。我们鼓励血脂异常的老年朋友积极调整生活方式，但是也不提倡老年人过分严格控制饮食和进行强度过大的运动。

（糜　涛）

6. 老年人可以只通过"降脂食物"降低血脂吗

很多患高脂血症的老年人，格外担心降血脂药，尤其是他汀类药物对肝功能的影响，而放弃药物治疗，专注于用"降脂食物"降低血脂。其实，对大多数老年朋友而言，降血脂药的"肝损害"是微乎其微的，也是可控的，完全可以通过定期复查肝功能来监测可能的"肝损害"。如果过分担心药物"伤肝"，而一味只通过所谓"降脂食物"来控制血脂，可能会适得其反。而且目前也未发现某种确切的"降脂食物"可以替代降血脂药的作用。

相较于强调某种"降脂食物"，我们更加提倡的是采取可改善血脂的膳食模式：如地中海膳食、低碳水化合物膳食等。这些膳食模式调整可降低 LDL-C 水平多达 17%~29%，尤其是膳食平衡情况不佳的老年患者。老年人可先通过调整膳食结构来控制血脂。如果通过一段时间的观察，依然达不到目标血脂水平，则仍应考虑联合降血脂药治疗。

专家说

膳食结构调整的老年人，应于 6~8 周复查血脂水平。达标者应继续坚持健康生活方式，3~6 个月复查；如持续达标，每 6~12 个月复查；如未达标，则应由医生来充分评估老年人降血脂药治疗的利弊，根据个体特点选择药物，并在服用降血脂药 4 周后复查血脂、

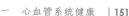

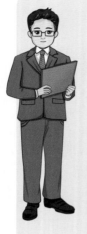

肌酸激酶及肝肾功能。服药期间应注意有无肌痛、乏力和消化道症状，若出现上述症状，应及时复查肌酸激酶及肝功能。

对于不愿意或无法彻底改变整体膳食模式的老年朋友，我们鼓励添加可改善血脂的膳食成分，以替代对血脂有不良影响的膳食成分。例如，大豆制品替代肉类，非油炸的禽肉或鱼肉等替代红肉，高纤维全谷物替代精制谷物，饮用茶或白水替代含糖软饮料和果汁等。

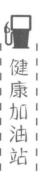

地中海膳食和低碳水化合物膳食

地中海膳食并非某种单一的膳食模式，通常富含水果、蔬菜、全谷物、豆类、坚果和种子，且以橄榄油作为脂肪的重要来源；一般含有少量到中量鱼类、禽肉和乳制品，几乎没有红肉。地中海膳食可降低总胆固醇，还可改善甘油三酯水平。

低碳水化合物膳食所含碳水化合物的量和类型不一，但其碳水化合物含量一般低于 130 克 / 天。低碳水化合物膳食对血脂有益，这种作用可能部分由于体重减轻。

（糜　涛）

7. 为什么老年人
容易**血压高**

随着年龄的增长，身体逐渐衰老，器官慢慢老化，心血管系统的调节功能不断退化，加之不良的生活方式，老年人容易出现血压升高。高血压是生活中常见的一种慢性疾病，由于容易被忽视，也被称为"无声的杀手"。如果无法及时防治，会引发各种并发症，尤其是心脑血管的并发症，稍有不慎就会导致患者瘫痪甚至死亡。所以，老年人要找准自身高血压的易患因素，及时纠正可逆因素，控制血压，才能避免高血压带来的危害。

专家说

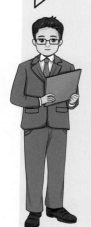

老年人易患高血压的因素

◆ 遗传因素：遗传因素是导致高血压的主要原因之一，这通常是多基因遗传造成的。这一类的老年人需要及早进行生活调控，才能预防高血压。

◆ 重口味的饮食：重口味饮食导致体内盐负荷过重。随着增龄性的身体功能下降，无法将多余盐负荷完全代谢，持续增加血管及其他器官的负担。长期重口味的饮食会增加血液黏度，对血管造成持续性的伤害，易引发高血压。

◆ 动脉粥样硬化：主动脉及外周动脉粥样硬化，会增加动脉血管阻力，也会导致血压升高。

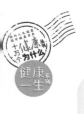
◆ 肥胖：肥胖会加大老年人身体的负担，并且还会造成胰岛素抵抗，这往往也容易导致高血压。

◆ 其他代谢疾病：比如高脂血症以及糖尿病，因为需要长期控制，容易影响到正常的代谢系统，一旦出现问题，"三高"的症状就会逐一出现。

◆ 不良情绪：不良情绪对身体的影响是非常大的，有的老年人生活中经常处于焦虑或者烦闷的状态，会影响到机体的神经系统，间接影响内分泌系统，长期发展会导致高血压。

◆ 吸烟饮酒：如果老年人依然保持吸烟饮酒，会加速高血压发生和发展，同时还可能增加心血管疾病发作的风险。

（廉　涛）

8. 为什么老年人需要
监测血压

高血压的危害是众所周知的，但我们却经常听到有些老年人说"我没有高血压，不用经常测血压""我已经吃了降压药，用不着再量血压了"等。

正如前文所述，高血压被称为"无声的杀手"，而老年人又是高血压高发的人群，只有通过密切监测血压，早期发现血压升高，早诊断、早治疗，才能避免因延误高血压的治疗所带来严重并发症。

另外，老年高血压患者通过密切监测血压、了解血压波动情况，可以评估治疗的效果，尤其是抗高血压药的疗效，为调整降压治疗方案提供依据，从而达到平稳有效的降压。

我们建议老年人无论是否有高血压，均需日常监测血压。

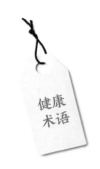

健康术语

老年人高血压： 指年龄≥60岁，在未使用抗高血压药物的情况下，血压持续或3次以上收缩压≥140mmHg（18.7kPa）和/或舒张压≥90mmHg（12.0kPa）。

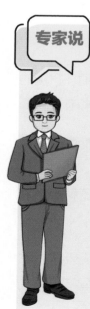

专家说

非诊室血压检测（特别是家庭自测血压）对于老年高血压患者治疗评估有重要价值。鼓励老年高血压患者掌握基本测量方法，使用上臂袖带式电子血压计进行自我血压监测。

血压测量方法：测量前30分钟不要饮酒、喝咖啡、吸烟、运动，最好排空尿液。测量前，静坐5分钟。一般测量坐位血压，将血压袖带与心脏保持同一水平。测量时，放尽袖带内空气，平放于上臂中部，下缘距肘窝2~3厘米，松紧只能插入一指为宜。家庭自测血压可测量2~3次取平均值，最好每天固定时间测量，一般2~4次/天，不宜频繁测量。

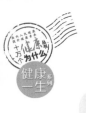

提醒：血压波动太大，控制不理想的话，宁高勿低！因为老年人对高血压相对耐受，而低血压预示着危险就在眼前。

（糜　涛）

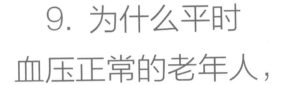

9. 为什么平时血压正常的老年人，一到医院**血压就升高**

在心血管专科门诊中，常常会见到这样的老年人，他们在家测的血压正常，而一到诊所或医院，就发现血压升高，对此非常困惑。

其实，我们的血压每时每刻都是在一定的范围内波动的。季节、气温、运动、情绪、疾病状态和药物，都会影响血压，造成血压波动，甚至大幅上升。而一旦脱离这些环境或状态，血压就会恢复正常。

老年人由于血管舒张收缩调节功能进一步减弱，血压波动更大，在内外因素的影响下，更容易出现"血压高"，造成在不同环境下的血压测量可能会存在"不真实"的情况。这也是典型的"白大衣高血压"现象。

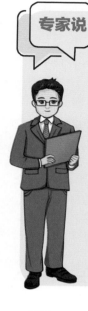

专家说

　　白大衣高血压是一种常见的现象。患者见到穿白大衣的医生后可能会精神紧张、心跳加快，使得外周血管收缩，从而导致血压上升，产生所谓"白大衣效应"。为了避免这种情况，鼓励所有需要监测血压的患者开展家庭自测血压。

　　针对老年血压容易波动的特点，鼓励老年人进行动态的血压监测，即不同时间、不同体位的血压测量。特别注意临睡前、清晨、服药前等时间点的血压测量。

健康加油站

血压测量常见误区

　　◆ 坐姿不端正：包括懒散、背部或下肢缺乏支撑等，可能造成血压读数约偏高 6~10mmHg。测血压时，须背靠椅背、双脚平放在地板上。

　　◆ 手臂悬空：可能导致血压读数约偏高 10mmHg。测量血压时，应将手臂平放在桌面上，使上臂中点与心脏平齐。

　　◆ 讲话：可能造成血压读数约偏高 10mmHg。测量前、测量时以及两次测量之间都应该避免交谈，保持安静。

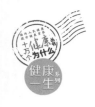
◆ 跷腿：可能使血压读数约偏高 2~8mmHg。测量血压时不要跷腿，双脚平放支撑。

◆ 憋尿：可能导致血压读数约偏高 10~15mmHg。一般在测量血压之前，应排空膀胱。

（糜 涛）

关键词

休息 监测血压 就诊

10. 高血压老年人

血压突然升高怎么办

如果高血压的老年人在家里发现血压升高，一般需要做以下几件事：

◆ 去除诱因，立刻休息：寻找和去除引起血压升高的可逆性的诱因，如激动、生气、寒冷等。立即躺下来休息，平卧位或半卧位均可，在光线柔和、空气流通，周围没有大声喧哗的地方安心静养。

◆ 监测血压：每间隔 5~10 分钟测量血压一次，一般需要测量 2~3 次，取平均值比较准确，观察血压是否能够自然下降。

◆ 及时就诊：如果漏服抗高血压药，可补服。如果同时伴有胸闷、胸痛等不适症状，舌下含服硝酸甘油片，也可以达到降血压的效果。如果缓解不明显，及时呼叫 120 或就近就诊。

专家说

哪些时刻更要注意预防血压波动

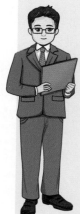

◆ **气温骤降**：在冬、春季节，每当寒流过境、天气降温之时，便是高血压、脑卒中的多发之日。因此，高血压患者要做好防寒保暖。

◆ **情绪波动大**：人在愤怒、悲伤、恐惧或大喜时，血压会骤然升高，心率加速，容易诱发心脑血管疾病。因此，高血压患者要避免生气、着急。

◆ **夜间睡眠**：正常人血压为"昼高夜低"型，也就是夜间血压水平较日间血压会降低 10%~20%（勺型血压）。老年人高血压患者血压昼夜节律异常，甚至表现为夜间血压不降反较白天升高（非勺型血压），使心、脑、肾等器官损害的危险性显著增加。

◆ **清晨醒来时**：老年人高血压易受体位变动影响，特别是在抗高血压药物治疗中更易发生。体位从平卧到坐起，血压会突然降低，容易出现头晕、昏倒。

◆ **屏气排便时**：老年人常有习惯性便秘，屏气用力排便时，腹压加大，可使血压升高，严重者可能发生脑出血。此外，用力排便也给心脏造成压力，易导致心肌梗死。

◆ **洗澡沐浴**：老年人体质较弱，体温调节和血管收缩功能较差，在热水或冷水刺激下，血压易发生波动。因此，老年患者洗热水澡时水温不能过高，时间不能过长。

◆ **不按时服药**：被诊断为高血压后，如不规律治疗控制血

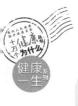

压平稳，可能诱发或促进心脑血管疾病的发生发展。心脏方面，可诱发或加剧肥厚型心肌病、心功能不全、心肌梗死等；脑血管疾病方面，可诱发或促进脑梗死、脑出血等。

◆ 餐后 1~2 小时：吃完饭后，消化系统需要较大的供血量来运转，心脏和大脑的血液就会相对减少。老年人自身的血压调节功能比较弱，容易导致餐后低血压，出现头晕、乏力、面色苍白、晕厥等。

（糜 涛）

11. 为什么血压高的老年人要

管理鼾症

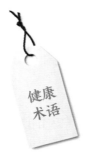

睡眠呼吸暂停综合征是以睡眠中发生异常呼吸事件为特征的一组疾病，伴或不伴清醒期呼吸功能异常。

临床中我们经常会发现，很多患有高血压的老年人都会出现打呼噜（鼾症）的现象，甚至出现睡眠呼吸暂停，这种现象与高血压有关系吗？目前研究发现，衰弱老年人睡眠呼吸暂停综合征的发生率高达 60%，是高血压发生和发展的重要的独立危

160 | 第四章 老年人健康风险与预防

险因素，也是导致血压控制不佳的原因之一。因此，伴有鼾症或睡眠呼吸暂停综合征的老年高血压患者，尤其是血压控制不理想的老年朋友，需要积极管理鼾症和睡眠呼吸暂停。

专家说

老年患者易合并睡眠呼吸暂停综合征，夜间反复出现低氧、呼吸暂停，从而加剧血压波动，诱发心脑血管事件发生。目前，我国老年高血压人群对睡眠呼吸暂停的认识度较低、依从性差，诊疗活动中的诊断率、治疗率更低。因此，如果老年人白天嗜睡、睡醒后仍觉疲劳、夜间睡眠憋醒、打鼾，或者有高血压、冠心病、2型糖尿病等，此时就要引起警觉，注意是否存在睡眠呼吸暂停综合征。

合并睡眠呼吸暂停的老年高血压患者，控制血压较其他人群更难。如老年患者在良好的饮食习惯、规律的生活作息、合理的体重管理，甚至抗高血压药联合治疗的基础上，血压仍不能达标，就应进行睡眠呼吸监测，检查是否存在睡眠呼吸暂停综合征。一旦确诊，尽早做到病因治疗，比如减重、戒烟、戒酒、慎用镇静催眠药、改变睡眠体位、配戴口腔矫治器、家庭无创正压通气等。

（糜　涛）

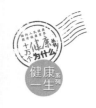

12. 为什么老年人会发生
直立性低血压

关键词

直立性低血压 晕厥

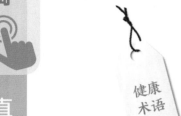

健康术语

直立性低血压是指在 3 分钟内站立或头高位倾斜至少 60 度时，收缩压持续降低 ≥ 20mmHg 或舒张压持续降低 ≥ 10mmHg。

许多老年人在站起来时突然出现头晕目眩、站立不稳，甚至双眼黑矇和短暂失去意识。通过检查发现是由于在直立过程中短时间出现血压显著下降，造成脑供血不足，从而出现了上述症状。这在合并多种基础疾病、服用多种药物、体质虚弱的老年人群中较为常见，与衰老所致的维持站立位的各种代偿机制受损有密切关系。

专家说

直立性低血压的发生原理

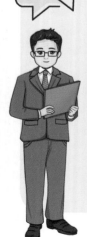

当我们由仰卧位转为直立位时，大约会有 700 毫升的静脉血在下肢和内脏淤积，造成回到心脏的血液量减少，导致再由心脏泵出的血量和动脉血压一过性降低。在正常情况下，这种降低可以通过自主神经系统的反射调节增加静脉回流、加快心率、增加血管阻力，从而恢复心脏的泵血量，维持正常血压，所以我们不会出现头晕、视物模糊、晕厥等现象。

但随着年龄的增长，这种自主神经反射调节功能受损减弱，导致血管收缩和心率增加的能力下降。同时，老年人容易出现血管内容量不足（利尿剂、高血糖、出血或呕吐、腹泻等所致），也常合并神经系统退行性病变。因此，在由卧位转为站立时，常常不能及时维持正常血压，造成短暂的直立性低血压，诱发相关症状。

如何应对直立性低血压

老年朋友要重视直立性低血压，若常在站起来时感觉头晕或要晕倒，应及时就诊。我们也可采取一些措施来减少直立性低血压引起症状，例如，缓慢起立，给身体一个适应期；尤其在晨起时，应该先坐起来稍等片刻，然后将双腿悬于床沿，并等待更长一段时间。当站起时，应确保头晕时有扶靠物。避免在炎热天气进行会导致过热或大量出汗的活动，包括热水浴、跑步或徒步，它们可加重直立性低血压。确保充分饮水，尤其在气温较高的时候。适当抬高床头，使头部抬到略高于心脏的位置；穿压力袜；避免大量饮酒。

（糜　涛）

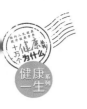

13. 为什么老年**冠心病**患者不能随便停药

关键词

冠心病 药物治疗

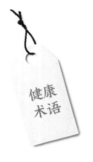

健康术语

冠心病，即冠状动脉粥样硬化性心脏病，是指由于冠状动脉粥样硬化使管腔狭窄或闭塞导致心肌缺血、缺氧或坏死而引发的心脏病。

"得了冠心病每天要吃这么多种药，会不会伤身体？""装了心脏支架把血管打通了，是不是可以停药了？""现在我没有任何不舒服，还要继续吃药吗？"这些是不少老年冠心病患者常常感到困惑的问题。

冠心病是终身性、复发性疾病，目前还没有什么办法可以根治，并且冠心病患者未来发生心肌梗死、脑卒中和死亡的危险都大幅增加。药物治疗可以预防这些严重心脑血管事件的发生发展或复发、缓解症状、提高生活质量，是冠心病治疗的基石，因此不能随便停药，而是需要规范、长期（甚至终身）地连续服药。

专家说

目前冠心病临床治疗手段有生活方式改善、药物治疗、经皮冠状动脉介入治疗和冠状动脉旁路移植术。其中，生活方式改善和药物治疗是基础治疗，即使

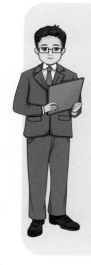

"装了支架或搭了桥"，也要持续治疗。

当然，冠心病患者需要坚持服药，这并不代表当前所服用的药物种类、剂量、疗程始终不进行调整。根据患者，尤其是老年患者所处的疾病状态、合并症、有无药物相关不良反应、年龄等因素综合考虑，采取个体化治疗方案，并灵活调整，才能更好地为患者的健康保驾护航。患者应严格遵照医嘱，并主动将治疗效果反馈给医生，以便医生根据病情及时修正治疗方案。

（糜　涛）

14. 患有冠心病的老年人
出现胸闷时如何处理

患有冠心病的老年人如果出现胸闷不适，尤其是在活动时发作胸闷不适，一定要高度警惕冠心病心肌缺血的可能。此时，应立刻中止活动、平复情绪、安静休息。若有可能，测血压、心率、血氧饱和度等。如果随身携带有急救药物（如硝酸甘油片等），

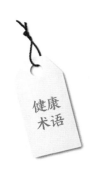

健康术语

急性心肌梗死是心脏冠状动脉急性、持续性、严重的缺血缺氧所引起的心肌坏死。

可按方或遵医嘱服用，若 3~5 分钟无缓解，可反复服用 2~3 次。密切观察胸闷变化情况，如果持续不缓解，或缓解后再发加重，或出现胸痛、放射痛（放射至颈部、下颌、上臂），甚至伴有头晕、大汗、心慌、呼吸困难等其他不适症状，应立即呼叫 120 救护车或自行至附近医院急诊就诊。

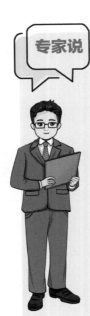

专家说

冠心病患者在运动、用力、劳累、情绪激动、饱餐后、突遇寒冷时出现胸闷不适，要结合基础疾病，高度怀疑是否是上述诱因导致心脏耗氧量增加，引起心肌缺血，诱发心绞痛。严重者进而可引发急性心肌梗死，危及生命。

因此，冠心病患者，尤其是老年冠心病患者，要坚持日常的冠心病治疗，包括生活方式改善和药物治疗；保持心态平和，尽量避免劳累、剧烈活动、情绪激动等诱发因素；随身携带急救药物，有备无患；发作时尽力保持镇静，积极自救和呼救；定期到心血管专科门诊就诊，优化冠心病治疗方案；必要时到其他专科就诊，治疗或排除导致胸闷的其他疾病。

（廉　涛）

15. 为什么心力衰竭的老年人
要少吃盐

心力衰竭（简称心衰）是各种心脏疾病的共同终末阶段。心衰患者由于心脏收缩舒张功能下降，心脏负荷加重，引起呼吸困难、疲劳和淤血水肿等症状。

心衰患者摄入过多的钠盐，会增加血液里的盐浓度，导致血管外组织里的水分向血管内转移，从而增加了血管内的血容量；还会引起肾脏小动脉收缩，导致肾血流量减少，不利于血管内水分排出；使得全身小动脉收缩增强，引起血压升高。在这些不利因素的共同作用下，心脏负荷会进一步加大，导致心衰症状加重。目前的心衰指南均推荐要合理饮食结构，建议心衰患者合理限制钠盐摄入。

老年人由于长期高盐饮食的习惯、生理性的味觉减退（对高盐不敏感），会在不知不觉中摄入更多的钠盐。因此，心衰的老年人更需要低盐饮食。

专家说

如何简便识别每日盐摄入量？这里有两个小妙招：

1. 用一个啤酒瓶盖（去掉胶垫），平装满一盖，即相当于5~6克盐；

关键词

心力衰竭　低盐饮食

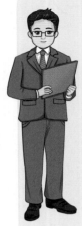

2. 一小撮（三个指头尖）食盐为 2~3 克。

需要注意的是，除了菜肴中控制盐的用量，少喝肉汤、咸的菜汤之外，还要避免"隐形盐"的摄入，譬如腌制、熏制的食品如酱菜、咸肉、香肠，添加小苏打的面食和糕点，快餐如汉堡包，含钠调味品如味精、鸡精、番茄酱、蛋黄酱、酱油、沙拉酱，果脯蜜饯，以及盐汽水等饮料。

常见食物
含盐量

健康加油站

《中国心力衰竭诊断和治疗指南 2018》指出，限钠（＜3 克／天）有助于控制中重度心衰患者的症状和体征。心衰急性发作伴有容量负荷过重的患者，要限制钠摄入＜2 克／天。不过，一般不主张严格限制钠摄入和将限钠扩大到轻度或稳定期心衰患者。

（糜　涛）

16. 为什么有心脏病的老年人**出现喘气加重或不能平卧**时 要及时就诊

心脏就像一个"水泵"，不停地通过动脉把血液输送到全身，同时接受静脉从周围组织脏器输送回心脏的血液。心脏泵功能衰退，输出血量不能满足身体代谢需要，器官和组织中的血液也不能顺利回流到心脏，导致身体其他组织淤血肿胀，可能出现呼吸困难、乏力、水肿等心力衰竭表现。

很多有心脏病的老年人出现喘气加重或不能平卧时，常常误以为是生理衰老或肺部疾病，却忽视了来自心脏的警报。

呼吸困难是左心衰竭最早和最常见的症状。轻者仅仅于重体力劳动时发生呼吸困难，休息后很快消失。随病情进展，逐渐出现轻度体力活动即感到呼吸困难，严重者在休息时也会出现呼吸困难，不得不采取半卧位或坐位休息。夜间阵发性呼吸困难是左心衰竭的另一种表现，患者常在熟睡中憋醒，有窒息感，被迫坐起。

因此，有心脏病的老年人喘气加重或不能平卧预示心衰加重，须及时就诊、积极治疗。

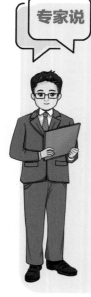

　　除了定期门诊随访、优化治疗以外，老年心衰患者在日常生活中应避免过度劳累和体力活动，避免感冒、呼吸道及其他各种感染；不可不遵医嘱擅自停药、减量；密切监测血压、心率、体重、尿量；更重要的是应限制摄入液体量，建议每天液体摄入量不超过 1.5 升，包括来自输液、饮水、汤、粥、蔬菜、水果中的水分，并非仅是饮水量。每日测定体重以便早期发现体液潴留，短时间内体重增加是体液潴留的信号。监测体重应在早餐前、穿相同的衣服、排空二便，通常体重波动每日在 0.5~1 千克以内。

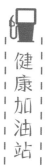

健康加油站

需及时就医的情形

　　有以下情形，提示心衰可能是急性加重或恶化，应尽早去医院就诊：

　　1. 呼吸困难加重，夜间有憋醒，难以平卧入睡，夜间咳嗽明显；

　　2. 疲劳乏力加重，活动耐量明显下降，轻微活动即感不适；

　　3. 心率波动，静息心率增加 ≥ 15 次 / 分钟或持续的心跳加速（＞100 次 / 分钟）或心动过缓（＜50 次 / 分钟）；

　　4. 血压波动，血压较平时显著偏高（＞160/100mmHg）或偏低（＜90/60mmHg）；

5. 水肿（尤其下肢）再现或加重；

6. 体重迅速增加（3 天内增加 2 千克以上）；

7. 尿量显著减少或 24 小时尿量＜500 毫升；

8. 食欲减退或恶心。

（糜　涛）

17. 心跳慢的老年人一定要安装**心脏起搏器**吗

正常人的心率虽然有一个正常范围（60~100 次 / 分钟），但每个人都存在个体差异，同样"慢"的心跳，对于不同人的影响是不同的，有些人虽然"心跳慢"，但完全不影响日常的生活、工作和学习。

安装心脏起搏器是有详细的推荐建议的，符合一定的条件才能安装，心跳慢只是其中的一个条件。因此，心跳慢的老年人是否需要安装心脏起搏器，应该交由医生进行专业的评估和建议。

专家说

　　心脏起搏器由脉冲发生器和电极导线两部分组成。起搏器主要的作用是解决心率缓慢问题，其基本工作原理是：当起搏器感知到心率低于预设值（比如 60 次 /

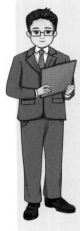

分钟）时，由脉冲发生器发放脉冲电流，经电极导线刺激心肌引起心脏收缩，使心率保持在预设值以上，从而避免因心率缓慢导致一系列的危害。

日常生活对起搏器的影响不大，可以正常使用手机、家用电器（如电视机、微波炉、洗衣机等），无线路由器对起搏器也没有影响。但心脏起搏器会受到磁场的影响。应避免接近强磁性和强磁场，如磁铁、电磁炉、过安检、做磁共振检查、高压变压器等。植入抗核磁起搏器的病友可以做磁共振检查，但建议做磁共振之前应与医生充分沟通。

安装了心脏起搏器的老年朋友要定期随访，通过起搏器程控仪获取起搏器的设置参数和异常事件的记录，以监测和评估起搏器的功能状态。

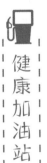

健康加油站

心跳缓慢要重视

导致老年人心跳缓慢的原因很多，增龄性心脏传导系统退行性改变，或者由于心肌缺血、心肌病、心肌炎等疾病影响了心脏传导系统，都可以出现心跳缓慢。老年人如果发现自己心跳慢，同时出现头昏、乏力、眼前发黑、晕倒、意识丧失等现象，影响了日常生活时，就要及时就诊，由医生通过专业评估以决定是否需要安装心脏起搏器。

（糜　涛）

二

神经系统健康

18. 为什么老年人**神经系统各器官**会发生变化

随着年龄的增长，我们的身体会发生一系列变化，比如皮肤松弛、皱纹加深、头发脱落变白等。实际上，大脑的结构在一生中不断变化，排除一些病理性改变，大部分老年人神经系统的变化是正常衰老的表现。

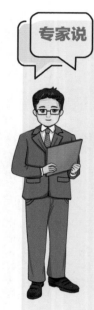

专家说

神经系统衰老的原因众说纷纭，至今仍未被阐明，代表性的机制主要有细胞衰老、代谢减退、神经营养因子减少和氧化应激。

细胞衰老

◆ 小胶质细胞：小胶质细胞是中枢神经系统的固有免疫细胞。随着年龄的增长，小胶质细胞的吞噬作用和趋化性减弱，并显示出促炎倾向，这种变化可能导致其清除废物的能力下降，神经系统炎症加重，引起神经系统变化。

◆ 神经元：神经元是神经系统的基本结构和功能单位，它们日复一日不知疲倦地工作，长久地维持着保存信息的功能。然而随着时间的流逝，"勤劳"的副作用也会不断积累，如 DNA 损伤、线粒体功能障碍和表观遗传学的变化等，这会导致神经元质量下降、功能异常，进而引起神经系统各器官的变化。

代谢减退

个体衰老过程中，脑血流量减少，血脑屏障的通透性增加，葡萄糖转运蛋白的表达减少，与代谢相关酶的活性降低，诸如此类的变化导致大脑能量利用率下降，这可能引起高耗能的神经系统发生变化。

神经营养因子减少

大量研究发现神经营养因子的数量随着年龄的增长而逐渐下降。神经营养因子能增强突触的可塑性，促进海马等脑区的神经发生以及神经元发育和分化。当神经细胞受损时，神经营养因子对其产生保护作用，因此当神经营养因子随着年龄逐渐减少时，我们的神经系统更易受到损伤从而产生疾病。

氧化应激

大量研究表明，代谢过程中不断产生的自由基造成的细胞损伤是引起机体衰老的根本原因之一。造成细胞损伤的自由基主要是氧自由基，由于中枢神经系统消耗人体 20% 的氧气，因此极易受到氧自由基的影响。随着年龄的逐渐增长，自由基不断积累，机体氧化系统和抗氧化系统失衡，发生氧化应激。氧化应激导致了 DNA、蛋白质和脂质的氧化损伤，进而导致了神经系统的衰老。

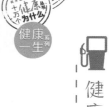

健康加油站

老年人的神经系统发生了怎样的变化？

大脑和脊髓会萎缩，神经细胞的数量减少，传递信息的速度减慢。随着神经细胞的分解，废物或其他化学物质会聚集在脑组织中，这可能会导致老年人情景记忆和短期记忆下降，反应速度减慢，词汇使用能力下降，正常情况下不会影响老年人的日常生活。

周围神经冲动传导速度减慢，神经纤维的数量和密度减少，髓磷脂厚度降低，可能会引起老年人肌肉力量的进行性下降，热觉触觉振动觉灵敏度都相应下降，自主神经功能异常。

（宋佳琦 吕 洋）

19. 为什么老年人
总是**头晕**

头晕是老人用来叙述症状的一个常见表达，所指的最常见病症包括眩晕、非特异性头晕、不平衡和晕厥前兆。其中眩晕最为常见，患者会感觉到自己在旋转、摇摆或倾斜，或是周围空间在移动，甚至难以行走、恶心呕吐。临床上有些眩晕为自发，有些是由改变头部位置或中耳压力的动作诱发。

专家说

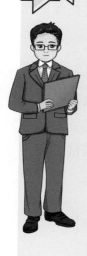

老年人要时常提防出现头晕

老年患者头晕往往是由多种因素导致，除眩晕外，还有脑血管疾病、颈部疾病以及药物因素等。在老年人中也存在感觉缺陷性头晕，比如因听力障碍、视觉障碍引起的头晕。血压因素也可能导致头晕，这是由于影响了脑供血造成的。老年人的血压常常偏高，而长时间的高血压会严重影响健康。老年人也常常因为体位变化、气候变化、晨间起床后的疲乏引起血压偏低。所以老年人应该注意监测血压、清淡饮食、多锻炼，或在医生的建议下进行药物干预，将血压控制在合适范围内。

可独立导致头晕的因素

有研究者总结出与头晕相关的 7 个独立因素：①焦虑特质；②抑郁症状；③平衡功能受损（路径偏移，转一圈所用时间超过 4 秒）；④曾发生过心肌梗死；⑤直立性低血压；⑥使用 5 种或以上药物；⑦听力受损。

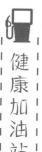

健康加油站

老人在家中发生眩晕怎么办？

◆ 如果出现严重眩晕伴恶心呕吐，一定要侧卧或俯卧，找一个不太晕的角度，一定不能仰卧，仰卧容易呕吐，导致误吸、呛咳，甚至危及生命。

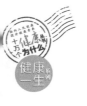
◆ 眩晕患者常会有对光线和声音的厌烦感，因此应待在避光、安静的房间中。

◆ 如果呕吐严重，应少量补充淡糖盐水（在家自行用白砂糖和食盐配制即可），避免严重脱水。

◆ 有条件时，所有眩晕患者应该监测血压、血糖，给予对症药物处理。如果既往有高血压病，且发作时血压比平时明显升高，应加用一次抗高血压药。血糖稍高一些无须处理，反而需要警惕低血糖的可能，必要时补充糖水。

（吴佳妮 吕 洋）

20. 老年人怎么识别**中风**

中风，医学上称脑卒中（stroke），是一种由脑局部血液循环障碍所致的神经功能缺损综合征，其特征在于快速发展的临床症状或局灶性体征，有时可为全脑功能丧失，症状持续超过 24 小时或导致死亡。准确识别中风是及时治疗的关键。如果老年人突然出现以下任一症状时应考虑中风的可能：

一侧面部或肢体出现麻木或无力；口角歪斜；语言功能障碍；双眼向一侧凝视，单眼或双眼视力丧失或模糊，视物成双；持续眩晕伴呕吐；既往少见的严重头痛、呕吐；意识障碍或抽搐；不明原因的跌倒；记忆和认知障碍；精神行为异常；吞咽困难，饮水呛咳。

专家说

老年人生活中该如何预防中风

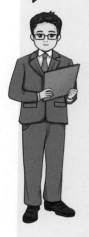

◆ 控制血压、血糖、血脂：老年人应定期检测血压、血糖、血脂，根据实际情况调整目标值。高血压病患者应将血压控制在＜140/90mmHg，老年人根据其耐受情况，可将收缩压放宽至＜150mmHg；糖尿病患者应注意监测血糖，避免血糖过高或过低，当连续数月血糖控制不理想时，应积极更改治疗方案；定期检测血脂，调整目标值。平日注重调整饮食结构，改善生活方式。

◆ 控制心源性因素：老年人中的高危人群应定期进行体检，早期发现心律失常、心房颤动等应积极进行治疗。

◆ 戒烟：吸烟与被动吸烟均为中风的危险因素，老年人应注意避免被动吸烟，吸烟者应主动戒烟。

◆ 改善睡眠，适当运动：养成规律作息，不熬夜，不宜进行强度过高的运动。

◆ 定期体检：建议老年人每年至少体检一次，关注自身实际情况。

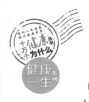
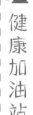

健康加油站

关键词

癫痫　癫痫病因　癫痫治疗

缺血性卒中和出血性卒中

脑卒中按病理改变又分为缺血性卒中和出血性卒中。

缺血性卒中：也称脑梗死，是由各种原因引起的局部脑组织血流供应障碍所导致的脑组织缺血缺氧性病变坏死，进而产生了相应临床神经功能缺失的症状，占脑卒中总数的 60%~70%。

出血性卒中：指非创伤性脑内血管破裂，导致血液在脑实质内聚集，其在脑卒中各亚型中的发病率仅次于缺血性脑卒中，位居第二。

（严梦雨　吕　洋）

21. 哪些因素容易诱发老年人**癫痫**

癫痫是中枢神经系统对癫痫发作的易感状况，是由于神经化学、神经病理学、神经生理学异常而出现的一组短暂脑功能障碍的慢性脑部疾病，以发作性、短暂性、重复性、刻板性为特征。老年人癫痫是发生在老年期的癫痫，多为继发性，最常见的病因是脑血管疾病。此外，头外伤、脑肿瘤、认知障碍、中枢神经系统感染等都可能成为癫痫的病因。遗传因素相关的特发性癫痫相对少见。

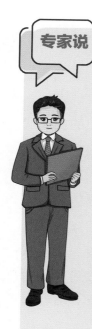

随着年龄增大，身体功能逐渐减退，脑部疾病越来越多，癫痫病患者也随之增多，且病因复杂，主要有以下几点：

◆ 脑血管疾病：根据调查，包括脑出血、脑梗死、高血压脑病及脉管炎等引起的癫痫发作，大约占老年人癫痫发作的 30%~80%。

◆ 颅脑外伤：老年癫痫中 20% 的病因是头部外伤，是难治性癫痫的常见原因。外伤后一年内癫痫的发生概率最高，外伤后十年或十年后，癫痫发病的风险依然比没有外伤史的人高。

◆ 脑肿瘤：在 60 岁左右的患者当中，由于患脑肿瘤导致的癫痫较为常见，尤其是神经胶质瘤、脑膜瘤、脑转移瘤等，均为老年人癫痫发作的原因，患病率高于年轻人。有时癫痫发作是肿瘤的首发症状，应当引起重视。

◆ 认知障碍：阿尔茨海默病是老年期相对特有的疾病，也是老年癫痫的独立危险因素。

◆ 药物和毒物：部分药物可能有致癫痫作用，如抗精神病药、抗抑郁药、抗生素等。由于老年人肝肾功能不全，可能出现药物蓄积、药物中毒，也可能诱发或导致癫痫发作。

◆ 代谢紊乱：在老年人群中，低血糖是癫痫发作的主要原因，电解质紊乱或者水中毒都可能导致癫痫的发作。

（吴佳妮　吕　洋）

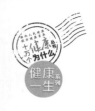

22. 老年人**瘫痪**了该怎么办

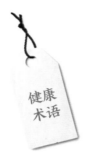

健康术语

压疮： 因为身体长时间保持相同姿势，皮肤受到压迫和摩擦，导致皮肤和组织缺血、坏死的一种创伤性损伤。通常出现在长期卧床、坐在轮椅上或行动不便的人身上。

瘫痪是一种常见的疾病状态，它会给老年人的生活带来很大的影响。随着人口老龄化的加剧，老年人瘫痪的情况也逐渐增多。在老年人瘫痪后，我们不仅要及时就医，更要从日常护理、心理健康等方面对他们进行照护。

专家说

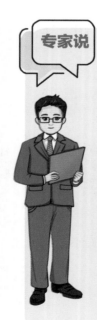

第一，在老人瘫痪后，家人应该立即将瘫痪老人送到医院进行治疗。医生会对老人进行全面的身体检查和评估，确定瘫痪的原因和程度，并制订一个治疗计划，根据老年人的实际情况进行治疗和康复训练。

第二，应该注意老人的日常护理。瘫痪老人需要长期卧床，容易产生压疮、便秘等问题。家庭成员应该定期更换老人的体位，按时清洁老人的口腔、皮肤等部位。

第三，应该给予瘫痪老人足够的关爱和支持。帮助老人进行生活自理和日常活动。同时，家人也应该时常与老人进行沟通，了解老人的情况和需求。

第四，需要关注瘫痪老人的饮食。老年人的身体功能较弱，饮食方面应该特别注意，营养丰富、易于消化吸收的食物是首选。

第五，瘫痪老人的精神状况也需要得到关注。瘫痪会对老人的心理造成很大的影响，甚至导致抑郁等精神问题。家人可以通过陪伴、聊天、音乐等方式来缓解老人的精神压力。

第六，老年人瘫痪后，家庭应该为老人提供一个安全、舒适的居住环境，如进行必要的改造，以便老人能够更加方便地进行日常活动。

（刘家瑞　吕　洋）

23. 为什么老年人会出现 行动迟缓

老年人的行动迟缓表现为行动时迟缓、困难和不安全，是由多种因素导致的，以下是常见的造成老年人行动迟缓的原因：

◆ 肌肉和骨骼问题：老年人的肌肉组织和骨骼因为长期使用和功能下降而出现问题。肌肉组织会变得更弱，韧带和关节的柔韧性也会下降。这些问题会影响老年人的平衡能力和步态。此外，老年人的骨骼更加脆弱，容易骨折和受伤，这也会影响其行动能力。

◆ 神经系统问题：老年人的神经系统也会因年龄和疾病等因素出现问题。神经元的数量和功能会下降，导致神经传递信号速度变慢。这可能会导致运动功能的下降和运动反应时间的延迟。老年人还可能患有神经性疾病，如帕金森病等，这些疾病会导致肌肉僵硬、运动迟缓等症状。

◆ 心血管问题：老年人的心血管系统也可能出现问题。心脏的泵功能下降，导致供氧和营养物质输送不足，从而影响身体的运动能力。

◆ 药物不良反应：老年人通常需要长期服用多种药物，如抗高血压药、降血糖药、镇静药等。这些药物可能会引起不良反应，如头晕、视力模糊、肌肉无力等症状，从而影响老年人的行动能力。

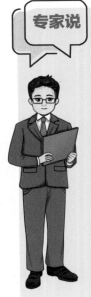

专家说

如何改善老年人行动迟缓

◆ 增强身体功能：应对老年人的行动迟缓，首先要做的就是增强身体功能。适当的体育运动可以提高肌肉的强度和韧性，从而减轻老年人的行动迟缓。

◆ 改善饮食：老年人应该注重饮食营养的均衡，多摄入富含蛋白质、钙质、维生素 D 等的食物。

◆ 使用辅助工具：老年人可以使用一些辅助工具来帮助自己行动，如拐杖等。这些工具可以提供额外的支撑，帮助老年人走路更加稳定和安全。

◆ 合理用药：很多老年人需要长期服用多种药物，

如抗高血压药、降血糖药等。为了避免药物对老年人造成不良影响，建议老年人要遵医嘱服用药物。

（刘家瑞　吕　洋）

24. 老年人手抖一定是

帕金森病吗

老年人手抖是一个非常常见的现象，如穿针时抖抖索索、拿东西时会摇摇晃晃、写字不再流畅等。引起老年人手抖的原因很多，可能是情绪激动、功能减退的正常生理表现，也可能是某种疾病的临床表现，不一定是帕金森病。

手抖在医学上称为"震颤"，可分为生理性和病理性，不同临床表现类型可能预示着不同的疾病。

生理性的震颤一般表现为姿势性震颤，在持重物时频率可减低，通常出现在寒冷、精神紧张、惊恐、疲劳、情绪激动等情况时，在去除诱发因素休息后便可缓解，不需要特殊治疗。

病理性的震颤是患有疾病状态下出现的抖动，老

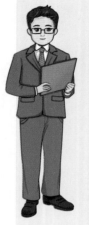

年人常见的、可出现震颤的疾病有以下 3 种：①特发性震颤：通常有家族史，最常表现为姿势性震颤和运动性震颤。年龄大于 65 岁的特发性震颤患者有可能会转化为帕金森病，因此要尽快、及时就诊。②帕金森病：静止性震颤是帕金森病的一个典型表现，但患者除了"抖"，还会出现动作迟缓、肢体僵直、姿势不稳等运动症状。还可能伴有便秘、嗅觉减退、睡眠障碍和认知障碍等非运动症状。因此帕金森病不会仅表现为抖动，有手抖也不一定是帕金森病。③甲状腺功能亢进：甲亢除了我们熟知的"大脖子""眼突"之外，还可能出现震颤。甲亢的"抖"快速而均一，常见于手部，还可伴有眼睑和舌头的细微颤动，需要进行甲状腺功能等的检测，进一步明确诊断。

此外，常见的引起震颤的原因还有某些药物的使用、各种原因所致的小脑病变等。出现手抖的时候不可大意，当手抖情况较为频繁、严重、长期时应该及时就医。

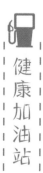

健康加油站

震颤的分类

根据临床表现不同，震颤也可分为以下 3 种：①静止性震颤：指的是静止放松状态下出现的手或脚部位出现震颤。②姿势性震颤：是指身体在维持某一姿势出现的震颤。比如维持双臂向前平举这一动作时，手部发生抖动。③运动性震颤：是做动作过程中出现的震颤。比如去拿某一物品时，手接近目标物品时手抖动。

（邓天晴　吕　洋）

25. 为什么老年人会
记忆下降

记忆下降是一种在老年群体中特别常见的症状，随着身体各器官的老化，记忆以很慢的速度减退，这是自然规律，也是正常现象。当然，有些记忆下降也是疾病的特征，需要及时就诊，让医生来判断。

记忆减退的主要原因有以下几点：

◆ **不良情绪**：主要是抑郁、焦虑、愤怒等不良情绪，会影响人们的思维和记忆。

◆ **失眠**：当失眠、睡眠质量不好时，记忆也会有所减退。

◆ **疾病**：包括生理上的疾病和心理上的疾病。

◆ **年龄**：当我们的年龄增大，身体功能下降，记忆也随之下降。

◆ **依赖**：过度依赖电脑、书籍等，会影响我们主动去运用自己的记忆力，从而出现记忆减退。

◆ **压力**：过度的心理压力会影响我们的记忆力。

◆ **不良习惯**：如抽烟、喝酒、服用特殊药物、熬夜等。

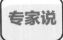

专家说

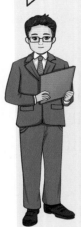

延缓痴呆早期干预很重要

除了生理性的正常老化，很多导致记忆下降的病因都可以通过提前预防、早期干预来有效地延缓，甚至恢复记忆的减退。例如，若老人出现抑郁、焦虑、失眠等问题时，人们很少带其专门就医，更倾向于让老人"自己缓一缓"或语言安慰，但其实通过专业的心理治疗和科学用药，才是最佳治疗方法。

倡导积极健康的生活方式

要延缓记忆衰退和增强记忆力，最重要的是不能对自己的记忆力失去信心。建议控制看电视、刷手机等被动接受信息的时间，多尝试下棋、画画、写日记等需要自主思考的活动，并积极参与社交活动，主动与人交流，都可以有效地锻炼大脑。同时，老年人还可以通过及时适量补充营养物质，戒除烟、酒等不良嗜好，注意情绪管理，积极参与日常活动等多种途径，来减缓记忆力的减退。

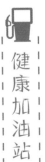

健康加油站

导致老人记忆下降的主要疾病是痴呆。建议发现记忆下降，尽早到记忆专科门诊检查，痴呆可通过药物延缓疾病进展。

（刘峻金　吕　洋）

26. 阿尔茨海默病会**遗传**吗

阿尔茨海默病是最常见的痴呆类型，占 50%~70%。表现为记忆力障碍、失语、失用、失认、视觉空间技能损害、抽象思维和计算力损害、行为异常和社交障碍，通常病情呈进行性加重，逐渐丧失独立生活能力。根据基因遗传学，阿尔茨海默病分为散发性和家族性这两大类型，它们遗传概率各不相同。

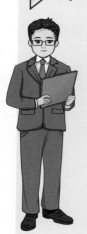

散发性阿尔茨海默病

散发性阿尔茨海默病占阿尔茨海默病患者的 95% 以上，发病的时间通常在 65 岁以后，因此也被称为晚发型阿尔茨海默病。

载脂蛋白 E（*ApoE*）是第一个被确定与散发性阿尔茨海默病相关的风险基因，也是最强的遗传危险因素。*ApoE* 的三种主要亚型分别为 *ApoE2*、*ApoE3* 和 *ApoE4*。携带 *ApoE4* 风险基因者有较高的发病风险，携带一个 *ApoE4* 基因，会有 3~4 倍的发病风险，携带两个 *ApoE4* 基因，发病风险增大 10~12 倍。散发性阿尔茨海默病的遗传率预计为 58%~79%。需要明白的一点是，散发性阿尔茨海默病的风险基因只是危险因素之一，并非决定因素，是否出现症状是风险基因与环境因素相互作用的结果。

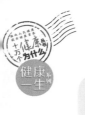

家族性阿尔茨海默病

家族性阿尔茨海默病是指家族中有连续两代或者两代以上的成员罹患阿尔茨海默病，占阿尔茨海默病患者的 5% 左右，患者往往在 65 岁之前发病，因此也被称为早发型阿尔茨海默病。

家族性阿尔茨海默病为常染色体显性遗传，遗传率超过90%，即家族性阿尔茨海默病患者生育的子女至少有 50% 的概率获得致病基因，携带致病基因者有 90% 以上的概率会发病。因此，若家族中有家族性阿尔茨海默病患者，建议进行基因检测，如果携带相关致病基因，可考虑借助第三代试管婴儿技术（植入前遗传学诊断 / 筛查），避免将致病基因遗传给下一代。

（邓天晴　吕　洋）

27. 如何判断**痴呆**的 严重程度

痴呆是由多种原因引起的获得性的认知功能障碍综合征，涉及记忆、计算、思维、语言、定向力、执行能力、注意力、视空间、应用能力等，并出现社会活动能力和日常生活能力的减退，最终导致患者完全失去自理能力。痴呆的严重程度可以按照以下方式分级：

◆ 轻度痴呆：此时患者可能会忘记日常事务，如约会、电话号码或者地址等，但患者仍然能够独立生活、处理日常事务，社交能力也相对良好。

◆ 中度痴呆：此时患者的认知功能受到显著影响，常常需要他人的帮助和监督。患者可能会出现迷路、失去记忆、无法识别身边的人等症状，日常生活和社交能力也受到了很大的限制。

◆ 重度痴呆：此时患者已经完全失去了自理能力，无法进行日常活动，需要全天候的照顾和监护。患者可能会出现严重的记忆障碍、失语、运动障碍等症状，认知和行为能力完全丧失。

专家说

痴呆是一种逐渐发展的疾病，早期诊断和干预可以延缓病情进展，并提高生活质量。主要通过以下方式来评估和诊断：

◆ 症状询问：医生通过询问病史，了解症状的出现时间、性质、频率和严重程度，以及是否患有其他身体疾病和药物使用情况等。这些对判断痴呆的严重程度非常有帮助。

◆ 神经心理评估：通过系列量表，如简易精神状态检查量表（MMSE）、蒙特利尔认知评估量表（MoCA），可以了解不同认知领域的损害情况，帮助医生了解患者病情，并且可在不同时间点上对患者的状况进行比较。

◆ 脑影像学检查：如磁共振成像（MRI）和计算机断层扫描（CT）等检查可以帮助医生了解患者大脑的结构和功能状态，并且可以帮助排除其他疾病的可能性。

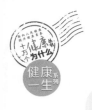

◆ 标志物检测：症状复杂、表现不典型的患者还需要标志物检测，如 β 淀粉样蛋白、Tau 蛋白等。

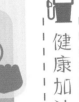

关键词

痴呆 预防

健康加油站

假性痴呆是痴呆吗

假性痴呆（pseudodementia）是一种与痴呆类似的症状，但其原因并不是由大脑器质性疾病引起的。它通常是由严重的精神疾病、药物滥用、酒精滥用、抑郁症、焦虑症等精神因素引起的，因此也被称为"情感痴呆"或"抑郁性假性痴呆"。

假性痴呆的症状与痴呆相似，包括认知功能下降、注意力不集中、记忆减退、思维迟缓、情感低落、精神状态不稳定等。然而，与痴呆不同的是，假性痴呆的症状可以通过治疗原发疾病而得到改善，而不是像痴呆一样不可逆转。

（李文捷　吕　洋）

28. 预防**痴呆**该如何做

痴呆不仅影响老年人身心健康，还给家庭、社会造成沉重负担。因此，需要积极预防痴呆。

专家说

怎样做才能有效预防痴呆呢？

◆ 运动：运动是降低痴呆症患病风险的最佳方法之一。建议成年人每周进行 150 分钟的中等强度有氧运动或 75 分钟的高强度有氧运动。

◆ 戒烟：吸烟会增加患痴呆症的风险。不管烟龄多长，只要戒烟都会降低患痴呆的风险。

◆ 戒酒：每周饮酒超过 140 毫升与大脑海马萎缩以及更快的认知衰退相关，戒酒可以降低痴呆的风险。

◆ 远离空气污染：空气污染会增加患痴呆症的风险。建议避免进入空气质量差的地区，如无法避免可佩戴 N95 口罩。

◆ 避免颅脑损伤：跌倒是造成颅脑损伤直接因素，心脑血管疾病是导致脑血管事件发生的危险因素。建议老年人日常防跌倒，积极治疗并随访心脑血管疾病。

◆ 积极社交：社交不仅可以降低患痴呆症的风险，还可以增加认知储备或鼓励有益的行为。老年人多与他人沟通、多参加聚会，培养业余爱好，丰富老年生活。

◆ 提高认知储备：早期教育水平低则认知储备少，这是痴呆最重要的风险因素之一。虽然早期教育已固定，但后期仍可以鼓励老年人勤动脑，去学习新知识。

◆ 控制肥胖：中年肥胖会增加患痴呆症的风险。肥胖也与

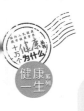

其他非传染性疾病有关，建议改变饮食、加强锻炼，控制体重。

◆ 控制血压：中年高血压会增加患痴呆症的风险。建议低盐低脂饮食，控制血压。如果确诊高血压，须按时服药，监测血压。

◆ 控制血糖：2 型糖尿病是未来发展为痴呆症的一个明显的风险因素。建议低糖饮食，控制血糖。

◆ 治疗抑郁：抑郁症与痴呆症的发病率有关，抑郁症是痴呆症前驱症状的一部分。建议早期识别和治疗抑郁症，降低痴呆症患者的残疾、身体疾病和更严重的并发症。

◆ 提高听力能力：听力受损的人患痴呆症的风险显著增加，及时使用助听器可以有效降低患痴呆症的风险。

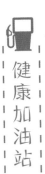

老年人也要勤动脑

认知训练被称为脑细胞的"体操运动"，不仅可以促进记忆功能的改善，还可以推动智力的恢复。正常人的脑细胞仅开发了 10%，即使人到老年，通过脑部刺激仍然可以再次长出新的神经元，降低记忆减退的风险。

（王小琴　吕　洋）

呼吸系统健康

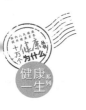

29. 为什么老年人**呼吸系统各器官**会发生变化

很多老年人聊天时都会说"老了老了，走不动了，爬不了楼了"，其中一个重要的原因就是呼吸系统的衰老。随着年龄的增长，老年人呼吸系统的结构和功能都会出现变化。参与呼吸的肌肉萎缩，胸骨和脊椎骨出现骨质疏松，关节硬化，胸廓变形，肺组织弹性下降，使呼吸受到限制，可出现活动后气短；肺功能减退，肺活量下降，通气和换气功能减退，可出现爬楼喘气；呼吸屏障功能减弱，咳嗽能力下降，清除病菌效果差，容易导致肺部感染。

另外，长期吸烟可降低呼吸道的清除功能，烟草烟雾成分可导致气道黏液分泌增多，阻塞细支气管；长期接触污染的空气及环境粉尘可在肺内聚集，使肺部产生广泛的慢性炎症。

专家说

日常护肺要重视

◆ 定期体检：定期进行肺部体检，可以早期发现一些异常。如定期做肺功能检查可以早期发现慢性阻塞性肺疾病或哮喘等疾病，做肺部 CT 筛查可以发现早期肺癌等。

◆ 科学锻炼提高呼吸功能：腹式呼吸联合缩唇呼吸法可以提高呼吸肌耐受力，改善肺功能；建议每天进行 3 次腹式呼吸联合缩唇呼吸，每次 5~10 分钟。

合理的有氧运动（步行、快走、打太极拳等）也能够帮助维持呼吸肌功能，提高肺活量；建议每次 30 分钟，每周 3~5 次。

请记住所有的锻炼都应循序渐进、量力而行，不要过度！

我能吃"补肺药"吗

中成药在一定程度上可以"补肺"，对维持肺功能、改善呼吸道症状有一定的作用。对于免疫力较差或者有慢性疾病的老年人，可以使用"补肺药"，也可以服用提高免疫力的药物预防感染，这些药都需要在医生的指导下使用。

减少呼吸道刺激

环境粉尘、厨房油烟及吸烟等对呼吸道的长期刺激可以加速呼吸系统的衰老，吸入冷空气及刺激性气体后会加重原有的呼吸道症状。因此老年人应该戒烟，并且远离吸烟者，尽量不去环境粉尘多或空气质量差的地方，避免吸入过多的厨房油烟，天冷时应减少外出。

（陈 琼 俞 巧）

30. 为什么老年人易发生**肺炎**

肺炎可以说是老年人都不喜欢的"坏朋友"。老年人咳嗽能力减退或者长期卧床，痰液不容易咳出；呼吸道防御功能减弱，免疫功能下降，不能有效杀灭病菌；有些老年人口腔卫生差，口腔内的细菌容易进入呼吸道；这些都是老年人容易患上肺炎的重要原因。另外，老年人常常合并多种慢性疾病，如糖尿病、高血压、冠心病等，使老年人更容易感染病菌，出现肺炎。

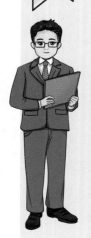

得了肺炎有什么症状

发热、寒战、咳嗽、咳痰、气短、胸痛等均是肺炎的典型症状，但不是所有老年人都会有上述症状。有些老年人常以没胃口、没精神为主要症状，也可出现胸闷、易跌倒、卧床不起、尿失禁、交流困难等全身问题。还有些老年人得肺炎后可以出现原有的慢性疾病加重，如高血压患者规律用药的情况下血压降不下来，或糖尿病的患者出现血糖比平时增高的情况等。

怎么做才能减少肺炎的发生

生活方面，老年人应注意保暖，避免受凉；规律休息，不要过度劳累；家中应该多开窗通风，避免细菌和病毒的滋生；出门戴口罩，勤洗手；保持口腔卫生，减少口腔细菌进入呼吸道；避免长期卧床，坚持科学锻炼。

预防方面，疫苗接种是预防的重要手段，接种流感疫苗、肺炎疫苗等能有效减少呼吸道感染发生的风险。

治疗方面，及时关注身体的变化，若有异常或明显不适，建议立即就医，尽早发现问题。合并慢性疾病的老年人，须遵医嘱规律用药，定期到医院复查，将慢性疾病控制在稳定状态。此外，容易发生感冒或肺炎的老年人可以针对性地服用一些能够调节免疫功能的中西药，从而增强体质，提高免疫力。

（陈琼 俞巧）

31. 吸入性肺炎
有哪些危害

肺炎还可以吸入？大家对吸入性肺炎可能很陌生，但是吸入性肺炎在老年人群中发病率却不低，多见于长期卧床、口腔卫生差，以及合并胃食管反流、痴呆、脑神经病变的老年人。吸入性肺炎是指口腔中的液体、分泌物或胃内容物反流误吸入喉、气管、支气管和下呼吸道而引起的肺部炎症，误吸后可以出现刺激性咳嗽、发热、呼吸困难，大部分患者可以好转，少数严重者可出现重症肺炎和呼吸衰竭。

对于合并脑卒中、意识障碍等疾病的老年人，误吸时可能没有明显症状，也称为"隐性误吸"，容易被忽视，因此吸入性肺炎也被称为老年人的"隐形杀手"。

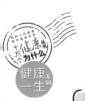

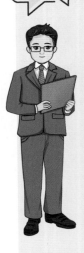

老年人吸入性肺炎高发的因素有哪些

◆ 吞咽功能下降：很多疾病都能使吞咽功能下降，容易发生误吸，例如食管狭窄、脑卒中、痴呆、慢性阻塞性肺疾病、气管插管等。

◆ 咳嗽反射减弱：服用过量镇静催眠药、饮酒、脑卒中、痴呆、意识障碍等可以使机体对气道异物的反应下降，导致咳嗽反射减弱，不能排出吸入气道的异物。

◆ 胃食管反流：在进食后或仰卧位时容易发生胃食管反流，这也是老年人发生误吸的重要危险因素。此外，饮酒、留置胃管也是胃食管反流的常见原因。

◆ 口腔清洁能力下降：老年人的口腔卫生差，定植菌增多，使吸入性肺炎的发生率增加。

怎么做才不发生吸入性肺炎

◆ 调整饮食习惯，少食多餐，选择容易吞咽、消化的食物。进食时少说话，避免出现呛咳；出现呛咳后，应咳嗽或者拍背将呛入的食物咳出。饭后可适当走动15分钟左右。长期卧床患者进食时应抬高床头至少45度或者坐起来，进食后不要立马躺下，保持原体位30分钟左右。

◆ 鼓励咳痰，避免痰液在体内潴留。痰多的老年人可以使用药物祛痰；长期卧床咳嗽无力的患者，家属应经常帮患者翻翻身、拍拍背，促进痰液排出。

◆ 保持良好的口腔卫生，早晚刷牙，饭后刷牙；对于有假牙或者戴牙套的老年人，要定期清洗假牙和牙套，减少口腔内细菌的滋生。

◆ 避免酗酒、醉酒，非必要不要使用过多镇静药、催眠药、抗生素和减少胃酸分泌药物（如奥美拉唑等）。

（陈 琼 俞 巧）

32. 老年人如何预防
肺栓塞

大家都听过心肌梗死、脑梗死，对肺栓塞却很陌生。通俗地说，肺栓塞也就是"肺梗死"。肺栓塞是指肺的大血管及其分支被栓子堵住了，最常见的栓子来自下肢静脉血栓。

老年人的血液比较黏稠，尤其是合并高血压、高脂血症、糖尿病等，可出现血流慢。如果长时间不动、卧床、活动少，更容易形成血栓，尤其是下肢静脉血栓。一旦血栓脱落，随着血液循环流到肺部，阻塞肺血管，就形成肺栓塞了。

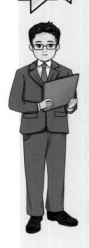

肺栓塞发生了就很严重吗

肺栓塞发生后，轻的可能无症状，重的可能出现休克，甚至猝死。其最常见的表现是呼吸困难、胸痛、咯血和咳嗽等，症状没有特异性，容易造成漏诊和误诊。若血栓阻塞了肺大血管，会导致心脏泵血显著减少，脑供血不足，引起晕厥，严重者可能出现呼吸心跳停止。因此一旦发现肺栓塞，需要积极治疗。

远离肺栓塞的建议

◆ 戒烟；清淡饮食，少食动物内脏和油炸类食物；多饮水，多吃新鲜蔬菜水果。

◆ 保持一定的运动量，避免久坐。建议每周 3~5 次有氧运动，每次半小时左右。长期卧床的患者要每天进行下肢锻炼，预防下肢静脉血栓形成。

◆ 积极治疗基础疾病，控制血压、血糖及血脂。

◆ 合并下肢深静脉血栓的老年人应积极治疗，定期复查；活动时应避免动作过大，禁止按摩、挤压或热敷肢体；保持大便通畅，避免屏气用力的动作和下蹲过久；必要时可以放置下腔静脉滤器。

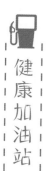

哪些信号提示可能存在下肢静脉血栓

◆ 下肢肿胀是下肢静脉血栓形成后最常见的症状，皮肤颜色泛红，肿胀严重时，皮肤可出现水疱。

◆ 下肢局部持续性疼痛和胀痛。血栓使静脉回流受阻，也可使静脉内出现炎症反应，从而出现局部胀痛。

◆ 浅静脉曲张属于代偿性反应，急性期一般不明显，是下肢静脉血栓后遗症的一个表现。

若出现上述表现，应及时就医，进行下肢血管检查。

（陈琼 俞巧）

33. 为什么老年人易发生 肺结节

很多老年人做肺部 CT 发现肺结节后非常紧张，看到肺结节就想到肺癌，"谈结节色变"。其实肺结节分很多种，肺结节不等于肺癌。

肺结节是指肺内直径 ≤ 3 厘米的类圆形或不规则的病灶。研究发现，老年人肺结节的发生率高于年轻人，主要原因有既往肺部感染、慢性阻塞性肺疾病、肺结核、过敏性肺炎等肺内病变引起肺结节产生；衰老导致呼吸道清除能力下降，粉尘颗粒容易沉积在肺内形成肺结节。

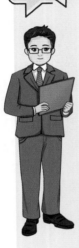

专家说

肺结节就是肺癌吗

　　肺结节是指影像学上的一种表现，肺部的很多疾病都会形成结节。肺部局部发炎可以形成结节；以前出现过肺部感染，感染吸收不完全也可以形成肺结节；良性肿瘤也可以是结节表现。根据国内外文献报道，90%的肺结节都是良性的，所以肺结节并不等于肺癌，发现肺结节后不要过度恐慌。

怎样发现肺结节，得了一定要做手术吗

　　以往的常规胸片检查难以筛查肺部小结节，因此肺部 CT 检查是目前最佳的筛查肺结节的手段。

　　若检查时发现了肺结节，应及时前往呼吸内科或胸外科就诊，根据肺结节的特点选择相应的处理方案。一般有以下方式：定期复查肺部 CT，动态观察肺结节变化情况；抗感染治疗后短期复查肺部 CT；穿刺活检；手术切除；经皮射频消融治疗等。

如何预防肺结节的发生

　　◆ 远离各种"烟"。不吸烟，包括电子烟；不接触二手烟；远离厨房油烟，改善烹饪方式；尽量不去室外污染重、粉尘多的地方。

◆ 养成健康的生活方式，均衡饮食，适量运动。健康的体重和良好的心理状态都有助于预防肺结节的发生。

◆ 定期体检，及时发现肺结节，特别是高风险人群（如吸烟者、有肺癌家族史者等）应定期接受肺部 CT 检查，尽早发现问题。

（陈 琼 俞 巧）

34. 为什么不吸烟
不进厨房的我
还得了**肺结节**

不抽烟也不进厨房，为什么体检还会有肺结节呢？虽然吸烟和厨房油烟可能会增加患肺结节的风险，但它们并不是导致肺结节的唯一原因。

肺结节的危险因素包括：①吸烟、二手烟：香烟里面的部分成分会刺激肺部，进而诱发肺部产生肺结节。②职业暴露史：研究表明，石棉、二氧化硅、粉煤灰等的职业暴露者患肺结节的概率高。③空气污染、室内污染：长期暴露于大气污染、室内装修、厨房油烟等的

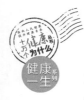

人群更容易出现肺结节。④肺部疾病史：如有肺炎、肺大疱、慢性阻塞性肺疾病等相关肺部疾病的患者更容易出现肺结节。⑤恶性肿瘤家族史：有肺癌家族史的人比没有肺癌家族史的人更容易形成肺结节。⑥遗传因素：某些遗传病和基因突变会增加个体发生肺结节的风险。

肺结节一定要随访吗

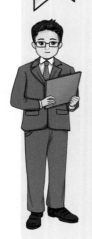

肺结节非常擅于"伪装"，在结节较小的时候，不能区分是良性还是恶性，只能通过随访，动态观察结节变化的情况，也就是"静观其变"。若肺结节在多次随访后稳定或者缩小，大多数可以判定为良性结节；若随访过程中结节在缓慢或者快速增大，则需要由医生来评估下一步处理方法。如果在随访过程中发现是肺癌，那之前的随访会不会耽误了时间导致肿瘤扩散呢？其实，早期肺癌生长慢，在短时间内不会出现扩散。

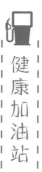

CT 报告中的 2 类、3 类结节是什么意思

肺部影响报告和数据系统（Lung-RADS）是为了规范放射科肺结节报告制订的，根据肺结节的恶性风险，将肺结节分为 0~4 级。

0 类：建议重新进行肺 CT 检查。

1 类：恶性概率＜1%；建议每年（12 个月）进行肺部 CT 复查。

2 类：恶性概率＜1%；建议每年（12 个月）进行肺部 CT 复查。

3 类：恶性概率为 1%~2%；建议 6 个月进行肺部 CT 复查。

4A 类：可疑恶性，恶性概率为 5%~15%。

4B 类及 4X 类：非常可疑，恶性概率＞15%。

如果发现 4 类结节，建议立即就诊，由医生制订下一步处理及随访方案。

简单来说，评分越高越危险。不过这个评分有一定的局限性，且评分是动态的，可能随着复查肺部 CT 的结果而变化。因此，发现肺结节后应在专科医生指导下进行下一步随访及处理。

（陈　琼　俞　巧）

35. 为什么老年人易患**肺癌**

"冰冻三尺非一日之寒"，癌症并非一日长成，从正常细胞"变异"到癌细胞要经历相当长的时间，肺癌的发生和年龄有一定的关系。一方面，随着年龄增长，人体组织细胞逐渐衰老，增加了机体对

肺癌　低剂量肺部 CT

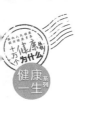

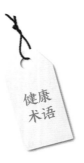

致癌物的"易感性"；免疫系统功能下降，机体无法有效地识别和清除异常细胞，增加肺癌的发生风险。另一方面，老年人的身体已经经历了多年的环境和生活中粉尘烟雾的暴露，这使老年人患肺癌的风险升高。此外，老年人常常伴随多种慢性肺疾病，机体持续受到炎症刺激，也会增加肺癌的发生风险。研究表明，患有慢性阻塞性肺疾病的老年人患肺癌的风险比一般人群高 3~6 倍。

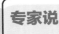

吸烟指数＝每天吸烟支数 × 吸烟年数。如果每天平均吸 20 支烟，已有 20 年的吸烟史，那么吸烟指数就是 400。

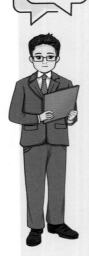

专家说

如何尽早发现肺癌

"为什么有些人一发现肺癌就已经是晚期了？"这是很多人的疑问。很多老年人觉得自己身体好就不体检，或者发现肺结节后不重视、不随访。其实，肺癌的发生有一个过程，从无到有，从小到大，定期体检并进行肺部 CT 检查，及时发现，积极处理，大多数情况下是可以避免"发现即肺癌晚期"的情况的。有咳嗽、咳痰、呼吸困难等呼吸系统疾病表现时，也应及时就医。

肺癌的高危人群有哪些

我国肺癌高危人群定义为 ≥ 40 岁，且具有以下任一危险因素者：

◆ 正在吸烟者吸烟指数 ≥ 400 年支，或曾经吸烟者吸烟指数 ≥ 400 年支，戒烟时间 < 15 年。

◆ 有环境或高危职业暴露史（如石棉、铍、铀、氡等接触者）。

◆ 合并慢性阻塞性肺疾病、弥漫性肺间质纤维化或既往有肺结核病史者。

◆ 既往患恶性肿瘤或有肺癌家族史者。

如何科学预防肺癌的发生

◆ 戒烟：戒烟是预防肺癌最有效的方法，不吸烟者也不要吸入二手烟。

◆ 远离厨房油烟和环境粉尘：尽量不要爆炒食物，购买好的油烟机，减少厨房油烟；尽量不去大气污染重、环境粉尘大的地方。

◆ 选择专业的医疗机构进行体检：每年至少一次，尽早发现异常，及时处理。

◆ 均衡营养，保证充足的睡眠：多食新鲜蔬果，少吃腌制品，维持机体免疫力。

◆ 适量锻炼，保持健康的体重：建议进行每次 30 分钟，每周 3~5 次的中等强度的身体活动。

◆ 保持良好的情绪和积极的心态：长期不良情绪会降低人体免疫力，使癌细胞有可乘之机。

（陈　琼　俞　巧）

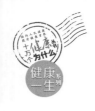

36. "老慢支"是一种老年病，要管吗

慢性支气管炎 肺气肿

慢性支气管炎是一种常见的慢性呼吸系统疾病，老年慢性支气管炎简称"老慢支"，通常是由反复感染、机体过敏、吸烟、吸入环境粉尘以及大气污染等原因，使支气管和细支气管出现持续性炎症而引起的。

"老慢支"对老年人的健康和生活质量有较大影响，症状可能会逐渐加重，最终导致心肺功能下降、呼吸衰竭、心力衰竭等严重后果。因此，不要以为"老慢支"是小病，扛一扛就过去了，发现"老慢支"后应该尽早干预。

专家说

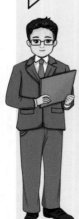

如何自查慢性支气管炎

频繁咳嗽、咳痰、气短或喘息，每年发病至少持续3个月，持续2年或2年以上，需要考虑"老慢支"的可能，建议尽早就诊。

怎样减少慢性支气管炎的急性发作

◆ 减少粉尘及烟雾暴露：吸烟者绝对戒烟，尽量不去环境粉尘、大气污染重的地方。

◆ 防寒保暖：80%的"老慢支"急性发作的原因是感冒。秋冬季节或天气变化时应注意增减衣物，避免感冒，天冷时减少晨练。

◆ 做好室内通风：每日开窗通风 2~3 次，每次 30 分钟，保持室内空气新鲜，通风时要注意保暖避风。

◆ 适量锻炼：加强自身免疫力，提高机体抵御病菌的能力。

◆ 对于经常出现急性加重的老年人，可以接种疫苗预防肺部感染；还可以适当使用免疫调节剂，提高机体免疫力。

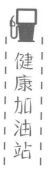

健康加油站

建议老年人至少每年进行一次肺功能检查；对于肺功能已有明显下降的人群，应每隔 3~6 个月对肺功能状况进行密切监测。

（陈 琼 俞 巧）

37. 为什么治疗"慢阻肺"不用吃药要吸药

慢性阻塞性肺疾病简称慢阻肺，是一种常见、可预防和治疗的慢性气道疾病，气道阻塞和气流受限是慢阻肺的主要特点，舒张支气管是治疗的关键,所以慢阻肺治疗的基础用药是吸入药物,而不是口服药物。

部分慢阻肺患者会出现低氧血症、呼吸困难,所以吸氧可以改善机体缺氧状态,但并不是所有的慢阻肺患者都需要吸氧,需要根据病情和医生建议来吸氧。

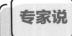

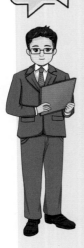

吸入药物怎么使用,需要用多久

吸入药物的种类非常多,由医生根据病情选择合适的吸入药物。错误的使用方法等于没有治疗,因此在使用前须仔细学习吸入药物装置的使用方法。对于年龄较大的患者,家属可在网上下载吸入药物的使用视频,以便老年人掌握正确使用方法。使用吸入剂后,记得用清水漱口,将口腔中残余的药物除去。

正如高血压患者每日口服抗高血压药,对于慢阻肺患者来说,应该每日使用吸入药物扩张支气管,定期随诊并调整用药方案。

什么情况下需要家庭氧疗

氧疗已被世界卫生组织(WHO)列为缺氧性疾病必需的治疗方法之一,氧疗的治疗效果是药物治疗无法替代的。家庭氧疗可以减少患者住院次数,改善运动耐力,预防疾病加重。

并非所有的慢阻肺患者都需要长期居家吸氧,推荐有以下任一项的慢阻肺稳定期患者进行长期家庭氧疗:

◆ 动脉血氧分压≤55mmHg 或血氧饱和度≤88%。

◆ 55mmHg ≤ 动脉血氧分压＜60mmHg 或血氧饱和度＜89%，合并肺动脉高压、右心衰竭或红细胞增多症。

吸氧流量越高越好吗

对于慢阻肺患者，建议每天进行 15 小时及以上的家庭氧疗。如果血气分析发现二氧化碳分压高，有 Ⅱ 型呼吸衰竭，一般情况下建议低流量吸氧。如果流量过高，不但没有好处，还可能导致呼吸中枢抑制。开始氧疗之前应听取专业医生的意见，切勿自行调整吸氧的流量。

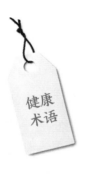
健康
术语

血氧饱和度（SO_2） 是指血液中氧的浓度。建议慢阻肺患者每日监测静息及活动后血氧饱和度。
动脉血氧分压（PaO_2） 是指动脉血中物理溶解的氧分子所产生的张力，反映机体缺氧敏感指标，动脉血氧分压检测需要在专业的医疗机构进行。

（陈 琼 俞 巧）

38. 肺结核会**传染**吗

大家对"痨病"并不陌生，著名文学家鲁迅和《红楼梦》的主人公林黛玉均身患该病。所谓"痨病"指的就是结核病，结核病是结核分枝杆菌侵入人体引起的一种慢性传染病，是我国规定的乙类传染病，可在身体各个器官发病，但多发于肺部，90%以上的结核病为肺结核。

不是所有的肺结核都具有传染性。肺结核主要通过呼吸道传播，排菌的肺结核患者咳嗽、打喷嚏、大笑或大声说话时，喷出的唾液飞沫中含有结核分枝杆菌，健康人群吸入带有结核分枝杆菌的空气而感染。

人群对结核分枝杆菌普遍易感，每个人都可能被感染，但并不是所有人接触后都会患肺结核。如果免疫力强，机体可以清除结核分枝杆菌；结核分枝杆菌亦可以进入机体并保持休眠状态，待免疫力下降时引起发病。免疫力较低的人群，如老年人和糖尿病、肿瘤、尘肺等慢性疾病患者，接触后更容易患病。

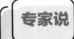

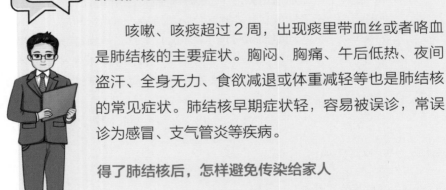

肺结核有哪些症状

咳嗽、咳痰超过 2 周，出现痰里带血丝或者咯血是肺结核的主要症状。胸闷、胸痛、午后低热、夜间盗汗、全身无力、食欲减退或体重减轻等也是肺结核的常见症状。肺结核早期症状轻，容易被误诊，常误诊为感冒、支气管炎等疾病。

得了肺结核后，怎样避免传染给家人

家中有人得了肺结核后，同住的家人均应该到医院进行结核筛查。

肺结核患者不能随地吐痰，痰液要吐在密封袋或者装有消毒液的带盖痰盂中；咳嗽打喷嚏时应当遮掩口鼻；应尽量与他人分室居住，分开进食，保持房间

通风；若需要和家人接触，佩戴好口罩，避免感染。

肺结核能治好吗，要治疗多久

只要经过正规的抗结核治疗，绝大多数患者都可以治愈。治疗过程中需要定期复查随访，评估治疗疗效和不良反应。

肺结核的治疗要遵循"早期、联合、适量、规律、全程"的治疗原则，又称为"十字方针"。确诊为肺结核，就须尽早治疗，规范化的抗结核治疗至少 6 个月，需要联合用药，全程坚持治疗，不能擅自停药。

肺结核患者在饮食上有哪些注意事项

肺结核是一种慢性消耗性疾病，肺结核患者必须保证充足的能量和营养，多吃高蛋白的食物、富含维生素的新鲜蔬果，一方面有利于结核病灶修复，另一方面可以增强机体抵抗力。

（陈琼 俞巧）

关键词

哮喘 自我监测评估

39. 为什么我明明没有喘 医生却说我是**哮喘**

哮喘，也称支气管哮喘，是一种慢性气道炎症疾病，主要表现为反复发作的喘息、胸闷、咳嗽等症状，多在夜间或凌晨发作。哮喘患

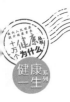

者可能有以上全部或部分症状，也可以只有个别症状。不是所有哮喘患者都会气喘，很多人可以只有咳嗽或胸闷。

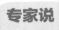

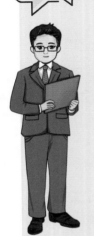

哮喘如何治疗

哮喘是慢性气道炎症疾病，治疗或预防哮喘发作的药物主要是抗炎药。糖皮质激素是目前最有效的抗炎药，吸入性糖皮质激素是哮喘治疗的首选药物，在病情较重的情况下，可短时间给予糖皮质激素口服或静脉用药。

哮喘没发作，就不用药了吗

哮喘是反复发作的，不要认为病情稳定，没有频繁发作，就忽视用药的重要性，甚至擅自停药，最终导致病情反复。即使没有症状，气道炎症也仍然存在，需要通过吸入糖皮质激素来控制气道炎症。所以无论是在有症状的时期还是在没有症状的时期，都要遵医嘱使用吸入药物。

哮喘患者应定期随访，医生根据患者症状控制水平和风险因素水平等，及时调整治疗方案，以获得良好的症状控制并减少急性发作的风险。

怎样预防哮喘的急性发作

◆ 预防哮喘急性发作的最主要方法是规范、规律用药。

◆ 过敏体质的人群，应远离过敏原。

◆ 呼吸道感染、烟草烟雾或空气污染、运动不当、剧烈的情绪波动也是引起哮喘发作的"导火线"，因此要尽可能减少上述诱因。

◆ 哮喘有突然发作的可能性，建议随身带药。

哮喘患者
如何自我监测评估

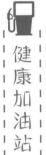

哮喘都是过敏导致的吗

部分哮喘和过敏有关，常见过敏原有室内尘螨、宠物皮毛、皮屑、花粉等，建议所有的哮喘患者都要做过敏原检测。除过敏外，哮喘还与感染、肥胖、吸烟、空气污染、胃食管反流等因素有关。同时，哮喘也与多基因遗传有关，如果父母患有哮喘，孩子发病的概率会更高。

（陈 琼 俞 巧）

40. 为什么建议老年人做

呼吸操

　　呼吸操是一种控制呼吸节奏和深度的有氧运动。随着年龄的增长，老年人肺功能逐年下降，呼吸操对改善肺部弹性和增强肺功能有一定帮助。此外，呼吸操还可以帮助老年人学会正确的呼吸技巧和放松方式，从而调整心率、放松身体、降低焦虑、改善睡眠障碍。

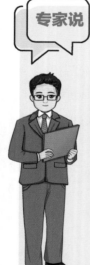

专家说

呼吸操要怎么做

◆ 腹式呼吸：双手放在腹部，慢慢地吸气，让腹部随之扩张；缓缓地呼气，让腹部逐渐收缩。重复以上步骤，每次呼吸深度逐渐加深，但不要过度用力。

◆ 缩唇呼吸：放轻松，闭嘴经鼻腔缓慢地深吸气，吸气时间 1~2 秒，经嘴（呈吹口哨样，保持缩唇姿势）呼气，4~6 秒内将气体缓慢呼出，吸与呼时间之比为 1∶2 或 1∶3。

◆ 腹式呼吸联合缩唇呼吸法：坐位或站位；嘴唇闭合，用鼻缓慢吸气，身心放松，腹部在吸气过程中缓慢外凸；然后微微打开嘴唇，缩小口唇将气体轻轻吹出，腹部在呼气过程中缓慢内凹，吸气与呼气的时间比例为 1∶2，逐渐延长至 1∶3 或 1∶4。

◆ 伴全身运动的呼吸操：呼吸操通常结合身体运

动，如将手臂向上伸展，同时吸气，然后放下手臂，同时呼气。这种呼吸操可以促进心肺功能，增强肌肉力量和柔韧性。

呼吸操的形式和类型丰富多样，建议在专业人士的指导下进行呼吸操锻炼，并根据自身情况适当调整呼吸深度和节奏。

什么时候做呼吸操最好

在任意一个安静、干净、舒适的环境都可以进行呼吸操。在练习时，应保持放松的状态，根据个人情况进行适当调整，可以选择自然呼吸或有意识地控制呼吸深度和节奏，避免用力呼吸和过度呼吸。如果进行呼吸操锻炼时有呼吸困难、胸痛、头晕等不适症状，应及时停止练习。

健康加油站

什么时候不能做呼吸操

◆ 患有严重心肺疾病的人，如心力衰竭、严重哮喘、肺气肿等，待病情平稳，酌情进行。

◆ 患有颈椎病、腰椎病等骨骼疾病的人。有些呼吸操的动作可能会对颈椎或腰椎造成压力，可选择不需要颈部和腰部动作的呼吸操。

◆ 有严重的高血压、低血压、晕厥等疾病的人。

◆ 在进行呼吸操时出现不适症状的人，如头晕、恶心、胸痛等。

（陈琼　俞巧）

41. 为什么老年人要重视
肺部体检

　　提到体检，大家最先想到的是去量血压、测血糖和查血脂，了解是否有高血压、糖尿病等，但是对于肺部的体检却不甚了解。对于老年人，随着年龄的增长，慢性呼吸系统疾病的发生率逐年提高，肺部体检可以早期发现许多呼吸系统疾病，如慢阻肺、肺气肿、肺癌、间质性肺炎等，尽早治疗可改善预后。

专家说

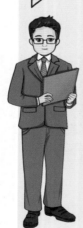

肺部体检有哪些项目

　　肺功能检查和肺部 CT 检查是肺部体检的主要检查，完成这两项检查可以发现绝大多数的肺部疾病。肺功能检查可以用来判断肺的年龄与实际年龄是不是有差距，了解肺功能下降的程度；肺部 CT 可以早期发现肺部是否有病变。

　　肺部体检还有其他的项目，如经常打鼾的人群需要进行睡眠呼吸监测、肺部 CT 检查发现支气管病变者需要进行支气管镜检查等，但这些检查不作为常规体检项目。

多久做一次肺部体检

　　对于没有呼吸系统疾病的老年人来说，每年一次肺部体检是十分必要的。有呼吸系统疾病的患者应遵医嘱定期随访，如慢阻肺和哮喘患者在规律用药的情况下须定期复查肺功能；肺结节患者应严格随访，不能拖延随访时间。

肺部体检为什么不能做胸片，而是 CT

肺部 CT 是多层螺旋扫描，从肺尖开始到肺底把整个肺部分成若干个层面完成扫描，也就是把肺部"切片"看，形成三维图片，能更准确地找到病灶的位置。胸片就是胸部的 X 线片，是一个平面图，就像是把面包压扁了看，容易漏掉细小病灶和特殊部位病灶。

胸片较肺部 CT 经济实惠、快捷，但是由于老年人容易患呼吸系统疾病，很多小病灶胸片不能清晰显示，因此对老年人来说，肺部 CT 检查是肺部体检的首选方式。

（陈 琼 俞 巧）

42. 为什么 **CT 有辐射**
医生还一定要我做

来医院看病时，有时医生会开 CT 检查。大家心中总有一丝疑惑，CT 有辐射，我可以不做吗？ CT 检查虽然有一定的电离辐射，

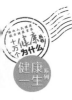

但辐射量是在安全剂量内的。其实我们每天都在承受着周围环境的电离辐射，如坐飞机、坐地铁等，但是只要电离辐射剂量在安全范围内，是不用担心的。

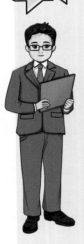

CT 辐射会不会致癌

电离辐射会破坏细胞的功能，导致细胞发生癌变，但是如果剂量不大，人体可以进行自我修复。除非长时间暴露在大剂量的辐射下，否则出现癌变的概率很低。

CT 增强扫描是不是辐射更大

做 CT 增强扫描之前要静脉注射造影剂，造影剂会随着血液流动分布到人体的器官组织当中，提高组织和病灶的显影，以便更加详细地了解组织的血流及病变的性质等，可以发现 CT 平扫未显示或显示不清楚的病变，对确诊病情有一定的帮助。

CT 增强扫描相当于多次 CT 平扫，辐射确实更大，但也都在安全范围内。不是所有的疾病都需要做 CT 增强扫描检查来明确，应由医生决定是否需要做。

做一次 CT 到底要接受多少辐射量呢

在医学上，我们通常用毫希（mSv）来衡量辐射的危害性。我国放射防护相关标准中规定：放射工作人员每年剂量限值是50mSv，5 年内每年接受的平均辐射上限是 20mSv。

其实我们都在接触自然界发出的电离辐射，经过计算，每个人每年接受的电离辐射剂量约为 2.4mSv，称为本底辐射，而本底辐射是不会影响我们的健康的。只有遭受 100mSv 以上的辐射量，人体患癌的概率才会明显增加。做一次低剂量肺部 CT 的辐射是 1mSv 左右，肺部 CT 平扫的辐射是 5.7~8mSv 左右。

（陈 琼 俞 巧）

四

消化系统
健康

43. 为什么老年人**消化系统各器官**会发生变化

增龄使老年人的消化系统发生了一系列的衰老和退化：

口腔：牙齿松动和脱落，咀嚼肌萎缩，唾液腺分泌减少，味觉和嗅觉钝化。

口咽部：吞咽功能减弱，容易出现口咽部食物残留、吞咽障碍、误吸。

食管：蠕动减少，输送食物能力下降，可能出现吞咽困难、反流、误吸。

胃：胃蛋白酶原分泌减少，胃动力下降，容易出现反酸、腹胀、消化不良。

肠道：小肠表面积减少，食物在小肠和结肠运输时间延长，肛门括约肌收缩能力下降，常引起慢性便秘、粪便嵌塞、肛门失禁。

肝脏：肝脏代谢和解毒能力下降。但是肝脏储备功能巨大，完全能满足健康老年人需要。

胆囊：胆囊收缩功能减弱，胆固醇代谢能力下降，胆汁酸合成下降，高脂血症、胆石症发病率升高。

胰腺：胰腺萎缩，胰酶分泌不足，对脂类食物的消化、吸收造成一定困难。

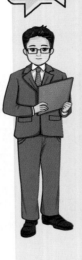

消化系统有强大的储备能力

我们的身体就像一个复杂的大机器，机器的很多关键部位都留有冗余，当出现一些小故障时，备用的可以顶上。健康老年人消化系统也有强大的储备能力，完全能够代偿，只要摄取充足，一般不会造成主要营养素缺乏。只有当老年人患有全身性疾病（如糖尿病、心力衰竭、呼吸衰竭、感染等）或消化系统本身的疾病时，才会出现消化功能紊乱及营养不良。

各器官从什么时候开始老化

消化系统器官老化的起始年龄顺序有所不同，口腔、咽喉是 40 岁，胰腺是 50 岁，胃、食管、肠道是 55 岁，肝脏储备功能则在 70 岁才出现明显衰退，均有较强的代偿能力，能够满足健康老年人的需要，但对食物的超量耐受能力远不及年轻人，因此老年人应食不过饱。

既然衰老不可避免，老年人就要积极应对，根据消化系统的衰老规律来调整饮食结构和生活习惯，比如食物剁碎煮烂、精工细作，少食多餐、细嚼慢咽，一日三餐小荤不断，同时适当运动，促进胃肠蠕动，既要确保摄入充足，又不引起消化负担。

（庄　艳　郑松柏）

44. 为什么老年人易出现
消化不良

消化不良分为功能性消化不良和器质性消化不良。老年人的上消化道、肝脏、胰腺结构及功能存在生理性退化现象，胃动力下降，消化酶分泌减少，胃酸分泌异常；同时老年人存在内脏高敏感，其心理情绪异常、幽门螺杆菌感染发生率高，这些都会引起功能性消化不良。

老年人不仅是上消化道和肝胆胰疾病的好发人群，也是慢性系统性代谢性疾病（比如糖尿病、帕金森病、慢性心功能不全）的高发人群，需要长期服用多种药物，这些药物可能会引起胃肠活动减弱，消化酶分泌相对或者绝对不足，引起器质性消化不良。存在消化不良症状的人群中，约 1/5 患者都有器质性疾病，这个比例在老年人中更高。

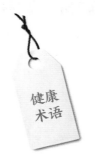

关键词

消化不良 消化酶 胃动力障碍

健康术语

消化酶是一类蛋白质，是参加食物化学性消化的酶的总称，它们能把食物大分子消化成能够吸收小分子物质。根据消化对象不同可以分为蛋白酶、淀粉酶、脂肪酶等。

专家说

消化不良主要包括上腹部疼痛、上腹部烧灼感、餐后饱胀感及早饱，也包括食欲缺乏、嗳气、恶心、呕吐、纳差等症状，可伴有腹泻。经上消化道内镜、肝胆胰影像学和生化检查均未见明显异常者称为功能性消化不良；前述检查存在明显异常者称为器质性消化不良。

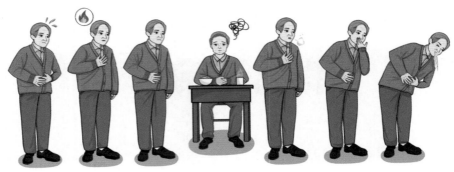

| 上腹部疼痛 | 灼烧感 | 餐后饱胀感及早饱 | 食欲缺乏 | 嗳气 | 恶心 | 呕吐 |

（庄　艳　郑松柏）

45. 为什么老年人要警惕

胃食管反流病

胃食管反流病（GERD）的患病率随增龄而增加，老年人是GERD 的高发人群，欧美国家老年人 GERD 患病率高达 20%~ 35%。老年人 GERD 有其自身特点，相比年轻人临床症状不典型，易被漏诊。

GERD 的典型症状为反酸、烧心，但老年人食管痛觉减退，食管对胃酸刺激的敏感性减退，不少老年患者症状不典型、较轻，甚至缺失，但食管病变可能已经较重，进而出现食欲缺乏、呕吐、吞咽困难、出血、贫血、体重减轻等非典型症状。

老年人 GERD 的食管外症状常见，反流物长期刺激损伤咽喉而致慢性炎症甚至溃疡，表现为咽痛、咽下困难、异物感及声音嘶哑等；反流物误入气道表现为呛咳、一过性窒息感、慢性咳嗽、哮喘等，尤以夜间明显。

由于老年人临床症状不典型，因此要积极进行胃镜检查，早发现、早治疗。

专家说

长期药物治疗安全吗

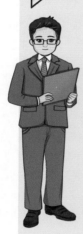

老年人 GERD 是一种慢性复发性疾病。因此，绝大多数老年人需要维持治疗，甚至终身治疗。质子泵抑制剂（proton pump inhibitor，PPI）是维持治疗的最佳选择。常用的 PPI 有奥美拉唑、艾司奥美拉唑、雷贝拉唑、泮托拉唑、兰索拉唑、艾普拉唑。

PPI 常见不良反应轻，严重不良反应罕见，长疗程和／或大剂量应用时，可能产生一系列潜在的不良反应，如骨质疏松、维生素 B_{12} 缺乏、缺铁性贫血、吸入性肺炎等，应在医生指导下使用。

得了胃食管反流病日常生活中如何调整　　胃食管反流病患者存在哪些用药误区

（庄　艳　郑松柏）

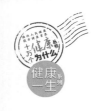

46. 老年人**幽门螺杆菌**
感染需要治疗吗

关键词

幽门螺杆菌 Hp 感染

幽门螺杆菌（Hp）是一种喜欢居住在胃上皮表面的螺旋状杆菌，人是它唯一的宿主和传染源。它通过分泌尿素酶分解胃液中的尿素产生氨来中和胃酸，给自己穿上了一件防护衣，让胃酸不能伤害它。Hp 是多种疾病的主要致病因素，主要包括慢性活动性胃炎、消化性溃疡、胃癌、胃黏膜相关淋巴组织淋巴瘤、特发性缺铁性贫血，特发性血小板减少等。

老年人 Hp 感染率高，通过根治 Hp 可以防治上述疾病。建议大多数老年人积极进行 Hp 根治。

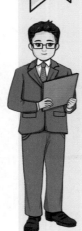

专家说

如何避免交叉感染

Hp 主要经口 - 口及粪 - 口传播，有家族聚集感染特点。因此，为减少交叉感染，分餐、使用公筷公勺很重要，还要注意小儿喂养卫生，避免不良喂养习惯。Hp 感染者的家庭成员建议全员检测 Hp，阳性者集中根治，避免交叉感染。

哪些老年人不宜做 Hp 根除

主要包括：①衰弱老人；②中重度肝肾功能不全者；③罹患恶性肿瘤未获得有效控制者；④罹患活动

性疾病或处于慢性疾病加重期（复发期）者；⑤ 80 岁以上老年人，以预防胃癌为目的者。另外，80 岁以上老年人，如存在消化性溃疡、胃黏膜相关淋巴组织淋巴瘤，或长期服用非甾体抗炎药或抗血小板药者，应予以根除。

（庄　艳　郑松柏）

47. 为什么老年人易患**慢性胃炎**

慢性胃炎是由各种病因引起的胃黏膜慢性炎症，患病率随年龄增长而上升。老年人慢性胃炎高发，主要有以下原因：

◆ 老年人幽门螺杆菌（Hp）感染比例升高，导致黏膜长期慢性炎症损伤。

◆ 老年人通常患有骨关节病、心脑血管疾病，是长期服用非甾体抗炎药（如布洛芬、阿司匹林等）的主要人群。非甾体抗炎药损伤胃黏膜屏障，引起胃黏膜慢性损伤。

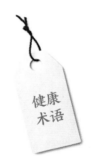

健康术语

肠上皮化生： 长期慢性炎症使胃黏膜固有腺体被肠道杯状细胞所取代，肠上皮化生可分为小肠型和大肠型，不完全大肠型肠上皮化生有发生癌变潜在可能。

非甾体抗炎药　慢性胃炎　胃镜

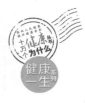

◆ 老年人胃肠道动力异常，十二指肠液反流入胃，其中胆汁成分导致胃黏膜慢性炎症损伤，易导致肠上皮化生及胃黏膜萎缩的发生。

◆ 衰老可引起老年人胃黏膜退行性改变，使胃黏膜再生修复功能减退，屏障功能下降，上皮增殖功能减退，胃黏膜血流减少，加重萎缩的发生。

发现慢性胃炎后应积极就诊，并在医生指导下进行治疗。胃癌的一般演变过程：慢性非萎缩性胃炎/慢性浅表性胃炎→慢性萎缩性胃炎/肠上皮化生→上皮内瘤变/异型增生→胃癌。因此，定期复查胃镜及活检病理组织学很重要，以便及时发现癌前病变并给予相应处理。

（庄　艳　郑松柏）

48. 为什么老年人
易患**脂肪肝**

脂肪肝是一种常见的肝脏慢性疾病，是由于脂肪（主要是甘油三酯）在肝脏组织，甚至肝细胞内过量聚集所致，常见的是长期过量饮酒所致的酒精性脂肪肝和长期热量摄入过多所致的非酒精性脂肪性肝病（NAFLD），临床上 NAFLD 更常见。

NAFLD 在全球和亚洲人群中的患病率约为 25%，我国成人 NAFLD 患病率为 6%~29%，老年人群患 NAFLD 的比例高达 40%。许多研究表明，肝细胞衰老可促使肝脏脂质沉积，也会加速 NAFLD 的发生发展。除了衰老因素，老年人发生脂肪肝还可能和以下因素有关：

◆ 内分泌代谢因素：糖尿病、高尿酸血症、高脂血症和甲状腺功能减退等内分泌代谢疾病，均可引起脂肪肝。

◆ 营养因素：肥胖和脂肪肝密切相关，但是患营养不良、肌少症的瘦人也会产生脂肪肝，主要与蛋白质摄入不足有关，缺乏某些载脂蛋白所必需的氨基酸会诱发肝脂肪变性。全肠外营养持续时间过长也可导致脂肪肝和脂肪性肝炎。

◆ 药物因素：长期应用糖皮质激素、少数抗肿瘤药物、降血脂药均可诱发脂肪肝和脂肪性肝炎。

老年人如果已经患有肥胖症、肌少症、高胆固醇血症、糖尿病、高血压病、高尿酸血症这些疾病的一种或者数种时，应该及时进行 NAFLD 排查。

老年人 NAFLD 的干预措施主要是从饮食和运动方面调节代谢水平。饮食推荐两种模式：一种是地中海膳食模式，以大量单不饱和脂肪酸为主，主要来源于橄榄油、水果、谷物、全麦和低脂乳制品。另一种是江南饮食模式，以少盐低脂为主，强调食物多样性，

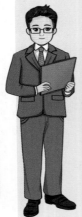

多白肉、坚果、粗粮、果蔬，多采取蒸煮烹饪。减重5%可以减少肝脂肪变性，减重10%可有效改善肝坏死炎症和肝纤维化。运动以有氧运动为主，辅以适量的抗阻运动，选择适合老年人的运动形式，需要长期坚持锻炼。

在临床上，主要通过影像学（B超、CT等）诊断脂肪肝，病情进展包括5个阶段：单纯性脂肪肝→脂肪性肝炎→脂肪性肝纤维化→脂肪性肝硬化→肝癌。临床观察表明，单纯性脂肪肝发展到脂肪性肝硬化、肝癌还是比较少见的。单纯性脂肪肝的治疗饮食控制（热量控制）+运动即可，无须就诊服药。此后各阶段都需要到消化科或肝病科就诊，医生会给予相应的治疗。

（庄　艳　郑松柏）

49. 为什么老年人
药物性肝损害高发

肝脏是人体最大的化工厂，具有解毒、代谢、分泌（胆汁等）和免疫等多种功能，是大部分药物代谢的主要器官。在目前已上市的药物中，约1 100种以上具有潜在的肝毒性，可能会引起药物性肝损伤

（DILI）。老年人群中 DILI 占各类肝病的比例高达 20%。

老年人 DILI 高发的原因：

◆ 老年人的肝脏体积及血流下降、肝细胞数减少、肝细胞酶活性降低，各项肝功能也下降。约 85% 药物进入体内后须经肝脏代谢，而老年人肝脏对药物的生物转化和代谢能力降低。

◆ 老年人常患有多种慢性疾病，如心脑血管疾病、慢性肺部疾病、骨关节病、认知功能障碍、帕金森病等，常服用多种药物，即所谓的"多重用药"，会增加肝脏负担，导致 DILI。

专家说

老年人 DILI 重在预防

建议做到以下几点：

◆ 谨慎服用保健品、膳食补充剂和中草药、中成药。大数据分析表明，服用保健品、膳食补充剂和中草药、中成药造成的 DILI 占总数的 26.81%。

◆ 使用必需药物，控制用药的种类和数量。关键是遵医嘱，尽量不用辅助性药物。

◆ 遵医嘱，慎用肝损害风险较高的药物。

◆ 定期采血查转氨酶、胆红素等肝功能指标，及时发现 DILI。

（庄 艳 郑松柏）

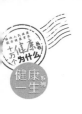

50. 为什么老年人要特别重视**便秘**

关键词

便秘 并发症

便秘是指排便间隔时间延长（3 天及以上）、排便费力且粪便干结。便秘是一种常见的慢性疾病，困扰不少人，而且随着增龄患病率不断增加。调查显示，成人慢性便秘的患病率为 4%~10%，60 岁以上人群为 15%~20%，80 岁以后可达 38%。便秘对老年人的危害特别大，不仅在老年人排便时给其带来极大痛苦，而且会引发以下一系列的并发症以及危害：

◆ 肠梗阻、肠壁溃疡、肠穿孔：粪便长时间滞留在肠道内，水分被吸收后成为"粪石"，可堵塞肠腔导致肠梗阻，可长时间压迫肠壁形成溃疡、肠穿孔。

◆ 诱发心脑血管疾病发作：排便耗时费力，易引起血压升高，易诱发心绞痛、心肌梗死、脑卒中而危及生命。

◆ 增加结肠癌风险：便秘患者粪便滞留在结肠，致使粪便中各种致癌物质浓度升高，与结肠黏膜接触时间延长，增加老年人患结肠癌的风险。

◆ 诱发憩室病和憩室炎：老年人结肠平滑肌张力降低、肌层变薄；慢性便秘者因结肠内压增加，使肠壁薄弱处膨出而形成憩室，同时由于便秘导致憩室内的粪便不能及时排空，易诱发憩室炎。

◆ 诱发或加重痔疮、直肠脱垂：便秘者排便用力屏气，影响静脉回流，可能形成痔；原有痔疮者，则会因便秘而加重。老年人盆底组织薄弱而松弛，慢性便秘导致腹内压长期增高，诱发或加重老年人直肠脱垂。

◆ **诱发或加重腹壁疝**：老年人腹壁肌肉萎缩，老年便秘者腹内压长期增高，易诱发或加重腹壁疝，甚至诱发嵌顿疝。

◆ **诱发缺血性结肠炎**：慢性便秘增高肠腔压力，肠黏膜血供减少，增加缺血性结肠炎的发生风险。

◆ **尿潴留/下尿路症状**：直肠、乙状结肠的粪便对膀胱颈的压迫会造成尿潴留以及尿路感染。

◆ **精神心理障碍**：慢性便秘可导致患者坐立不安、精神萎靡、注意力不集中，甚至失眠、焦虑、抑郁，降低生活质量。

如何通过生活方式调整来缓解便秘

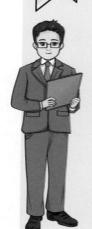

◆ 摄入足够的膳食纤维：膳食纤维的推荐摄入量为不少于 25 克/天，约等于食用蔬菜瓜果 700 克。有关调查表明，老年人膳食纤维普遍摄入不足，是导致便秘的原因之一。推荐老年人食用富含可溶性膳食纤维的鲜嫩蔬菜瓜果。

◆ 摄入足够水分：足够水分摄入也是正常排便所需，老年人每天推荐饮水量为 1 500~1 700 毫升，提倡少量多次（50~100 毫升/次）饮水，避免一次大量饮水。

◆ 适当运动：排便受重力影响，久坐和卧床不利于排便，运动可促进结肠蠕动，适当的运动有助于排便。

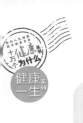

◆ 保持正确的排便习惯和合适的排便姿势：正确的排便习惯是每天晨起后适当运动（做家务也行），早餐后排便。合适的排便姿势是蹲位排便，有些体弱便秘的老人可以坐在马桶上，马桶前放置小凳子，然后双脚抬起，踩在凳子上，有助于排便。

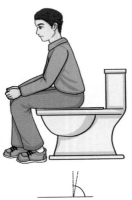

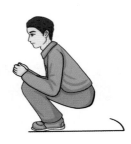

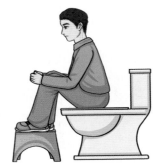

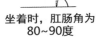
坐着时，肛肠角为
80~90度

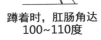
蹲着时，肛肠角达
100~110度

（庄　艳　郑松柏）

51. 为什么老年人

会发生**便血**

　　血液自肛门排出，大便带血或全为血便，色鲜红、暗红或柏油样，称为便血。便血的原因多见于下消化道疾病，也发生在上消化道疾病及全身性疾病中。

老年人下消化道出血前五位的病因依次为结直肠癌、结肠息肉、肛周疾病（包括内痔、肛裂及肛管炎等）、炎症性肠病、缺血性结肠炎。

老年人上消化道出血的主要病因依次为胃溃疡、恶性肿瘤、急性胃黏膜病变、十二指肠球部溃疡、食管静脉曲张，一般表现为黑便和／或呕血，直接表现为便血的较少。

引起老年人便血的全身性疾病主要有血管性疾病（过敏性紫癜、遗传性出血性毛细血管扩张、动脉粥样硬化等）、血液病（血友病、血小板减少性紫癜、白血病、弥散性血管内凝血及其他凝血功能障碍）等。这些疾病既可发生上消化道出血，也可出现下消化道出血。

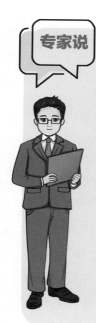

专家说

老年人出现便血需要高度警惕结直肠癌。结直肠癌是指发生在结肠和直肠的腺癌，中老年人发病率高，危害大。便血是结直肠癌最常见且较为早期的临床表现，可表现为肉眼看不见的隐血试验阳性，也可表现为果酱样粪便，或鲜血便。在临床上，痔疮、肛裂等肛门直肠疾病也是便血的常见原因，但一般不会导致严重后果。因此，当老年人出现便血时，不要习惯地认为是痔疮、肛裂等疾病所致，应及时就诊，必要时做肠镜检查，明确便血原因，排除结直肠癌。

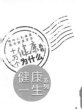
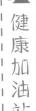

很像便血，其实不是便血

◆ 口服某些中草药、铁剂、铋剂时，大便可呈暗褐色或黑色，但大便隐血试验呈阴性。

◆ 食用过多的红肉、猪肝、动物血之后大便可变暗褐色，大便隐血试验呈阳性，但素食后即转呈阴性。免疫法大便隐血试验呈阴性。

◆ 食用含有大量天然红色素的食物，比如红心火龙果、苋菜、枸杞子，大便有时呈鲜红色。

（庄 艳 郑松柏）

52. 如何早期发现老年人 消化系统**恶性肿瘤**

消化系统恶性肿瘤包括消化道恶性肿瘤（食管癌、胃癌、结直肠癌）、消化腺恶性肿瘤（肝癌、胰腺癌）和胆道恶性肿瘤（胆囊癌、胆管癌），中老年人高发，临床上很常见，严重危害中老年人身体健康。随着治疗技术的进步，早期消化系统肿瘤（尤其是消化道肿瘤）可获得治愈，因此，早期发现老年人消化系统恶性肿瘤极为重要。如何才能早期发现呢？以下几点可供参考：

◆ 老年人应每年例行做一次体检，体检项目中应有早癌筛查项目。与消化系统恶性肿瘤有关的项目是：大便隐血、肿瘤标志物［甲胎蛋白（AFP）、癌胚抗原（CEA）、糖类抗原 19-9（CA19-9）等］、肝胆胰 B 超等，如有异常，追踪到底。

◆ 老年人一般应 3~5 年进行一次胃肠镜检查，这是早期发现食管癌、胃癌和结直肠癌的可靠措施。

◆ 对癌前疾病或病变抓住不放。根据医生的建议，定期进行相关项目检查，具体如下表。

消化系统恶性肿瘤筛查方法

肿瘤名称	筛查项目
食管癌	大便隐血，胃镜
胃癌	大便隐血，CEA 及 CA19-9，胃镜
结直肠癌	大便隐血，CEA 及 CA19-9，肠镜
肝癌	AFP，肝脏超声、CT
胰腺癌	CA19-9，CEA，CA125，胰腺 CT/MRI
胆囊癌、胆管癌	CA19-9，CEA，肝胆 B 超、CT/MRI

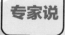

我国消化系统恶性肿瘤的变迁

随着我国人民生活水平的提高，以及医疗技术和水平的不断提升，近 20 年来，消化系统肿瘤的发病率、死亡率发生了显著变化。食管癌发病率降低，早癌的比例及根治性手术的比例提高，死亡率降低；胃癌的发病率和死亡率逐渐缓慢降低；但结直肠癌的

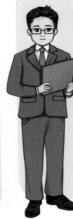

发病率和死亡率仍呈增长态势，可能与饮食结构西化，膳食纤维摄入减少有关；得益于 20 世纪 90 年代初期普遍开展的新生儿乙肝疫苗接种，肝癌的发病率和死亡率显著降低；胰腺癌的发病率和死亡率仍在持续增高。总体上讲，消化系统恶性肿瘤仍是临床常见肿瘤，老年人是高发人群，保持警惕，早期发现是关键。

（庄　艳　郑松柏）

53. 老年人如何安全进行 **胃肠镜检查**

　　胃肠镜即胃镜＋肠镜，胃镜可以观察食管、胃、十二指肠球部和降部，肠镜是大肠镜或结直肠镜的简称，可以观察回肠末段、全结肠和直肠、肛门。胃肠镜检查结合病理组织学是确诊上消化道和结直肠疾病最可靠的检查措施（尤其是对消化道肿瘤的早诊早治），在我国已普及到县级，甚至县级以下医院。作为一项侵入性、有创操作，胃肠镜检查确有一定风险，如出血、黏膜撕裂、肠穿孔等，较为少见但极其严重的，例如误吸、喉痉挛、气道痉挛、窒息等，还可诱发或加重心肺衰竭、脑血管意外等，虽然总体发生率很低，但仍应引起重视，尤其是老年人。注意以下几点，可降低老年人胃肠镜检查风险：

◆ 若医生认为有胃肠镜检查的指征，且不存在不适宜做的情形，则遵医嘱进行胃肠镜检查。

◆ 肥胖、颈部短粗的老年人，相对容易发生前述严重意外，胃肠镜检查要特别慎重。检查时都会有麻醉科医生在场，协助做好生命体征监测，做好处置意外情况的准备。

◆ 老年人由于心脑血管疾病高发，服用抗血小板药和抗凝药物的较多，胃肠镜检查前，应停药 10~14 天，并检测凝血指标，特别是预期要做活检的患者，但也要兼顾心脑血管疾病的治疗。因此，患者须与心血管专科医生沟通，作出妥善安排。

◆ 糖尿病患者做胃肠镜最担心发生低血糖，建议检查当天停用所有降血糖药，检查前 4 小时喝 50 毫升白糖水，可避免低血糖的发生。平时医生强调血糖要达标，但短时内血糖高一点没关系，谨记低血糖更危险。

◆ 做好检查前胃肠道准备：胃镜检查前 8 小时禁食，4 小时禁饮；肠镜检查须严格按要求调整饮食结构（一般少渣 1 天 + 无渣 1 天 + 流质 1 天），服用导泻药，直至排出微黄或无色透明水样便（如下图）。否则，需要加用泻药。对患有便秘的老年人，建议提前 1 周加用通便药或灌肠剂，排除宿便后，再启动肠道准备流程。

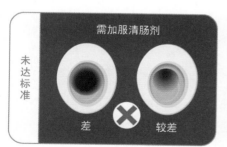 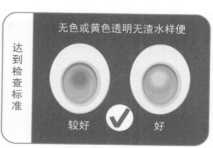

检查前的便样要求

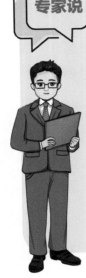
胃肠镜检查是医生眼睛的延伸，是发现胃肠道疾病，尤其是发现消化道早癌的有效武器。胃镜检查中由于咽部反射，在胃镜插入时会有恶心和呕吐的感觉，肠镜检查时需要注入空气，可能引起腹胀，在肠道转弯时可能会有腹痛，但是只要患者不紧张、积极配合，基本是可以耐受的。当然，做胃肠镜不好受是肯定的，也是公认的，在提倡舒适医疗、无痛诊疗的当下，如果实在担心害怕，可以选择无痛胃肠镜，睡一觉，检查就结束了。

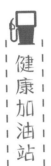

健康加油站

关于无痛胃肠镜

无痛胃肠镜是麻醉医生在实施胃肠镜检查前，经静脉途径对患者进行麻醉，使整个内镜检查在睡眠过程中完成。一般在 1 分钟以内就让患者进入深睡眠，完成内镜检查或治疗后不久患者就清醒了，并不影响患者的认知功能。因此，如无禁忌，无痛胃肠镜检查也是一个不错的选择。

（庄　艳　郑松柏）

五

泌尿系统
健康

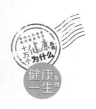
54. 为什么老年人**泌尿系统各器官**会发生变化

人体的泌尿系统包括肾脏、输尿管、膀胱和尿道。随着年龄增长，泌尿系统各器官的结构和功能会相应出现一系列变化。

◆ 增龄导致泌尿系统周围支撑韧带及排尿肌肉松弛，容易出现漏尿、尿不尽感；老年男性前列腺重度增生可能导致尿路梗阻。

◆ 增龄及高血压等基础病可引起不同程度肾动脉粥样硬化，导致肾动脉狭窄，肾脏灌注不足、血流量减少，肾小球硬化、肾功能进行性丢失。

◆ 肾动脉粥样硬化所致的血管狭窄还能使本身对缺血、缺氧十分敏感的肾小管受损伤，引起夜尿增多、尿频的症状。

◆ 肾脏内分泌功能减退对老年人群骨质疏松、冠心病、贫血等产生重要负面影响；此外，老年人多病共存，高频用药的习惯也可能加重肾功能丢失。

这些变化使老年人群泌尿系统结构改变、功能降低，出现不同程度漏尿、排尿不尽、尿路感染、尿失禁、尿路梗阻、肾功能丢失，导致老年人尿路感染频发，加重机体肾功能损伤。

专家说

老年人该如何延缓泌尿系统疾病进展

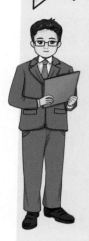

延缓泌尿系统疾病进展应从调整生活方式做起。第一，饮食上应注意多饮水，避免生理性缺水导致肾脏缺血，加速老年人群肾功能丢失。第二，保持低盐的健康均衡饮食，避免钠摄入过多引起血压升高及控制不良的情况，或者长期营养不良导致自身免疫力降低，尿路感染反复发作。第三，每周保持适当运动量，维持肌肉力量，提高老年人免疫力，减少因衰弱加快肾功能下降速度。第四，避免偏听偏信，自行购买、长期服用成分不详或具有肾毒性的药物或保健品，加重肾脏负担，进一步导致肾功能下降。第五，老年人还应该平和心态，积极对待各种急、慢性疾病，避免讳疾忌医，导致各种急、慢性疾病发展、加重，波及泌尿系统。

（刘纪实）

关键词

水肿 全身性水肿

55. 为什么老年人容易出现**水肿**

常听到老年朋友笑谈自己"一觉醒来，眼皮浮肿，感觉眼睛都睁不开！""睡觉前一按脚背一个坑"，这就是水肿的常见症状。水肿

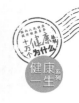

分为局部水肿及全身性水肿，其诱发的原因皆不相同。老年人全身性水肿多由系统疾病所致，如肺心病、肾病、肝硬化、甲状腺功能减退等，而局部水肿则常与痛风、静脉血栓形成、血液不畅等相关。上述均是老年人的易患病，所以老年朋友容易出现水肿的症状。老年人一旦出现水肿，都应及时到医院检查明确原因，而非自行购买利尿药物服用消肿，延误病情。此外，日常饮食应以低盐为主，也可将冬瓜煮水服用，利尿消肿。

老年人全身性水肿的常见原因

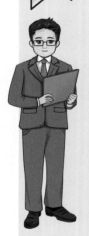

◆ **心源性因素**：常见于高血压、冠心病、肺心病等所致的心力衰竭，表现为双下肢水肿，伴活动后气促、胸闷、胸痛，甚至可出现咳嗽、咯血痰及夜间不能平卧的症状，需要尽快就医治疗。

◆ **肾源性因素**：常见于各种原因导致的慢性肾脏病、肾病综合征等，水肿往往累及面部及下肢，伴不同程度的蛋白尿、血尿、肾功能改变，甚至合并高血压等情况。

◆ **肝源性因素**：常见于肝硬化、肝癌，腹部可膨隆，大量腹水，伴肝功能降低及超声提示门静脉高压形成。

◆ **营养不良**：在我国常见于结核、肿瘤等消耗性疾病，或重度烧伤、长期慢性腹泻及长期营养摄入不足，可伴消瘦、易疲倦，多为双下肢水肿。

◆ **代谢内分泌因素**：常见于甲状腺功能减退/亢进、原发性醛固酮增多症、皮质醇增多症、腺垂体功能减退症等。

◆ **其他**：高盐饮食、久坐、高温环境，或服用氨氯地平等抗高血压药有水肿的不良反应等。

老年人局部水肿的常见原因

◆ 蚊虫叮咬、烫伤或外伤导致皮肤破损感染，痛风发作。

◆ 血液循环受阻：老年人动脉粥样硬化严重、饮水少、缺乏运动，以及长期坐轮椅或卧床时，容易形成下肢静脉血栓，导致血液回流受阻，引起不对称性下肢水肿。

（刘纪实）

56. 为什么老年人常出现**腰疼**

日常生活中，我们常常可以听到老年朋友提起"腰疼"一词。特别在久坐、劳累过后，腰部出现不同程度的酸、胀、刺痛，甚至剧烈疼痛。不少老年人将这些不适的症状理解为"老腰不中用"，习惯性通过贴膏药、刮痧、按摩等来进行症状的缓解，效果并不理想。

老年人腰痛的常见原因包括：①增龄导致的脊柱病变，如腰椎间盘突出 / 腰椎滑脱、腰椎压缩性骨折，这也是老年人腰疼最常见的原因。这类腰痛在活动、劳累后会加重，当压迫神经时，还可出现一侧下肢麻胀不适。②胆囊炎、肾结石等引发的腰疼，一般程度较重，同时可伴畏寒、发热、恶心呕吐、排尿不畅或者血尿等症状。③骨质疏松症也可引起腰疼，在外伤或碰撞下容易导致老年人骨折。④腰肌劳损，腰部扭伤、拉伤、撞伤等。⑤风湿病、强直性脊柱炎可引起腰背疼痛不适。⑥恶性肿瘤转移导致顽固性腰疼，可伴快速消瘦。⑦其他，如老年女性可因盆腔炎引起腰痛；老年男性可因前列腺疾病引起下腰背、腰骶部疼痛。

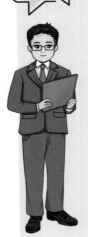

专家说 **老年人腰疼怎么办**

◆ 如果疼痛剧烈或者逐渐加重，需要尽快到医院急诊就诊，接受止痛治疗，同时检查以明确原因。

◆ 如果腰痛为长期、反复发作，原因查找是老年人的首要目标，可以择期到正规医院肾内科、泌尿外科或骨科就诊，进行必要的检查后，针对原因进行有的放矢的治疗。

◆ 当老年人腰椎骨折/腰椎滑脱时，应及时固定复位，卧床休养，定期复查。

◆ 当老年人腰部撞伤、腰肌劳损时，可在医生指导下口服消炎止痛药物，或采用热敷、膏药外贴、红外线照射理疗等缓解症状，生活中注意避免受寒。

◆ 当老年人因盆腔炎或前列腺炎导致腰疼时，可给予相应抗感染治疗。

◆ 当恶性肿瘤转移导致腰痛时，应及时评估，选择肿瘤手术、放疗、化疗、靶向治疗等缓解症状。

◆ 当老年人骨质疏松导致腰痛时，可积极补充钙片、维生素 D_3、二膦酸盐类药物，同时加强体育运动以增强骨质代谢。

（刘纪实）

57. 为什么老年人会出现**夜尿增多**

随着年龄增加，很多老年人会出现夜间尿频、尿多的现象，每夜通常 3~4 次，甚至多达 7~10 次。有些老年朋友觉得这是自己年纪大了的自然现象，不以为意，默默忍受，严重影响了睡眠和生活质量，甚至产生抑郁、焦虑情绪。其实，这种认知是片面的。

老年人夜尿增多，有时并不是饮水过多、神经衰弱所致的生理现象，而是疾病状态下身体释放的一种报警信号。如慢性尿路

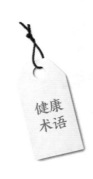

健康术语

夜尿增多指夜间小便次数增加，在 3 次以上；或夜间尿量增加，超过全日尿量的 1/4。

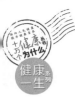

感染、高血压肾病、糖尿病肾病时，肾脏血液供应不足，肾功能受损而出现夜尿增多，并随疾病进展而加重；心力衰竭、糖尿病、尿崩症时，老年人肾上腺功能不全，容易出现夜尿增多；老年女性盆底肌松弛、子宫脱垂，可引起夜间尿频、尿多；老年男性前列腺增生，可出现尿频，尤其以夜间排尿次数增多最明显。此外，老年人容易出现膀胱残余尿量增多，使膀胱实际容量变小，也可出现夜尿增多。

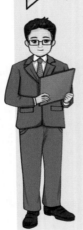

老年人的正常排尿习惯是什么样的

老年人正常的排尿习惯一般以白天为主，排尿4~6次，夜尿0~2次，每次200~300毫升左右，每天尿液总量约1 500毫升。排尿次数、尿量可受有利尿效果的食物（如西瓜、咖啡、浓茶等）、饮水时间及饮水量多少的影响，但大体趋势仍以白天排尿为主。如果出现夜间排尿次数增多，且与利尿食物及饮水影响无关时，要警惕身体疾病的示警。

老年人夜尿增多该如何应对

分析原因，采取病因治疗 + 对症治疗，综合应对：

◆ 睡前限制水分摄入，避免饮用具有利尿和提神作用的浓茶、咖啡、功能性饮料等。

◆ 睡前排尿、热水泡脚，睡前可选择性采用冥想、香薰、按摩等方式舒缓情绪，改善睡眠质量。

◆ 适当的体育运动延缓机体衰老；在康复科医生指导下，进行膀胱训练及盆底肌训练。

◆ 及时就医，改善肾病、心力衰竭、糖尿病、尿崩症等慢性疾病导致的夜尿增多。

◆ 前列腺增生患者，给予药物或手术治疗，缓解前列腺增生导致的夜尿增多。

◆ 建议家属关心、关爱老年人心理健康，及时进行心理疏导。

（刘纪实）

58. 老年女性**尿频尿急**一定是**尿路感染**吗

尿频、尿急是老年女性常出现的临床症状，喜欢跑厕所成为老年女性的困扰，厕所距离较远或排尿不及时甚至可能出现漏尿的尴尬一幕。相当数量的老年女性朋友认为这就是尿路感染，常常不去医院，自行服用抗生素进行治疗，我们不推荐这样做。

老年女性尿频、尿急不等于尿路感染，机体衰老导致的盆底肌松

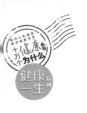

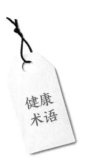

弛、膀胱脱垂，引起膀胱内残余尿量增多，诱发尿频、尿急等症状很常见；糖尿病、尿崩症患者饮水多、尿量多，也可有尿频症状，但无尿急、尿痛等排尿不适感觉；患肾肿瘤的老年女性，放疗引起放射性膀胱炎，或化疗导致化学性膀胱炎时，可引起尿频、尿急的症状；此外，肾结石、精神因素导致的神经性尿频、大量饮水、寒冷均可引起老年女性尿频、尿急。

尿频：多种原因引起的有尿意、排尿次数增加的现象，又称小便频数。正常状态时白天排尿4~6次，每次200~300毫升；尿频时排尿次数≥8次，甚至隔数分钟就有尿意，但每次排尿量<200毫升，有时仅有几毫升。

老年人尿频自行服用抗生素危害大

在没有确诊的情况下滥用抗生素，并不能纠正引起尿频、尿急的真正病因，无法彻底改善尿频、尿急的症状，反而容易导致耐药性，引发抗生素不良反应，如青霉素或头孢菌素的过敏反应、抗生素使用过度引起肠道菌群失调等。长期使用抗生素导致的肝功能、肾功能损伤会影响老年女性朋友治疗的信心和生活质量。

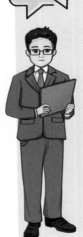

老年女性尿频、尿急的处理方式

◆ 多饮水，不憋尿，注意个人卫生，勤换洗内裤，保持良好的心态。

◆ 适度进行提肛运动，加强营养，维持机体肌肉含量，延缓衰老。

◆ 及时就医，进行尿液、泌尿系统、盆底等相关检查，明确尿频、尿急真实病因，制订合理治疗方案。

（刘纪实）

59. 容易引发老年人 **药物性肾损害**的 药物有哪些

随着岁月流逝，老年人身体功能逐渐下降，一种或多种慢性疾病共存已经成为常态，我们常常可以看到家里的老年人中药、西药吃个不停。肾脏是人体内药物代谢最重要的器官之一，老年人用药引起的肾损害日趋增多。老年人药物性肾损害与药物剂量、用药时间、药物特性均密切相关。生活中常用到的感冒药、抗生素、消肿利尿药、解热镇痛抗炎药、中草药均有可能存在不同程度的肾毒性。此外，含碘造影剂、抗肿瘤药也可诱发或加重肾损害。

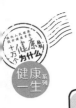

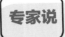

专家说

老年人药物性肾损害的常见原因

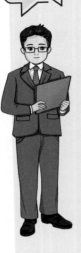

◆ 肾脏具有血流量大的特点，老年人因为多种慢性疾病共存，日常服药多且杂，可促使大量药物随血液循环流经肾脏引起肾脏损伤。

◆ 老年人常因动脉粥样硬化、高血压肾病、糖尿病肾病导致肾脏缺血，在药物肾脏代谢过程中，加重了肾功能损害。

◆ 肾小管具有调节尿液浓缩稀释的功能，药物流经肾小管，药物浓度过大或具有肾损害的不良反应时，肾小管容易受损，出现尿频、夜尿增多的情况。

◆ 老年人营养不良时，血液中药物的相对浓度增加，容易诱发肾脏损害。

◆ 增龄性变化使老年人肾功能以 1% 的速度逐年衰退，药物的代谢受肾功能衰退影响，不能快速排出体外，容易剂量蓄积，发生药物性肾损害。

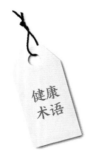

健康术语

药物性肾损害指因药物过量或不合理应用所致的肾损害，常表现为尿频、夜尿增多、血尿、蛋白尿、无菌性白细胞尿、不同程度的急慢性肾功能不全，严重时导致急性肾衰竭、无尿。

（刘纪实）

60. 老年肾病患者
怎么吃才科学

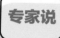

随着高血压、糖尿病等慢性疾病患病增多，老年人各种原因导致的肾病越来越常见，临床表现为不同程度／部位水肿、蛋白尿和／或血尿、肾功能衰竭，甚至进入终末期肾病（尿毒症）。传统观念中的"小病小补，大病大补"在肾病时并不适用，反而可能给老年肾病患者带来新的问题，干扰疗效。那么老年肾病患者应该怎样科学合理地调整自己的食谱呢？在低盐、低脂、充足热量摄入的基础上，根据老年肾病患者肾功能的不同阶段，合理摄入优质低蛋白饮食是关键！

专家说

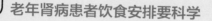

老年肾病患者饮食安排要科学

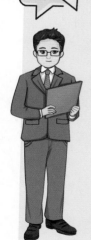

◆ 液体摄入：水肿不明显、尿量正常的老年肾病患者，可多饮水，促进代谢；而水肿明显、尿量减少者，则应适当限制水饮用量。不建议老年肾病患者过多饮用刺激性饮料，如雪碧、可乐、咖啡之类，以免加重肾脏负担。

◆ 控制食盐的摄入量：食盐摄入过多可加重患者水肿、高血压程度及心脏、肾脏负担，近年来多个疾病治疗指南中均对肾病患者每日钠摄入量（≤2克／天）进行了严格规定。

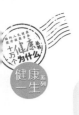

◆ **充足的热量摄入**：足够的热量摄入 [30~35 千卡 /（千克体重·天）]，能给老年肾病患者供能，维持肌肉、各脏器正常代谢，减少虚弱、疲惫、摔倒的可能。

◆ **合理的优质低蛋白摄入**：优质蛋白主要指动物蛋白，如蛋、奶、肉、鱼，以及大豆蛋白质。根据老年患者肾病阶段，选择不同的优质蛋白摄入量（未透析的肾病患者肾功能越差，蛋白质摄入量越低），同时积极补充复方 α 酮酸片，可改善肾病患者营养状态。

◆ **脂肪摄入**：建议摄入富含多不饱和脂肪酸（ω-3 脂肪酸）成分的油脂，例如紫苏籽油、胡桃油、亚麻籽油、橄榄油等，来降低甘油三酯水平，保护心、脑、肾健康。

◆ **合并糖尿病时**：选择升糖指数低的食物。

◆ **均衡饮食**：避免偏食、少食、暴饮暴食等。

（刘纪实）

六

生殖系统
健康

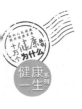

61. 为什么老年女性仍然要关注
生殖系统健康

关键词

绝经 衰老 肿瘤

老年女性常常会存在健康误区——绝经后没有再进行妇科体检和疾病筛查的必要了，忽视对生殖系统的关注。虽然生殖器官在老年处于"静止期"，却依旧"暗流涌动"——肿瘤、感染和盆底功能障碍等疾病仍然会时常"光顾"。由于女性人均寿命较长，老年女性可能因为这些突如其来的疾病影响了晚年生活的幸福。有些老年女性对阴道分泌物异常、阴道出血、脱垂和漏尿等"私处"症状羞于启齿，选择默默承受，结果延误了最佳治疗时机。老年女性需要学习和了解自己的身体、定期进行生殖系统的体检、正确识别和积极治疗相关疾病。

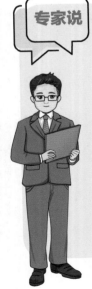

专家说 **什么是女性正常的衰老**

女性到了老年，由于雌激素水平的显著降低，生殖系统的器官组织（子宫、卵巢、输卵管和阴道）萎缩，它们的功能也出现衰退。具体表现为子宫变小，子宫内膜萎缩，月经消失；卵巢变小变硬；阴道皱褶逐渐消失、阴道黏膜逐渐变薄，阴道分泌物减少，阴道弹性变差，做妇科检查时的不适感明显；外阴的皮肤萎缩、松弛、皱褶变多等。

什么是老年女性生殖系统异常的表现

◆ 新生物、囊肿或肿瘤：老年女性生殖系统衰老的核心就是"萎缩"，所以如果系统中的器官或组织出现了新生的组织就是异常的。这种新生的组织可以是囊肿、肿瘤或是赘生物，可以长在宫腔内、宫颈、卵巢或外阴上，可能通过肉眼、B 超或 CT 发现。无论是哪种情况都要及时就诊，严格按照医生要求定期复诊。

◆ 阴道出血：绝经后阴道出血是不正常的。绝经后阴道出血最常见的原因是老年性阴道炎，但是也可能是子宫内膜增生、子宫内膜癌和卵巢癌的临床表现。

◆ 阴道分泌物异常：当老年期出现分泌物增多时要警惕，它可能是阴道或尿道感染（外阴灼热感或瘙痒感、分泌物脓性或豆渣样、可能有异味），也可能是宫腔积液或子宫内膜癌（分泌物量较多、黄水样或其他性状）。

◆ 漏尿或阴道脱出物：如果老年女性在洗澡或如厕时摸到阴道口有东西掉出来，那可能是子宫（子宫脱垂）或者阴道壁（阴道壁膨出）。有些老年女性会在咳嗽、打喷嚏或大笑时有不自主的漏尿，或者存在尿急或排尿、排便困难，这些症状都可能与生殖器官和盆底功能异常相关。

老年女性如何保证生殖系统健康

◆ 学习生殖系统的健康常识，做到了解自己、识别异常。

◆ 通过清洗外阴、更换棉质内裤保证生殖道的卫生。

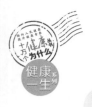

◆ 定期妇科体检，包括妇科专科查体、阴道分泌物和宫颈细胞学检查、盆腔超声检查等。

◆ 针对出现的生殖健康问题积极寻求医生帮助。

（李 旻）

关键词

绝经后出血 子宫内膜癌 子宫内膜增生

62. 为什么老年的我
会再来"月经"

　　老年女性出现阴道出血并不是真的来月经，这种情况在医学上称之为绝经后出血。它并不是老年女性身体变年轻的表现，而可能是某些疾病的征象，如老年性阴道炎、子宫腺肌病、子宫肌瘤、卵巢癌、子宫内膜息肉、宫颈癌、子宫内膜增生和子宫内膜癌等。

　　如果出现了阴道出血的症状，该如何处理？首先，需要明确自己是否已经绝经。绝经之前会有一段绝经过渡期，此时月经周期不规律是正常的。当明确出现绝经后出血的症状，就需要引起我们的警惕，及时就诊，排除疾病的可能。

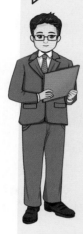

专家说

绝经后出血的原因

◆ **饮食**：摄入大量的大豆或蜂王浆等含植物/动物雌激素的食物。

◆ **药物**：绝经后激素治疗早期，尤其是不规律服药时，可能会引起阴道出血，一些抗凝血药、抗血小板药或者一些中药制剂也会造成阴道出血。

◆ **炎症**：老年性阴道炎、宫颈炎。

◆ **肿瘤**：最常见的是子宫内膜增生、子宫内膜癌、宫颈癌和卵巢癌。

绝经后出血要如何处理

出现绝经后出血的女性要积极就诊，寻求医生的专业意见。所有出现阴道出血的绝经后女性都应前往医疗机构接受子宫内膜的评估。绝经后出血通常症状轻微且可以自行恢复，如果排除子宫内膜癌或癌前病变等恶性疾患，通常不需要过多干预。如果持续出血，并且初步检查高度怀疑为恶性因素引起的出血，应积极进行进一步检查，以明确病因并及早采取手术治疗。

预防绝经后出血的具体措施

对于存在子宫内膜癌高危因素的女性，比如子宫内膜癌三联征，即肥胖、高血压、糖尿病，可以通过调整生活方式来降低子宫内膜癌的风险，包括控制体重、控制血糖和血压，并且需要定期进行妇科体检和盆腔 B 超检查。激素治疗要遵循适应证和禁忌证，长期使用激素治疗的女性需要定期随诊。

（李 旻 吕雨涵）

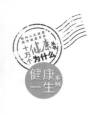

63. 为什么**卵巢癌**是
老年女性的沉默杀手

关键词

卵巢恶性肿瘤 绝经

卵巢癌成为老年女性沉默杀手的主要原因在于卵巢癌的发病特点。一方面，早期的卵巢癌无明显特异性的临床症状，当患者出现明显不适去医院就诊时，常常已经是晚期卵巢癌了。另一方面，临床上缺少能早期发现卵巢癌的灵敏检查方法。大多数的卵巢癌是通过体检发现的，由于卵巢癌生长比较迅速，最短的病程只有 3~5 个月，所以即使有些患者每年按时体检，发现卵巢癌时也可能是晚期了。

专家说

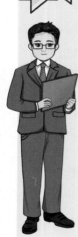

如何才能早点发现自己患有卵巢癌

建议每年定期妇科体检，体检要包括盆腔超声检查。未绝经女性超声检查发现卵巢囊肿，需要定期随诊；绝经后女性，特别是老年女性发现卵巢囊肿，需要尽快去专科医院就诊，进行与卵巢癌相关的肿瘤标志物检查，其中糖类抗原 125（CA125）的显著升高提示卵巢癌的风险。最后，对于输卵管囊肿或肿瘤不要掉以轻心，要定期随诊，因为卵巢癌的来源既可以是卵巢也可以是输卵管。

出现哪些症状需要警惕自己患有卵巢癌

早期卵巢癌往往没有典型的临床症状，有时候仅仅表现为轻度腹胀，常常会被患者忽视。当卵巢癌进展到晚期时，患者可能会出现短期内体重快速增长，肚子快速长大，同时伴有腹胀、腹痛、食欲下降、乏力等不适，有的患者可以在下腹部摸到包块，快速增大的肿瘤还可以压迫下腔静脉，导致双下肢水肿和疼痛等。一旦患者出现上述症状，不要只想到去看消化科或血管外科，一定要想到卵巢癌的可能，尽快到妇产科就诊，做到早发现、早治疗。

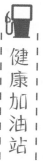

健康加油站

卵巢癌的高危因素

◆ 遗传因素：家族中有人患有卵巢恶性肿瘤，则发生卵巢癌的风险增加，有乳腺癌、卵巢癌及结直肠癌的家族史的人更易患上卵巢癌。

◆ 不育：孕育及哺乳时卵巢处于"休息状态"，生育女性发生卵巢癌的风险下降可能与孕期及哺乳状态下卵巢不排卵相关。不育女性的排卵周期相对于生育女性较多，卵巢癌的发生风险增加。

◆ 初潮早、绝经晚：初潮年龄小、绝经时间晚的女性相对排卵周期长，会增加卵巢癌的发生概率。

◆ 不良生活习惯：吸烟、长期处于高精神压力状态、肥胖均会提升患卵巢癌的风险。

◆ 年龄：随着人均寿命的增加，卵巢癌的发病率增加。

（李 旻）

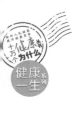

64. 更年期女性都适合
激素替代治疗吗

由于更年期女性体内雌激素水平下降，会出现月经紊乱、月经量减少，乃至绝经的现象。但是这种衰老的过程不一定是平静而从容的，很多女性在更年期会出现潮热、多汗、心悸、失眠、疲倦和情绪不稳定的症状，严重时还会有骨质疏松、骨痛、尿路感染的症状。通过补充小剂量的外源性雌激素，可以帮助更年期女性缓解上述症状，更从容地面对衰老，这种方法被称为激素替代治疗（hormone replacement therapy，HRT）。但是，很多更年期女性对这种激素治疗方法充满恐惧和顾虑，害怕因激素治疗增加得癌症或其他疾病的风险。事实上，在专科医生的指导下选择合适的激素替代治疗方法能帮助更年期女性更平稳地向老年过渡，我们需要理性看待激素替代治疗的利与弊、是与非。

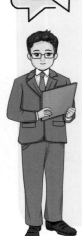

专家说 关于激素替代治疗

激素替代治疗是使用低剂量的外源性雌、孕激素以缓解女性更年期症状的一种治疗方法。激素替代治疗还有预防骨质疏松、骨折和心血管疾病的作用。激素替代治疗最佳的使用时机是绝经后 10 年内或者 60 岁之前。如果是超过 60 岁或绝经 10 年内未规律进行激素替代治疗的女性，不建议再治疗。

激素替代治疗对更年期女性广泛适用，但是在乳腺癌、激素相关恶性肿瘤、异常阴道出血、严重肝肾功能障碍、近6个月出现血栓性疾病的女性中不能使用。患有子宫肌瘤、糖尿病、高血压、癫痫和有乳腺癌风险的女性，须在医生指导下慎重使用。因此，更年期女性进行治疗前，须由专科医师综合评估和制订个体化的治疗方案，并且需要定期随诊和评估。

激素替代治疗会增加患癌风险吗

对于有子宫的女性，低剂量雌激素联合孕激素治疗一般不增加子宫内膜癌的风险；虽然雌激素可能增加乳腺癌的风险，但是这种风险远远低于其他危险因素（嗜酒、肥胖、晚育等）导致乳腺癌的风险；现有的研究也未发现激素替代治疗增加宫颈癌的风险，但是否增加卵巢癌的风险尚不明确。

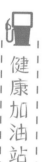

健康加油站

更年期的症状忍一忍就能过去吗

更年期的长短和症状的有无存在个体差异。有些女性更年期可能没有感觉，但是大多数女性会持续数月甚至长达十年备受更年期症状的煎熬。这些症状对本人健康、家庭关系以及随后到来的老年期都造成影响。忍绝不是长久之计，重视更年期症状并求助于专科医生进行干预，才是上策。

使用激素会让身材走形、发胖吗

一般不会，不同激素有不同的作用机制。雌激素

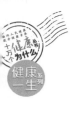
其实可以改善血脂代谢和脂肪分布，而另一种常造成混淆的激素——糖皮质激素才会使体内脂肪集中在躯干，形成"身子肥胖但四肢细"的情况。使用激素替代治疗再配合运动和饮食，反而会使身材更好。

（李 旻 梁雅鑫）

65. 老年女性的**私处**怎么清洗

对于任何年龄段的女性，保持私处清洁，都是维护生殖系统健康，预防疾病的重要手段。老年女性同样需要掌握正确的私处清洗方法。

◆ 清洗用品：日常清洗外阴只需要用温度适宜的清水即可，不需要使用清洗液，尤其是碱性清洗液。

◆ 清洗方式：用温水淋浴是较好的方式，如果无淋浴条件，用盆洗时必须专盆专用和保持盆的清洁。

◆ 清洗次数：每天 1 次即可，夏季出汗多可适当增加清洗次数。

◆ 清洗顺序：洗净双手后，从前向后清洗。先清洗大、小阴唇，特别注意清洗大、小阴唇皱褶处，然后是阴道口，最后是肛门周围及肛门。切记不能由后向前清洗。

为什么需要清洗私处

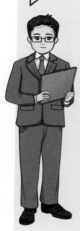

　　女性私处有较多皮脂腺，分泌功能比较旺盛，而且外阴结构具有很多皱褶，皱褶部位容易藏污纳垢。同时，私处长期处于潮湿状态，为微生物的生长提供了良好的生长环境，如果不注意私处的清洁与卫生，就容易患上阴道炎、宫颈炎、子宫内膜炎等，导致炎症的病原体还可以随生殖道逆行上移到盆腔，导致盆腔炎。

使用私处清洗液真的洗得更干净吗

　　生活中也有许多人盲目使用私处清洗液、香皂等清洗外阴及阴道，认为清洗越干净，越不容易感染，其实并非如此。许多妇科清洗液及香皂属于弱碱性洗剂，会对阴道的黏膜产生刺激，引起瘙痒、刺痛等不适，盲目使用还会破坏阴道内的酸碱度和微生态环境，增加私处感染的风险，尤其是老年女性，由于雌激素水平降低和黏膜分泌功能下降，导致外阴萎缩、阴道上皮变薄和阴道内干涩，更容易感染，频繁和错误的清洗会加重阴道炎症状。

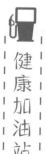

健康加油站

阴道内也需要清洁吗

　　正常情况下，女性不需要冲洗阴道。阴道本身是有菌的，阴道菌群包含以乳酸杆菌为主的 20 余种微生物，使阴道微生态环境呈弱酸性，这是阴道的自净功能。老年女性雌激素水平低，易出现阴道内部环境

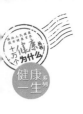

酸碱失衡，pH 升高，乳酸杆菌明显下降，阴道自净功能下降。如果反复冲洗阴道，尤其是使用碱性清洗液，会加重阴道内酸碱度和菌群的失衡，导致阴道炎的发生。

（李　旻　李萍萍）

66. 为什么老年女性 要重视**漏尿**

　　尿失禁是指尿液不受控制地自行流出。老年人尿失禁的发病率较高，有些老年人觉得这是一个正常的现象，只要是生完孩子的都会有，不需要治疗；另外一些有严重漏尿症状的老年人又觉得难以启齿，从不寻求医生的帮助。其实，长时间的漏尿提示存在盆腔器官（包括子宫、膀胱和直肠）和盆底结构（包括盆底肌肉和筋膜）的功能障碍，如果不予干预，不仅漏尿症状会继续加重，还可能出现排尿困难、脱垂、疼痛、尿路感染和外阴、阴道的感染等，严重影响老年人的生活质量。同时，还会限制老年人的社会活动，甚至导致老年人出现自卑、抑郁等情绪，并且增加了老年人患肌少症及摔倒的风险。因此，老年人应重视漏尿问题，积极治疗。

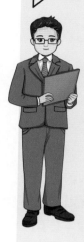

老年人发生漏尿的原因

◆ **多产**：这是老年人发生漏尿最常见的原因。怀孕和生产次数越多，盆底受到的损伤越大，恢复就越慢，漏尿的症状可能越重。

◆ **肥胖**：过重的体重会通过增加腹压，加重盆底肌肉的负担，从而增加尿失禁的风险。

◆ **年龄增长**：随着年龄的增长，尿失禁的患病率逐渐升高，高发年龄为 45~55 岁。

◆ **不良生活习惯**：吸烟、摄入咖啡因（例如喝咖啡及浓茶等）、长时间的增加腹压动作（例如慢性咳嗽、便秘和提重物等），均是尿失禁发生的高危因素。

漏尿该如何预防及治疗

◆ **治疗病因**：预防及治疗尿失禁可以从减少高危因素入手，例如改变不良生活习惯，积极治疗慢性咳嗽及便秘，避免提重物，以及肥胖人群减重来预防尿失禁等。

◆ **盆底肌训练**：在患者早期训练时，可能需要盆底治疗师进行指导，以正确收缩和锻炼盆底肌肉。盆底肌训练需要坚持，养成每周相对固定的频率和训练时长。在盆底肌训练的同时，也需要增加全身锻炼，可以采用快步走、八段锦等中等强度的全身锻炼。

◆ **盆底治疗**：对于因盆底肌肉力量弱、无法收缩的患者，也可在医院内行盆底肌的生物反馈治疗或者电刺激治疗。

◆ 手术治疗：对于严重的尿失禁，经过以上治疗无效的，可以选择手术治疗，但需要在专业医院就诊后制订个体化的手术方案。

关键词

盆腔器官脱垂　盆底肌训练

健康加油站

如何进行盆底肌训练

训练前需排空膀胱，姿势可以选择站、坐、躺等，只要觉得舒适即可。训练时保持全身放松，同时收缩阴道、肛门，保持收缩状态 5~10 秒，然后逐渐放松 5~10 秒，重复收缩和放松的动作。锻炼时尽量不使用腹部、臀部以及大腿肌肉力量协助。每次锻炼时间为 10~15 分钟，每天 1~2 次，以不感到劳累为宜，循序渐进，逐渐增加频率和时间。

（李　旻）

67. 为什么**脱垂**
会盯上老年女性

盆腔器官脱垂，是女性盆底功能障碍性疾病的一种。由各种原因造成的盆底肌肉和韧带结构的损伤，导致无法将盆腔器官维持在正常位置，因此导致盆腔器官脱垂。为什么盆腔器官脱垂多出现在老年女性群体中呢？

盆腔器官脱垂的危险因素有很多，包括妊娠和分娩次数、肥胖、便秘、经常举重物、家族遗传和年龄增长。而其中年龄增长，也就是衰老，是每位女性都无法避免的。在女性绝经后，随着体内雌激素分泌减少，盆底肌肉会变得更加松弛无力。支持能力变弱的盆底肌无法正常承托盆腔器官，就会出现盆腔器官脱垂的表现，这也是为什么盆腔器官脱垂到老年之后会变得更加明显和严重。脱垂的出现会对老年女性的生活造成极大的困扰，甚至有些老年女性因此而害怕出门，进而影响正常的社会生活。

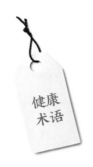

健康术语

子宫托是针对盆腔器官脱垂的非手术治疗方法，是一种可以支持子宫和阴道壁，维持其解剖位置的工具，给盆底结构一个外部支撑力。其主要优点是无创。

专家说

如何判断自己是否存在盆腔器官脱垂

如果出现以下症状，就该警惕是不是已经存在盆腔器官脱垂了。

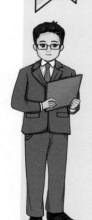

◆ 阴道有压迫感或者感觉有东西掉出阴道

◆ 出现一些泌尿系统或者消化系统相关症状，比如打喷嚏的时候漏尿、排便困难等。

如果有类似症状出现，不要羞于告诉亲属和医生，要积极就诊。医生会通过体格检查来判断脱垂的程度，

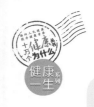

采用问卷调查来评估脱垂症状对生活的影响，再通过一些辅助检查，比如盆底超声和盆底肌电图来提供客观的身体数据。综合所有结果，给出系统的诊断和评估。

如何预防盆腔器官脱垂

既然年龄增长不能够改变，我们可以规避盆腔器官脱垂的其他危险因素。

生活习惯：超重的女性合理减重，有便秘的女性治疗便秘，避免生活中提重物或进行一些增加腹压的活动。

盆底肌训练：盆底肌训练可以一定程度上预防脱垂。

及时就诊：及时发现盆腔器官脱垂从而进行干预可以避免脱垂进一步加重。常用的非手术治疗有子宫托、盆底肌训练等。非手术治疗无效的症状较重患者，可以选择手术治疗。

（李　旻）

七

内分泌系统
健康

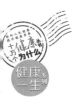

68. 为什么老年人
内分泌系统各器官
会发生变化

随着年龄的增长，内分泌腺可出现生理性的形态结构和功能的退行性改变。此外，某些疾病和某些外源性因素也可影响内分泌器官，导致内分泌器官衰老进程加剧。

导致老年人内分泌系统退化的原因有很多，内因主要是遗传因素，包括一些与衰老有关的基因表达、细胞自我修复和更新能力下降等；外因主要是营养状态、多种慢性疾病导致的机体氧化应激、神经内分泌功能下降等。

人体有哪些内分泌腺

人体的内分泌腺主要包括垂体、性腺、甲状腺、肾上腺、甲状旁腺、胰腺等。近年来，研究人员发现胃肠道细胞、脂肪细胞和肌肉细胞等也会分泌多种影响机体代谢的细胞因子，如肠促胰岛素、脂联素、瘦素等，因此也被纳入内分泌器官之中。内分泌腺对调节人体的生物节律、机体代谢、生长发育、生殖和电解质平衡等有着重要的作用。

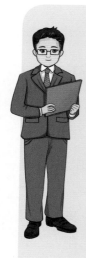

内分泌系统退化对人的影响

◆ 生长、生殖功能相关激素水平明显下降，比如生长激素、性激素水平下降。对女性影响最显著的是雌激素下降引起的潮热、多汗、失眠、骨量减少等更年期表现，男性主要是雄激素下降导致生殖功能和肌肉含量与功能的下降。

◆ 某些激素的分泌随着增龄而改变，对靶组织的敏感性下降，如胰岛素、甲状腺激素等。随着年龄的增长，胰岛 β 细胞功能减退，分泌胰岛素减少，外周组织包括肝脏、肌肉等对胰岛素敏感性下降，这些因素会导致老年人血糖升高，严重者可出现糖尿病。老年人中，甲状腺功能减退也非常常见，初期可能仅表现为促甲状腺激素（TSH）的升高。多项研究表明，甲状腺功能减退与老年人的脂代谢、骨代谢、心血管疾病等密切相关，也会影响老年人的预期寿命。

（于冬妮　郭立新）

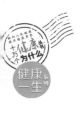

69. 为什么老年人
甲状腺结节要坚持随访

甲状腺结节 随访

当甲状腺组织长成小肿块时就称为甲状腺结节，有的是固体，有的含有液体，当甲状腺结节的内容物全是液体时被称为囊肿，其发生机制目前尚未完全明确。甲状腺结节是老年人的常见疾病，其发病率随年龄的增加而增加。与年轻人的甲状腺结节不同的是，老年人的甲状腺结节患病率更高，直径大于 1 厘米的结节更多见。虽然甲状腺癌的风险低于年轻人，但一旦确诊甲状腺癌，其恶性程度可能更高。因此，一旦老年人发现甲状腺结节，应及时就医，评估甲状腺结节的功能和良恶性，在医师的指导下定期复查随访。

专家说

老年甲状腺结节性质与一般人群相似，90% 以上为良性，约 10% 为恶性。初次就诊时，需要进行甲状腺结节功能的评价和结节良恶性的鉴别。

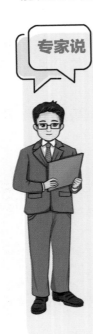

◆ 甲状腺结节功能的评估：了解结节是否为可导致甲状腺功能亢进的结节，即可引起心悸、消瘦、腹泻、失眠、烦躁等症状。

◆ 结节良恶性的评估：恶性风险高的结节，可以进行甲状腺结节细针穿刺，取细胞进行病理检查，明确结节的病变类型。良性可能性大的结节每半年至 1 年复查一次即可，恶性病变风险高的结节则建议每 3 个月复查一次。

甲状腺结节的超声评估分类

评估分类	恶性率(%)
1. 无结节	0
2. 良性	0
3. 良性可能	<2
4A. 低度可疑恶性	2~10
4B. 中度可疑恶性	10~50
4C. 高度可疑恶性	50~90
5. 高度提示恶性	>90
6. 活检证实的恶性	

资料来源:《2020甲状腺结节超声恶性危险分层中国指南:C-TIRADS》。

（于冬妮　郭立新）

70. 老年人如何预防**糖尿病**

　　根据相关调查数据显示,我国老年糖尿病患病率已高达 30.2%,老年糖尿病病例数量已居全球首位。相较于中青年患者,老年糖尿病患者更易伴发合并症和并发症,死亡率高。因此,应重视老年糖尿病的预防和筛查。大量研究表明,健康的饮食、适量的运动和维持合理的体重是老年人预防糖尿病发生发展的重要手段。老年糖尿病的预防包括三级预防。

关键词

糖尿病　三级预防

一级预防是在无糖尿病的老年人群中开展糖尿病的科普教育和宣传，推荐健康的生活方式，包括合理膳食、适当运动和避免久坐等，从而预防糖尿病的发生。对糖尿病发生风险高的老年人，可进行糖尿病的筛查，并加强老年人其他心血管疾病高风险因素（如吸烟、肥胖、高血压、高脂血症等）的管理。

二级预防是对已诊断糖尿病的老年人进行全面的并发症筛查及重要脏器功能评估，及时进行规范的治疗，减少糖尿病相关并发症的发生。

三级预防是对已出现并发症的老年糖尿病患者采取及时有效的综合治疗措施，多学科联合管理，阻止或延缓糖尿病并发症的进展，降低老年患者致残率和死亡率，提高生命质量。

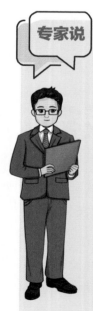

专家说

饮食和运动是预防糖尿病的重要基石。国内外的研究结果均显示合理的饮食运动可显著降低糖尿病的发生风险。

◆ 制订饮食方案时应合理安排每日能量摄入，以及蛋白质、脂肪和碳水化合物三大营养素的比例。不建议长期禁食碳水化合物，可适当增加粗粮类食物，适当摄入水果，严格控制零食及油炸食物。一日三餐应尽量规律，做到定时定量。

◆ 运动除可以帮助老年人减脂增肌外，还有利于改善胰岛素的敏感性，降低心血管死亡风险。运动包括有氧运动、抗阻运动和柔韧性运动。老年人可采用的有氧运动运动方式包括快走、健身舞、韵律操、骑自行车、水中运动、慢跑等。运动前需由专业的医师评估患者的身体状态，制订个体化的运动方案。在运动前注意热身，运动后进行肌肉关节的拉伸，避免出现运动损伤。

（于冬妮　郭立新）

71. 老年糖尿病患者**血糖**应控制在什么水平

血糖监测是糖尿病患者管理的重要部分。目前常用的血糖监测方法包括糖化血红蛋白、手指血测血糖和动态血糖监测等。定期的血糖监测可以更好地了解病情，避免出现各种糖尿病相关的急慢性并发症。

老年糖尿病患者合并高血压、高脂血症等心血管疾病危险因素的比例高，且往往有肝肾功能减退，合并多种慢性疾病，低血糖风险更高。因此，最新的国内外指南均强调对于病情复杂的老年糖尿病患者，应适当放宽血糖控制目标。

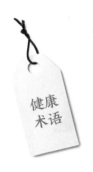

健康术语

血糖监测　糖化血红蛋白

糖化血红蛋白：是红细胞中的血红蛋白与血清中的葡萄糖通过非酶反应结合生成的产物，因此 HbA1c 的含量是由过去的而非即时的血糖浓度决定的。

◆ 对于身体状况良好、合并症少、认知功能好的老年人，糖化血红蛋白（glycosylated hemoglobin，HbA1c）的控制目标仍为7%~7.5%；

◆ 对于合并多种慢性疾病、状态较差、有认知功能障碍的老年人，建议将 HbA1c 控制在 8%~8.5%。

◆ 对于高龄老人，空腹或餐前手指血测血糖的控制目标为8~10mmol/L，睡前血糖的控制目标为 8~13.9mmol/L。

HbA1c 检测很重要

HbA1c 代表过去 3 个月血糖的平均水平，且HbA1c 升高与糖尿病的慢性并发症发生显著相关。患者应定期（一般为 3 个月）对 HbA1c 进行监测，可有效预防和控制糖尿病及其并发症的发生。

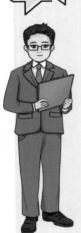

需要注意，HbA1c 的生成与红细胞内血红蛋白相关。如果缺铁性贫血、溶血性贫血等疾病导致患者血红蛋白含量或功能异常，由此测定的 HbA1c 结果将会偏低，与血糖水平不相符。肝硬化、脾肿大、糖尿病性肾病等的患者发生继发性溶血时，也会导致 HbA1c测定结果偏低。所以在检测 HbA1c 时，要同时注意患者的血常规结果，结合临床作出正确判断。

如何进行血糖自测

所有糖尿病患者均推荐进行手指血测血糖检测，老年人可用血糖仪进行血糖自测。监测血糖的时间点可包括空腹血糖、餐前血糖、餐后血糖（指自吃第一口饭时起2小时后化验的血糖值）、睡前血糖、任意时间血糖和夜间血糖。如患者血糖平稳，可仅每周监测2~4次空腹或餐后血糖。病情较重、1型糖尿病或易发生低血糖等特殊情况的糖尿病患者应加强血糖监测，增加血糖监测的次数。近年出现了动态监测血糖的方法。该方法可通过葡萄糖传感器连续监测皮下组织间液的葡萄糖浓度变化，可以提供更全面的血糖信息，了解血糖变化及血糖波动的特点。

（于冬妮　郭立新）

关键词

糖尿病　低血糖

72. 为什么老年人更应重视**低血糖**的发生

低血糖是老年糖尿病患者常见的急性并发症之一。老年糖尿病患者的低血糖风险高，除年龄外，糖调节能力减弱、合并多种疾病（如慢性肾脏病、心血管疾病、肝功能不全等）、多重用药、合并自主神经病变、认知功能下降等均是老年糖尿病患者发生低血糖的危险因素。此外，空腹饮酒、过度限制碳水化合物、进餐不规律、大量运动前未加餐等不良生活习惯是导致低血糖的常见诱因。

低血糖常见的表现为饥饿感、心慌、手抖、大汗等，严重者可导致心律不齐、心肌梗死、跌倒，甚至昏迷、死亡等不良事件。反复发生严重低血糖会导致老年糖尿病患者的认知功能下降，甚至痴呆。同时，相较于年轻患者，老年糖尿病患者无症状性低血糖发生风险更高。因为，老年患者对低血糖感知阈值下降，导致老年人对低血糖的敏感性变差。而且，老年患者发生严重低血糖的阈值升高，使老年人更易发生严重低血糖，导致患者出现昏迷或死亡等严重后果。因此，应对老年糖尿病患者进行低血糖风险评估，制订个体化治疗方案，将低血糖风险降至最低。

专家说

　　老年糖尿病患者应随身携带糖果、饼干等，以备低血糖时使用。在体力活动增加、进食减少或延时、注射胰岛素或服用促进胰岛素分泌的降血糖药后，应及时进食。一旦老年人出现低血糖，应尽快积极处理，如老年人出现严重低血糖导致意识丧失，应及时送医，进行静脉补充葡萄糖等急救治疗，避免发生严重后果。

（于冬妮　郭立新）

73. 老年人如何预防**高脂血症**

　　血脂异常是指总胆固醇（total cholesterol，TC）、甘油三酯（triglyceride，TG）、低密度脂蛋白胆固醇（low density lipoprotein cholesterol，LDL-C）升高，高密度脂蛋白胆固醇（high density lipoprotein cholesterol，HDL-C）降低。血脂异常是老年人常见的代谢性疾病。随着年龄的增长，TC、TG、LDL-C和载脂蛋白B（ApoB）逐渐升高，绝经后女性升高得更加明显。我国的调查结果显示，70岁以下成人LDL-C和TG水平随年龄增加而升高，70岁以后呈降低趋势。高龄老人的血脂呈下降趋势的机制目前尚未完全明确。

除年龄外，遗传基因、不良生活方式和生活环境均可导致老年人的血脂异常。保持健康的生活方式是预防老年人血脂异常的主要措施。

◆ 戒除不良嗜好：包括戒烟、限酒。

◆ 均衡饮食：减少饱和脂肪酸和胆固醇摄入，增加蔬菜、水果、鱼类、豆类、粗粮、全谷物、坚果及富含植物甾醇、纤维的食物摄入。

◆ 适当运动：有研究表明，有氧运动除可改善老年人的心肺功能，增加胰岛素敏感性，改善糖代谢外，还可以调节老年人的血脂，包括降低TG和升高HDL-C。因此，建议老年人坚持规律有氧运动。运动时应注意避免运动导致的损伤和跌倒，有条件者可在运动康复专业医师评估及指导下选择运动方案。

血脂异常有哪些危害

血脂异常的主要危害是引起动脉粥样硬化斑块，甚至动脉狭窄、闭塞，引起机体重要脏器，如心、脑、肾和下肢等供血不足，严重者可导致心肌梗死、脑梗

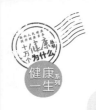

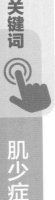

死，甚至危及生命。研究表明，血脂异常是动脉粥样硬化性心血管疾病（atherosclerotic cardiovascular disease，ASCVD）、心肌梗死、缺血性脑卒中等心脑血管疾病的重要危险因素。ASCVD 是老年人致死、致残的主要疾病，其患病率和死亡率随增龄而增加。此外，高甘油三酯血症还可引起乳糜血、脂肪瘤、急性胰腺炎等疾病，严重危害老年人的健康。因此，应重视老年人血脂异常的预防、筛查和治疗。

（于冬妮　郭立新）

74. 为什么老年人要预防
肌少症性肥胖

　　"肌少症性肥胖"指脂肪的增加伴随着瘦体重（主要是肌肉和骨骼）的减少，即相对于整个体重来说，患者的肌肉数量和功能相对低下。因同时存在少肌和肥胖，因此肌少症性肥胖可导致对老年人健康更大的危害。国内外多个研究结果表明，肥胖和少肌都与残疾、日常生活活动障碍、心血管疾病的患病率和全因死亡率等显著相关，如同时合并肥胖和少肌，出现上述疾病的风险比单独有一项者更高。因此，老年人应关注年龄增长后身体成分的改变，采用合理的饮食和适当运动，预防肌少症的发生。

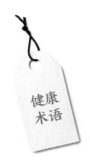

体重指数（body mass index，BMI），目前是世界卫生组织（WHO）推荐的判断体重超重和肥胖最常用、最简单的方法。体重指数的计算方法是：BMI= 体重（kg）/ 身高²（m²）。每个国家采用的体重指数的标准都有所不同。中国体重指数成人标准：正常范围为 18.5~23.9kg/m²，超重为 24.0~27.9kg/m²，肥胖为 ≥28.0kg/m²。

体脂率是指人体脂肪重量在人体总重量中所占的比例，又称体脂百分数，反映人体内脂肪含量的多少。体脂百分比（%）= 体脂肪（kg）/ 体重（kg）×100%。若体脂率男性 20%~25%、女性 25%~30% 为超重；体脂率男性 25% 以上、女性 30% 以上为肥胖。

如何知道是否得了肌少症性肥胖

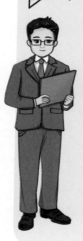

肌少症性肥胖的诊断主要包括肌肉含量、脂肪含量和肌肉力量的评估三个方面。目前评价人体肌肉和脂肪含量的主要方法有生物电阻抗法、CT、磁共振和双能 X 射线吸收法。应用较广的是生物电阻抗法，其他的几种方法目前多用于科研工作。目前常用的标准之一为体脂含量超过同龄人群的 60%，肌肉质量低于同龄人群的 60%。常用评价肌肉力量的方法为握力计、6 米步速等。

（于冬妮　郭立新）

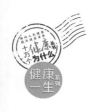

75. 老年人肌少症性肥胖
如何合理**控制体重**

对于肌少症性肥胖的老年患者，控制体重的同时更要注重保持或增加肌肉的量和功能。高蛋白饮食结合抗阻运动是预防和治疗肌少症性肥胖的重要方法。

◆ 抗阻训练是目前纠正老年人肌少症的最有效措施，如借助弹力绳、小哑铃等，对高龄老人和虚弱患者来说安全性高，但也需要在专业医护人员的指导下进行，避免出现运动损伤。

◆ 高蛋白饮食在维持体质量方面有显著优势，能更好地维持瘦体重（主要是肌肉和骨骼）。当膳食中蛋白质供能比从 12% 提高至45% 时，饱腹感显著增加，且进食量减少。富含亮氨酸的平衡氨基酸，可以促进肌肉蛋白质合成，维持肌肉质量和肌力。

专家说

老年肌少症性肥胖的主要原因

老年人出现肌少症性肥胖有多方面的因素，包括年龄的增长、不良的生活方式、激素（皮质类固醇、生长因子、胰岛素）和免疫因素（炎症、活性氧）等。

◆ 随着年龄增长，脂肪质量逐渐增加，大约在60~75 岁达到高峰。肌肉质量和肌力从 30 岁左右开

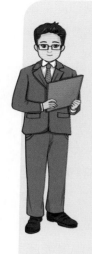

始下降，60 岁以后下降速度更快；内脏脂肪和肌内脂肪含量增加，而其他部位的皮下脂肪含量下降。

◆ 久坐的生活方式是体重增加的一个重要危险因素。与体重正常者比较，肥胖者的体力活动较少，且会导致肌力下降。

◆ 老年人饮食中蛋白质含量较低可能会加速肌少症的发展。

◆ 老年人脂肪组织产生的炎性细胞因子升高，促进肌肉合成的激素，如睾酮明显减少。

上述因素共同作用导致了老年肌少症性肥胖的发生。因此，老年人应注意合理饮食，适当运动，避免久坐的生活方式，减少肌肉的流失和脂肪的增长。

（于冬妮　郭立新）

76. 老年人如何预防
高尿酸血症

高尿酸血症是老年人常见的慢性代谢性疾病之一。有研究表明，我国大于 60 岁的老年人高尿酸血症的患病率为 5.5%~19.3%，

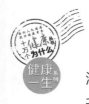

沿海地区的患病率高于内陆地区。无症状高尿酸血症是指有血尿酸的升高，但无痛风、尿酸结晶或尿酸肾病的临床表现、体征及影像学表现。

高尿酸血症的危险因素很多，包括不可改变的因素（高龄、男性、一级亲属有痛风病史）和可改变的危险因素（肥胖、高嘌呤饮食、久坐的生活方式，伴发心血管疾病、其他代谢性疾病，使用可升高尿酸的药物）。因此，老年人预防高尿酸血症的主要措施包括合理控制体重，避免肥胖；低嘌呤饮食，避免酒精、肉汤、火锅、烧烤等高嘌呤饮食；适当运动，避免久坐；避免使用升高尿酸的药物，如利尿药（噻嗪类、髓袢类）、烟酸、环孢菌素、他克莫司、吡嗪酰胺、糖皮质激素、胰岛素、尼古丁等；适当多饮水。

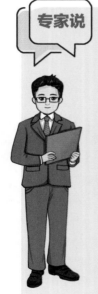

专家说

高尿酸血症是指正常嘌呤饮食状态下，非同日两次空腹检测，男性的血尿酸大于420μmol/L（7mg/dL），女性血尿酸大于360μmol/L（6mg/dL）。血尿酸的主要来源是体内嘌呤的代谢产物，其中2/3由机体自身产生，机体产生的尿酸主要由肾脏排泄，1/3来源于饮食摄入。高尿酸沉积于关节时可引起关节红肿、疼痛，即急性痛风性关节炎；沉积于肾脏时可引起痛风肾病、肾结石；刺激血管壁时可引起动脉粥样硬化；也可损伤胰岛β细胞功能，引起血糖升高等。因此，老年人应重视高尿酸血症的筛查和治疗。低嘌呤饮食是预防和治疗高尿酸血症的重要措施。对于生活方式干预后血尿酸仍高的老年人，需要在医生的指导下加用降尿酸药物。

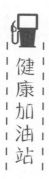

健康加油站

常见食物嘌呤含量分级表

嘌呤含量	常见食物举例
低嘌呤含量	米、麦、马铃薯、鲜奶、奶酪、酸奶、鸡蛋、鸭蛋、白菜、茄子、瓜类、木耳、西瓜、葡萄、桃子、茶、蜂蜜等
中嘌呤含量	豆制品、干豆类、豆苗、鸡肉、猪肉、牛肉、羊肉、兔肉、鱼、海带、蘑菇、花生、腰果、芝麻等
高嘌呤含量	黄豆、扁豆、紫菜、香菇、动物内脏、肉脯、肉汤、贝类、虾、海鱼、酒类等

（于冬妮　郭立新）

八

视听功能与
口腔保健

77. 为什么人老了
视力会发生变化

随着年龄增长，视力会出现变化，有的是生理性的，有的是病理性的，我们要注意区分。

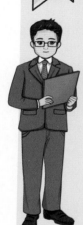

专家说

人老了视力会发生变化的常见原因包括以下几个方面：

◆ 老花眼：眼睛聚焦近处的物体有困难，称之为老花眼。通常表现为无法阅读很小的文字、头痛、眼睛疲劳。随着年龄的增长，眼睛的晶状体会逐渐变硬，负责调节晶状体屈光度的睫状肌也会出现老化，这些变化会使晶状体更难正常工作。

◆ 白内障：白内障会导致视物模糊，通常也与晶状体衰老有关。表现为视物模糊、单眼视物有重影、夜晚或光线昏暗时视物困难、灯光周围出现光晕、视物颜色减退或呈黄色等。

◆ 飞蚊症：飞蚊症通常是自然衰老的表现。玻璃体是眼睛内填充的一种透明凝胶状物质，其阴影投射在视网膜上即形成飞蚊症。表现为患者眼前有细小黑影飘动，即使眼睛停止移动时患者也可能看到斑点状、

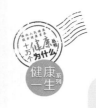

线状或漂移的线条，光线明亮时更明显。高度近视或接受过白内障手术的人更多见。

◆ 干眼：症状包括烧灼感、痒、异物感、眼泪过多、视野模糊，重度眼干燥症会导致角膜受损，影响视力。

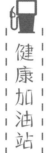

老年人如何保护视力

日常生活中，应注意：①避免用眼过度；②适当的户外活动；③注重饮食结构，摄入营养丰富，富含蛋白质、维生素、微量元素且易于消化的食物；④在医生指导下进行眼部理疗，包括热敷、眼保健操等；⑤定期眼部体检，检查视力、眼压、眼底等。

（王军明）

78. 得了青光眼
一定会**失明**吗

青光眼是世界首位不可逆性致盲眼病，意味着一旦因为青光眼导致视功能受损或者失明，以目前的科技水平而言，是没有办法能让患者重见光明的。

青光眼的损伤主要是因为长时间的高眼压压迫视神经，导致视神经萎缩不断加重，最终导致失明。我们在发现青光眼以后，如果能够及时复诊，积极治疗，使用各种治疗方法，将眼压控制在一个合理的水平，就可以避免视神经进一步受损，保住现有的视功能，不发展到失明的程度。但相当一部分青光眼患者没有任何症状，直到发现视物障碍就诊，经医生检查已经是青光眼晚期，因此青光眼也被形容是一个沉默的"视力小偷"。

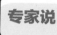

专家说

为什么青光眼是一个沉默的视力小偷

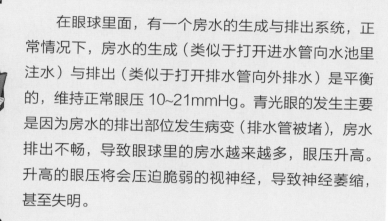

在眼球里面，有一个房水的生成与排出系统，正常情况下，房水的生成（类似于打开进水管向水池里注水）与排出（类似于打开排水管向外排水）是平衡的，维持正常眼压 10~21mmHg。青光眼的发生主要是因为房水的排出部位发生病变（排水管被堵），房水排出不畅，导致眼球里的房水越来越多，眼压升高。升高的眼压将会压迫脆弱的视神经，导致神经萎缩，甚至失明。

青光眼可以分很多类型，有一些类型有明显的症状，比如急性闭角型青光眼急性发作，可表现为严重的眼痛、头痛。还有一些类型没有明显的症状，比如原发性开角型青光眼，发病初期无明显不适，当发展到中晚期时，可能感觉有轻微眼胀、眼痛、视物模糊等。中心视力可维持相当长时间不变，但视野会逐渐出现缺损，最后由于长时间高眼压的压迫，视神经逐渐萎缩，视野随之缩小、消失而失明。整个病程眼部外观无明显变化，多数患者无自觉症状。所以称青光眼是一个沉默的视力小偷。

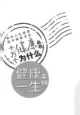

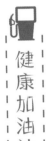
青光眼如何治疗

目前青光眼的治疗主要是降眼压治疗，治疗方式多种多样，目前主要包括药物、激光和手术。可先用药物及激光治疗，当药物与激光不能控制病情的进展时，可进行手术治疗。

青光眼的高危人群有哪些

包括有：①高眼压；②眼轴较短、角膜较小、前房浅、房角狭窄、晶状体较厚等；③随着年龄的增加，青光眼的患病率会逐渐升高，尤其是 50~70 岁的人群；④有家族史，青光眼具有一定的家族性；⑤高度近视或远视；⑥糖尿病；⑦使用激素类药物、抗焦虑药等可能使眼压升高；⑧眼外伤。

（王军明）

79. 得了白内障

药物治疗有效吗

白内障是目前世界上主要的致盲眼病之一，是威胁老年人视力健康最常见的原因。它是由于各种原因如老化、遗传、局部营养障碍、外伤、中毒等，导致晶状体发生混浊。得了白内障，光线不能透过浑浊的晶状体顺利地投射到视网膜上，患者会感到视物模糊，看东西不清晰，以及色觉障碍和眩光。

目前为止，尚没有一种经过实验及临床证实有确切疗效的药物。早期白内障尚不需要手术治疗，适当应用药物，可能起到减缓白内障发展的作用。如局部使用谷胱甘肽滴眼液、吡诺克辛滴眼液及口服维生素 C、维生素 E 等，可在专业医师的指导下使用。

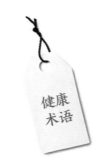

超声乳化白内障吸除术：使用超声乳化仪，通过 3.0 毫米（或更小）大小的手术切口应用超声能量将混浊的晶状体核乳化后连同晶状体皮质一起吸出，保留晶状体囊的一种手术方式。

专家说

得了白内障的预警信号

◆ 视力缓慢下降，眼前像蒙了一层纱。

◆ 室内视力还比较清晰，在室外或者强光下视力明显下降。

◆ 以前的老花度数下降，或者以前不近视，最近出现近视。

手术效果怎么样

目前治疗白内障的手术方式主要是超声乳化白内障吸除术，该手术方式具有切口小，可植入折叠式人工晶状体，术后散光少，手术时间短，视力恢复快等优点。

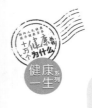

如果患者角膜及眼底等部位无其他特殊疾病，通过联合人工晶状体植入术，就像将照相机浑浊的镜头换成一个全新的镜头，患者一般可恢复较好视力。

（王军明）

关键词

黄斑　视网膜病变

80. "老黄"是什么眼病

所谓"老黄"，是"老年性黄斑变性"的俗称，也称"年龄相关性黄斑变性"，是引起老年人视力丧失的主要原因之一。

如果将眼睛与照相机进行对比，视网膜就好比是照相机中的底片，对于眼睛成像以及视觉的产生起着决定性作用。黄斑是视网膜的一个关键性结构，位于视网膜中央，是视网膜上视功能最敏锐的部位。黄斑部位发生病变时，将会产生视力下降、视物变形、眼前暗点等各种表现。

 为什么会得"老黄"

"老黄"是视网膜黄斑区结构的衰老性改变。原因尚未确定，可能与遗传、慢性光损害、营养不良、中毒、免疫性疾病、心血管系统及呼吸系统等全身性

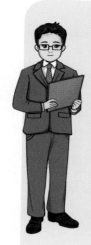

疾病有关，也可能是多种因素综合作用的结果。大多始发于50岁左右，年龄越大发病率越高。

临床上根据发病特点的不同分为两种类型：干性（萎缩性）"老黄"及湿性（渗出性）"老黄"。前者早期中心视力轻度损害，甚至在相当长时间内保持正常或接近正常。后者早期中心视力即明显下降，可出现视物变形或变小。于病灶相应处能检出中央相对暗点。眼底检查可见黄斑区有出血。

"老黄"能治吗

干性"老黄"目前没有特殊治疗方法。

湿性"老黄"的治疗方式包括眼底激光光凝术、经瞳孔温热治疗术、光动力疗法、黄斑网膜下新生血管药物治疗。

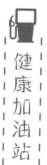

健康加油站

"老黄"的预防

①控制血压、血糖、血脂。②减少光损伤，配戴深色眼镜，尽量避免中午的日晒。③禁止吸烟，少饮酒。④多食蔬菜水果，尤其是富含叶黄素、玉米黄素的食物。

（王军明）

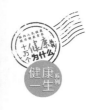

81. 为什么糖尿病
会影响**眼睛**

糖尿病是以糖代谢紊乱为主的常见全身性疾病。视网膜上有大量微血管，容易受到持续高血糖的影响，从而产生糖尿病性视网膜病变。糖尿病性视网膜病变是 50 岁以上人群主要致盲眼病之一，危害严重。

另一类由糖尿病引起的常见眼病是糖尿病性白内障，通常发展迅速，可在短时间内发展为完全性白内障，严重影响威胁患者视力。

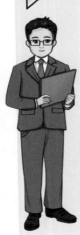

专家说

什么是糖尿病性视网膜病变

当糖尿病病程超过 10 年时，大部分患者都会出现不同程度的视网膜病变，这主要是因为糖尿病引起的视网膜微血管发生病变的结果。

糖尿病性视网膜病变可以分成两种类型：一种是非增殖型，另一种是增殖型。患糖尿病年限较短，血糖控制良好时，可处于非增殖期，且可以保持很长时间。如果患糖尿病年限较长，血糖长期控制不好时，视网膜微血管病变会加重，则可以由非增殖型很快转化成增殖型病变，此时视网膜缺血缺氧加重，诱导视网膜产生新生血管，这些新生血管向本来没有血管的玻璃体内生长，形成玻璃体视网膜的牵拉。新生血管结构不健全，容易发生出血，大量出血进入玻璃体内，产生玻璃体积血，光线不能通过玻璃体到达视网膜上，使视力严重下降。在出血的吸收过程中可以发生纤维组织增殖，增殖膜的收缩又可以引起牵拉性和／或孔源性视网膜脱离，使视力进一步下降，甚至导致失明。

根据糖尿病性视网膜病变所处的阶段采取适当治疗，包括视网膜光凝术、玻璃体腔注药、手术等。

什么是糖尿病性白内障

糖尿病性白内障是糖尿病患者眼部第二大并发症。与没有糖尿病的人群相比，患有糖尿病的老年人中，白内障发生较早，进展较快，成熟较早。一些病情较重患者，白内障从形成、发展直至成熟，历时时间很短，可以在几天内就完全成熟，引起失明。

当糖尿病性白内障明显影响视力妨碍患者的工作与生活时，可在血糖控制下进行白内障摘除术。

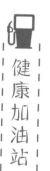

健康加油站

糖尿病患者应该怎样保护眼睛？

一是，严格控制血糖。二是，定期眼科检查。一般来讲，对于血糖控制稳定、眼部病变不明显的患者，至少每半年检查一次；对于血糖控制不佳、眼部病变较重的患者，按医生的要求复查。

（王军明）

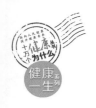

82. **眼干燥症**是
眼睛的泪水干了吗

关键词

干眼 泪液

根据流行病学调查结果显示，我国的眼干燥症发病率约为21%~30%，高于欧美国家发病率。

眼干燥症为多因素引起的慢性眼表疾病，是由于泪液的质、量及动力学异常导致泪膜不稳定性或眼表微环境失衡，可伴有眼表炎症反应、组织损伤及神经异常，造成眼部多种不适症状和／或视功能障碍。按照泪液主要成分或功能异常分类，可以分为水液缺乏型、脂质异常型、黏蛋白异常型、泪液动力异常型及混合型。

专家说

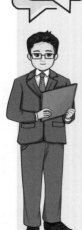

干眼的临床表现有哪些

干眼的临床症状表现多样，包括异物感、干涩感、烧灼感、酸胀、畏光、痒、眼红、视物模糊、视疲劳等，有些是患者无法明确描述的不适感。

干眼的治疗方法有哪些

◆ 积极改善工作和生活环境，改变不良的用眼习惯，如用眼过久、长时间使用电子产品、熬夜等等。

◆ 睑板腺功能障碍引起的眼部干涩，应加强眼睑的清洁、热敷及按摩等。

- 使用人工泪液。
- 局部使用激素或免疫抑制剂进行抗炎治疗。
- 植入泪点栓、自体下颌下腺移植术等手术治疗。

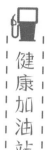

健康加油站

现代上班族预防眼睛干涩的方法有哪些

主要有：①有意识地增加眨眼睛的频次。②放大显示屏的文字，降低显示屏的高度，使显示屏低于双眼平视线，这样眼睛不致睁得太大，从而减少泪液的蒸发。③不要正面对着空调机的风。④增加工作环境的湿度。⑤遵医嘱使用人工泪液型的眼药。⑥遵医嘱湿敷热敷眼睛。

（王军明）

83. 为什么人老了
听力会发生变化

"听力下降"也就是我们常说的"耳聋"，好多人认为人上岁数了，出现耳聋是正常的，但严重的耳聋常常会影响人的沟通交流，并且有潜在的造成阿尔茨海默病的风险，对患者及其家庭的生活造成影响。因此，只要是觉得自己听力下降了，都需要去医院检查、治疗。

老年性聋的病因并不单一，主要与以下几个方面有关：

◆ 机体衰老：衰老影响耳蜗细胞线粒体功能，导致能量产生及供应不足。

◆ 遗传因素：患者携带某种耳聋基因，可能导致耳聋的发生。

◆ 环境因素：包括噪声、致聋药物的使用等。

◆ 其他因素：研究表明老年性聋与高脂血症、高血压、糖尿病等疾病相关。此外，老年性聋与饮食习惯、吸烟、饮酒等也有一定相关性。

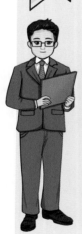

老年性聋的治疗

◆ 药物治疗：一些改善微循环营养神经的药物、抗氧化剂、维生素 B 族和某些微量元素等，对延缓老年性聋有一定的作用。此外，还需要治疗老年性聋相关疾病，例如高血压、糖尿病、高脂血症等。具体应遵照医嘱。

◆ 听觉辅助装置的治疗：助听器可用于改善中度至重度老年性聋患者的听力，重度、极重度老年性聋患者可以考虑通过植入人工耳蜗改善听力。

◆ 心理治疗：部分老年性聋患者可能出现焦虑、抑郁等情绪，需要寻求专业的心理治疗。

助听器会不会越戴越聋

在临床上，听力损失达到中重度以上（听力阈值≥50dB）就需要助听了，听力损失在中度（35dB≤听力阈值<50dB），可以根据患者的需求选配助听器或者定期观察。

但许多患者对配戴助听器有顾虑，担心会越戴越聋。如果是经过严格的听力测试、在正规助听器验配场所由专业的验配师调试验配的助听器，是不会有这种情况的。当然，如果助听器质量不达标，验配流程不规范，不仅影响助听效果，还可能造成听力进一步下降。

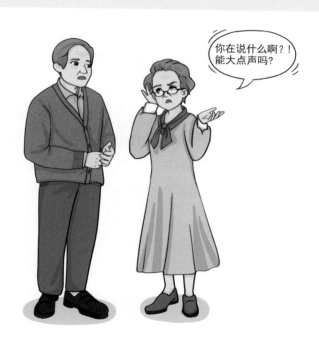

你在说什么啊？！能大点声吗？

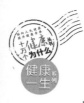

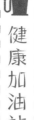

健康加油站

关键词

老年性聋 听力保健

老年性聋与阿尔茨海默病的关系

老年性聋造成大脑认知负荷和结构功能改变，不仅仅影响声音的感知，还会导致老年人认知能力减退和痴呆。有研究显示，轻度、中度和重度听力损失的人患阿尔茨海默病的风险分别比听力正常的人增加 2 倍、3 倍和 5 倍。

（刘旭晖）

84. 如何预防**老年性聋**

2021 年《中国听力健康报告》指出，我国约 15.8% 的人口患有听力障碍，大约有 2 亿人。听力残疾中 50% 可通过听力保健加以预防和避免。听力保健是预防听力残疾最基本、最经济、最有效的手段和途径。

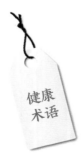

健康术语

听力保健：主要是指用各种科学的方法保护听力不受损害，或者已有听力损失的情况下，保护听力免于进一步下降。听力保健除了各种预防措施之外，还包括基础保健知识的学习、自我听力的监测。

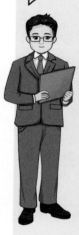

老年性聋的预防

　　老年性聋早期多表现为高频的听力下降，起病隐匿，逐渐加重。当患者感受到听力下降时，往往已经是中度以上耳聋了。因此，早期、定期进行听力检测非常重要。如果患者有高血压、高脂血症、糖尿病等并发疾病，需要严密监测控制。另外，还需避免长时间接触高强度噪声，避免使用耳毒性药物。如果家族中有多位老年性聋患者出现，就更要注意听力问题。营养膳食、规律运动、保持好的心态、良好的生活规律对预防老年性聋也有积极作用。如果发现自己或家人有听力下降的问题，应主动寻求专业的医疗帮助。

怎样早期自我判断听力下降

　　能够早期发现听力下降，尽早治疗，有可能防止听力进一步下降。早期听力下降有哪些表现呢？

　　①可以听到声音，但听不清；②在噪声环境中听声音困难；③只有面对讲话人时，才能理解清楚；④觉得别人说话似在嘟囔或含混不清；⑤必须要请别人重复说话内容；⑥需要将电视音量调得比别人大；⑦发现自己并不明白谈话的主题，常常会答非所问；⑧参加会议、去公共场所或家庭聚会时觉得有些困难；⑨除非距离很近否则不能听到电话声或门铃声；⑩感到头颅里有声音，如嗡嗡声或铃声（耳鸣）。如果有以上情况，很有可能是听力有所下降，这时就要及时去医院就诊。

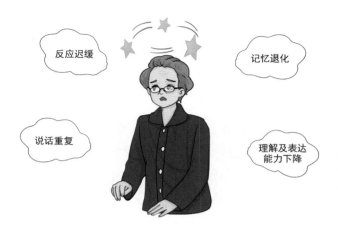

反应迟缓

记忆退化

说话重复

理解及表达
能力下降

（刘旭晖）

85. 听力障碍老人
应该如何运动

　　运动可以促进老年人身心健康，延缓衰老。有研究表明，规律运动能维持骨骼和肌肉的健康，且能改善心脑血管系统、免疫系统的功能，改善人体的代谢。除此之外，运动能调整心情，缓解紧张、焦虑、抑郁等不良情绪，有利于心理健康，提升生活质量。适度的运动能够改善循环，促进听觉器官的供血供氧，延缓耳聋的进展和听觉器官的衰老。

　　听力障碍的老年人该如何运动呢？最重要的原则就是量力而行、循序渐进、坚持不懈。

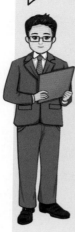

专家说

听障老人运动处方建议

　　首先应该以身体情况为基础，根据自身的活动能力，结合兴趣爱好制订运动处方，主要包括以下几个方面：

　　◆ 运动强度：美国运动医学会曾推荐老年人体育运动强度阈值为最高心率的 60%，心率为 110~130 次/分钟。开始时可能达不到，可以量力而行，逐渐增加强度。

　　◆ 运动时间：运动时间以 20~30 分钟为宜，每次不宜超过 45 分钟。

　　◆ 运动频率：每周宜运动 3~4 次。

　　◆ 运动种类：老年人运动宜缓和，不宜过激。如快走、慢跑、自行车、太极拳、保健操、游泳等有氧运动，都有不错的锻炼效果。

　　◆ 运动监护：过度运动可能会造成身体损伤，如果运动后出现胸闷、心绞痛、头晕、心悸、过度疲劳感等情况，应停止运动，必要时应去医院检查治疗。

　　◆ 运动前准备活动：运动之前要充分活动一下，让身体有一个适应的过程。准备活动以身体轻微发热，略有出汗为宜。

　　◆ 其他：如果有心脑血管疾病、肺部疾病等情况，运动前建议咨询专科医生。

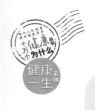

听障老人运动的注意事项

首先应避免高强度负重的运动，过度负重可能损伤肌肉关节，避免屏气的运动。饭前半小时及饭后两小时内避免运动，尽量不进行对抗性及对平衡能力要求过高的运动。听障老人如果平时需配戴助听器或人工耳蜗，建议运动时也尽量配戴，以便能察觉运动环境情况，避免意外伤害的发生。运动过程中注意保护助听设备，以免损伤或丢失。如果配戴助听器或人工耳蜗，在进行某些活动之前，建议咨询一下听力师，比如游泳及一些水上运动可能影响助听器、人工耳蜗的使用，造成设备损坏。

（刘旭晖）

86. 为什么老年人耳朵里
总有声音响

老年人耳朵里的声响，往往就是"耳鸣"。老年性耳鸣是老年人在没有外部声源的情况下，耳内或颅内产生嗡嗡、嘶鸣、蝉鸣等异常声幻觉。耳鸣往往为持续性，可为双侧或单侧，可表现为蝉鸣声、电流声、嘶嘶声、机器轰隆声或嗡嗡声等。老年性耳鸣以神经性耳鸣较为常见。

如果感觉耳鸣严重，已经影响到工作和生活，或影响心情，应及时就诊，可通过药物治疗、耳鸣治疗仪治疗而改善，严重耳鸣伴有重度以上感觉神经性耳聋的患者可通过植入人工耳蜗治疗。

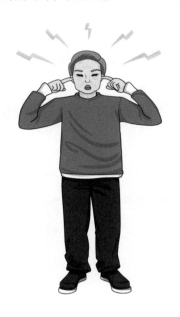

为什么会出现老年性耳鸣

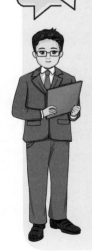

随着年龄的增加，耳鸣发病率也逐年上升，60岁以上人群耳鸣发病率可达25%~31%。耳鸣的产生机制复杂，主要与以下几个方面相关：①听觉系统会随着年龄增长出现退化。②高血压、高脂血症、高血糖、高血黏度、血管硬化等内科疾病几乎都会影响内耳的血液供应，引起耳鸣、听力下降。③耳毒性药物：老年人的生理功能减退，对药物的吸收、代谢、排泄和耐受能力等均有所下降，使用某些药物后可能导致耳鸣、耳聋。④吸烟和长期大量饮酒

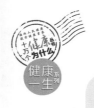

也有可能导致耳鸣。⑤长期接触噪声可能导致耳鸣。

如何预防耳鸣

注意科学用耳和合理保健是预防耳鸣的重要手段。具体包括：①生活要有规律，合理膳食，保证睡眠质量和平稳的情绪。②尽量避免噪声刺激。③如果有高血压、糖尿病、高脂血症等一些内科疾病，需要严密控制相关指标。④一些耳毒性药物使用前要严格遵照医嘱，权衡利弊。

耳鸣时间长了会造成耳聋吗

很多时候耳鸣会伴有听力下降，在老年人朋友中常见的是伴有高频听力下降。但听力下降不是耳鸣造成的，可能是衰老的过程导致了耳聋和耳鸣。

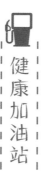

健
康
加
油
站

耳鸣就是"上火"了吗

好多患者就诊时说，一开始以为自己耳鸣是因为"上火"了，吃了点"消炎药""败火药"效果不好才来看门诊。这时候往往耳鸣持续的时间比较长了，拖的时间越长治疗效果越差。出现持续性耳鸣时，要尽快到耳鼻喉科就诊，尽早检查治疗。

（刘旭晖）

87. 为什么口腔
也会**衰老**

关键词

随着年龄的增长，老年人各个组织器官都会发生增龄性的变化，口腔的各器官也不例外，例如牙龈萎缩、牙齿松动、牙齿过度磨耗、上下颌骨骨质疏松等。

还有很多老年朋友患有一种或多种全身性疾病，例如糖尿病、高血压、肾病和贫血等，需要长期服用多种药物，也会对口腔产生诸多影响，甚至给牙科治疗带来了很多不便，特别是拔牙这类有创伤的治疗。同时，口腔的衰老也会影响全身各器官，比如口腔感觉和运动、唾液腺分泌情况等。但是，衰老并不可怕，平和应对就好。

龋齿　牙周炎　洁治

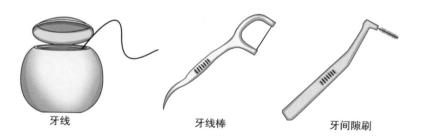

牙线　　　　　　　牙线棒　　　　　　　牙间隙刷

老年口腔疾病的诊断和治疗都具有其特殊性，如患者牙痛的定位常不够准确、医患配合满意度不佳、口腔疾病与多种全身疾病相互影响等，这些都增加了诊断和治疗的难度。

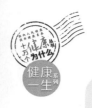

因此，对于口腔健康必须坚持预防为主，即使口腔没有任何不适，也需要定期检查。平时注重口腔清洁，每天早晚刷牙，常规使用牙线、牙间隙刷和冲牙器，少吃甜食硬物；同时，到正规医疗单位进行口腔洁治，维护牙周健康也是减缓口腔衰老的有效手段。口腔能充分发挥其咀嚼、语言、呼吸和表情的各项功能，也能有助于延缓身体其他器官的增龄性变化。

（金建秋）

88. 为什么会 "老掉牙"

"老掉牙"是我们常用的俗语，通常形容陈旧过时，可是"掉牙"真的是因为"老"吗？人到老年，牙齿就一定会陆续脱落吗？答案是否定的。很多老年人的牙齿健康状态都很好。其实"掉牙"这件事，真的不一定是因为年龄大。"掉牙"的人，很有可能是患上了"慢性牙周炎"。

慢性牙周炎是发生在牙龈和牙槽骨的慢性感染性疾病，是牙齿缺失的最主要原因之一。像高血压、糖尿病一样，慢性牙周炎也是一种慢性疾病，疾病的进展和破坏比较缓慢，通常在多年以后才有不舒服的感觉。炎症的早期症状不会非常明显，有时仅表现为刷牙时牙龈出血或者牙龈红肿。一旦牙龈长期处于感染和炎症状态，就会萎缩，进而牙根暴露、牙缝变大。牙龈和周围的骨质如果不再包裹牙根，那么牙齿就失去支撑，变得不那么牢固。这时牙周炎已经进展到后期，牙齿也逐渐松动，如果不加干预治疗，最终的结果就是"掉牙"。

所以，虽然和年龄相关，但这只是表象，"掉牙"不是因为年龄大，年龄大也不意味着牙齿必然缺失。

怎样才能避免"老掉牙"的情况呢

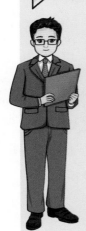

牙齿脱落不但影响进食，更影响美观和发音，长此以往，身体健康将受到影响，生活质量严重下降。尽管目前有各种镶牙和种牙的方式，但这些"假牙"不仅价格昂贵，也不能一劳永逸，总需要修修补补。所以我们仍需保护好自己的天然牙齿。

牙周炎是一种因为细菌感染引起的炎症。首先，如果口腔内非常清洁干净，不给口腔中细菌生存和繁殖的条件，那么感染和炎症就能大幅减轻。所以，我们要维护好口腔卫生。自己在家好好刷牙，定期到医院"洗牙"，是保持牙周健康的两大"利器"。其次，如果已经出现了牙龈出血、肿痛，或者牙齿松动的现象，需要尽早到口腔科就诊。保持了牙周健康，就能一定程度上避免出现"老掉牙"的情况了。

（金建秋）

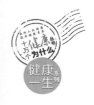

89. 为什么老年人会老长
"口疮"

复发性口腔溃疡　精神紧张　创伤

口疮，也叫口腔溃疡，很多人都长过。口腔溃疡大多数情况是偶发的，一般很容易愈合，但有的人经常长口腔溃疡，此消彼长，老年朋友也不例外。其实这个情况与很多因素有关，也有很多种治疗方法。但是，如果口腔内出现位置固定的溃疡，大如蚕豆、菜花状，长期不愈合，提示可能是口腔癌或者结核，即使疼痛症状不明显，也应及时就医！

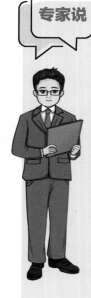

专家说

口腔溃疡原因有很多：

精神因素：口腔溃疡与精神紧张、劳累过度、睡眠不足、外界刺激、气候变化等因素有关，这些负性因素对老年人口腔溃疡的发作频率会有影响。因此，建议老年人生活起居规律，保证充足睡眠，坚持体育运动，保持心情愉快。

营养缺乏：有研究表明，缺锌、铁等微量元素，或维生素 B 族及叶酸等物质的摄入不足，会引起溃疡的发生。因此，老年人口腔溃疡期间需要调整好饮食，多吃瘦肉类、糙米类以及奶类食物，多喝水，适当多吃新鲜蔬菜和水果。

创伤因素：老年人经常会患有"创伤性溃疡"，这是一种由长期刺激引起的口腔黏膜创伤性病损。创伤性溃疡常与刺激物邻近，若能及时去除刺激，很快就可以恢复正常。常见的刺激物是残根、残冠或不合适的假牙。因此，如果老年人口内存在尖锐牙尖或不合适的"假牙"，一定要及时就诊，避免对口腔黏膜造成不良影响。

消化系统疾病：口腔溃疡与消化道疾病之间有密切关系，例如胃溃疡、十二指肠溃疡和溃疡性结肠炎等。老年人如果有消化系统的疾病，需要定期检查，积极治疗。

其他因素：患有高血压、糖尿病等慢性疾病的老年人，可能存在微循环障碍，局部组织缺氧、缺血、营养缺乏等，使口腔黏膜更容易产生溃疡。免疫功能紊乱包括免疫缺陷和自身免疫功能亢进，都会诱发口腔溃疡。细菌、病毒等微生物感染也会引起口腔溃疡，尤其是免疫功能较弱的老年人，更易受到感染影响。

（金建秋）

90. 除了刷牙，还有什么办法可以**保护牙齿**

关键词

牙线　牙线棒　牙间隙刷　冲牙器

提到保持口腔健康，大家最先想到的就是刷牙，刷牙是维护口腔卫生的重要方法，但有不少老年人都会有遇到这样的问题："我每天都很认真地刷牙，但为什么牙齿还是经常出问题呢？"

其实，刷牙只是维护口腔卫生的最常见的一种方法，根据老年朋友牙齿情况的不同，还需要采用其他的方法，例如使用牙线、牙线棒来清理牙齿之间的缝隙。现在很多人也逐渐习惯在刷牙以后，使用牙间隙刷和冲牙器再对牙齿进行清理。

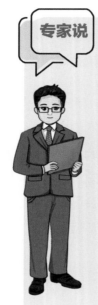

专家说

使用牙线：牙线是清洁牙缝和牙齿邻接面，防止食物嵌塞最健康有效的工具。如何正确使用牙线呢？取一段 15~20 厘米长的牙线，分别缠绕双手的中指，拉紧。用拇指和食指的指腹控制牙线。把牙线放在两颗牙齿之间的牙缝，向牙龈方向轻柔地施加压力，左右拉动牙线，使牙线顺利滑入牙间隙，切忌使用暴力。牙线进入牙齿间隙后分别向口内、口外压紧牙线，左右拉动牙线，轻柔地上下彻底清洁前、后牙齿的邻面，清理完以后，向咬合面把牙线提拉出来。重复以上步骤，直到清洁好每一个牙齿邻面。每次饭后大约用 10 分钟，即可清洁好您的每一颗牙齿，配合正确刷牙，将会非常有效地防止龋齿和牙结石的产生。如果使用牙线不太熟练，也可以使用牙线棒。

使用牙间隙刷：牙间隙刷不仅能够像牙签一样剔除食物残渣，而且牙间隙刷的刷毛柔软，几乎不会造成牙龈的损伤。牙间隙刷有很多种型号，I 形的适用前牙，L 形的适用后牙，刷头中埋入的是铁丝，可以弯成各个角度，更方便插入牙间隙进行清洁。牙龈乳头萎缩和牙间隙较大的老年朋友，建议使用牙间隙刷，把刷头尽量紧贴牙齿的牙龈边缘，将刷头斜向嵌入牙缝，来回运动即可达到清洁的目的。

使用冲牙器：冲牙器又叫水牙线，是利用脉冲流水清除牙缝之间的菌斑和食物残渣。冲牙器的作用类似于牙线，更适于牙周炎较重和牙齿矫正的患者。

漱口：欧美一些国家的人还喜欢使用漱口水来保持口气清新。饭后漱口能除去一部分食物残渣，除了用清水漱口，还可以用含氟漱口水起到防龋效果。平时尽量不要选用含酒精的漱口水。含有氯己定等抗生素的漱口水，适用于牙周炎急性发作的患者，需要由口腔科医生经过检查以后决定是否需要使用，而且此类漱口水不建议长期使用。

控糖：预防龋病必须控制糖摄入量。食物要粗细搭配，多吃些富含纤维的蔬菜、水果等。儿童应注重合理营养，多吃些含有磷、钙、维生素类的食物。老年朋友则尽量不要过多咀嚼过硬的食物，以防过大的咬合力导致牙隐裂甚至裂开。

以上任何一种方法，都无法替代刷牙的作用！每天刷牙两次，一次 3 分钟，可一定要记得！最后，还建议老年朋友们每半年至一年到口腔科检查一次，这样就能早发现、早治疗牙齿的问题了。

（金建秋）

91. 牙掉了怎么**镶牙**

关键词

镶牙　固定假牙　活动假牙　全口假牙　种植牙

牙齿是承担咀嚼食物、发音等功能的重要器官，人老了，牙掉了，这可咋办？不管咋样，总得把掉的牙镶上吧？可是怎么镶呢？是不是要去医院很多次，花不少钱呢？

其实镶牙可以分为四种方法：第一种是固定假牙修复，第二种是活动假牙修复，第三种是种植牙修复，第四种是全口假牙修复。四种修复方法各有利弊，需要经过专科医生检查，才能决定哪种修复方法更适合每一个缺牙的老年患者。

专家说

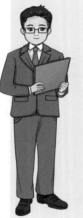

固定假牙修复：就是利用缺牙两侧的天然牙或种植体，将它们连接在一起，搭成桥来修复缺失牙。这种假牙稳固，不能自行摘戴，适用于少数牙缺失且缺牙两侧有可提供有效支撑和固位的基牙的情况。这种方式的优点是美观舒适无异物感，缺点是需磨除较多的牙体组织，且若不能维护好口腔卫生，易产生继发龋或牙周疾患，如果假牙损坏或口腔组织发生变化，假牙修理或调改比较困难，往往需要拆除后重新制作。

活动假牙修复：即可摘局部义齿，是金属和树脂材料制作的可自行摘戴的假牙，对于不同数量和部位的缺牙均适用。可摘局部义齿修复磨除牙体组织较少、便于摘下清洁、易于修理、费用较低，是一种较为经济的修复方式。但其体积较大、有异物感，可能较难适应、影响发音等，且需要反复摘戴清洁，使用较为不便，咀嚼功能也较差。

种植牙修复：是将种植体植入颌骨内，以提供固定装置来安装牙冠。种植牙可用于修复单颗、多颗或全部牙齿缺失。优点是可以有效恢复缺失牙齿的咀嚼功能，舒适美观，对口内其他牙齿无损伤，但是种植修复需要手术，术前需评估全身状况与口腔状况，而且比其他修复方式创伤大、治疗周期较长、费用也更高。

全口假牙修复：是用来修复全部牙齿缺失的修复体，也是由金属和树脂材料制作的可自行取戴的假牙。全口假牙摘戴方便，可较好恢复美观，但使用效果很大程度依赖患者缺牙后，剩余牙槽嵴的形态，咀嚼功能恢复有限，而且体积较大，异物感较明显，可能导致患者恶心、发音障碍等。

（金建秋）

92. 老年人**治牙**要注意什么

提到治牙，很多老年朋友都觉得太麻烦—— 一个牙看好几次，每次看牙都怕疼，有时候还需要带着家属一起去医院，时间和费用都比较高。

如果老年朋友能坚持"早预防、早发现、早治疗"，平时养成维护口腔卫生的习惯，定期进行口腔检查，及时治疗龋齿和牙周病，酌情进行牙齿洁治，这样就能减少出现严重口腔疾病的风险，降低每次治疗的疼痛程度，就诊次数和花费也都会明显减少。

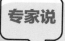

专家说

老年朋友看牙之前，首先需要做好心理准备，可以向周围的亲戚朋友寻求支持。就诊前一天，把日常用药和既往病历准备充分，并且保证充足的睡眠。当天就诊前，建议正常饮食，不需要空腹就医。可以提

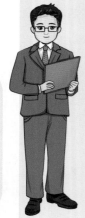

关键词
种植牙 修复缺牙

前刷牙，保证口腔卫生。走进诊室看到牙医后，把自己的诉求尽量阐述清楚，并将所患全身疾病，既往手术史、用药史和过敏史向牙医详细说明，以便牙医能更好地了解老年朋友的全身情况，酌情进行合理而适度的治疗。

诊治结束以后，老年朋友需要认真听从牙医嘱咐的注意事项，按照要求认真执行，如果有不明白的事宜，可以向牙医继续咨询。还可以询问复诊的注意事项，以及附近哪个医疗机构提供口腔急诊服务等。

一般推荐老年朋友到正规医疗机构就诊，更能保证诊疗安全。办理挂号和缴费的手续时，一定要慢行，按部就班操作。如果遇到不明白的事宜，可以向口腔科分诊台或者医院咨询台寻求帮助。

总之，老年朋友治牙，需要在心理上和生理上做好充分的准备，克服自己的恐惧心理，按部就班地执行牙医的医嘱，一定能获得良好的治疗效果。

（金建秋）

93. 老年人可以**种植牙**吗

提到种植牙，很多人都听说过，现在满大街都是种植牙的广告，还都是推荐中老年人种植牙，这事到底靠谱不靠谱啊？

其实老年人是可以种植牙的，但是因为个人缺牙的原因不同，缺牙的时间不同，余留牙的情况不同，所以颌骨和牙龈的条件各不相同，在颌骨上种植牙的难度差异很大。牙医对老年患者的全身和口腔情况进行临床检查和综合评估以后，就能判断老年患者是否适合种植牙了。

种植牙有哪些优势

修复缺牙的传统方式是采用固定或活动的方式，但固定修复要求相对苛刻，需要磨小邻近健康的牙齿；而活动修复虽然要求相对宽松，但需要在健康牙齿上加装铁卡环和基托固位；全口假牙舒适度更差，咀嚼效率并不高，而且需要每天摘戴，清洁相对繁琐。种植牙，凭借其无须卡环基托、戴用舒适美观、咀嚼功能良好的优势，弥补了传统方法的不足，最近几年逐渐得到牙医和患者的认可。

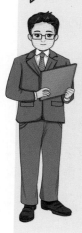

哪些人不适合种植牙

目前，越来越多的老年人面临缺牙问题，有比较强烈的种植牙需求，而年龄也并不是影响种植牙成功与否的决定性因素。但在种植修复前，医生必须对患者的全身和口腔情况进行评估。很多因素都会影响种植牙的效果。

◆ 如果患有严重的系统疾病，如血液疾病、心血管疾病、肾病、服用抗凝药物等，则可能不适合种植牙。

◆ 重度吸烟和饮酒对于种植牙也会有不好的影响，不建议种植牙。

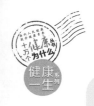

◆ 老年患者可能出现更多的术中和术后并发症，同时，因为更加复杂的全身情况，愈合过程延长，更容易出现感染的问题。

种植牙的流程有哪些

种植牙的主要流程包括前期检查及准备、种植外科手术、修复戴假牙、定期复查维护等过程，整体来说流程比镶假牙更长，而且部分流程可能会因病情不同有所调整，需要患者耐心配合。

种植牙术后有哪些注意事项

种植手术后的注意事项主要包括：术后不要马上进食或饮水，术后 24 小时内不能刷牙，24 小时后可以正常刷其他牙，但要避免刺激伤口，以免影响愈合，术后第二天开始每天使用漱口水漱口。术后一周内充分休息，避免剧烈运动；伤口愈合期间，禁止饮酒和吸烟。种植手术完成后需要等待 3~6 个月，种植体完全结合，才能镶牙冠，期间仍旧要避免用种植区域咀嚼食物，以免影响伤口愈合。虽然等待的时间较长，但是就诊次数其实并不多。

（金建秋）

九

骨关节健康和
骨质疏松

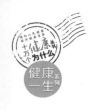

94. 为什么**骨骼和关节**
会发生老化

关键词

骨骼 关节 退变

随着年龄增长，老年人的骨骼、关节、肌肉、韧带等结构都不可避免地发生一系列不可逆的退化，也就是我们俗称的老化，这是人体对增龄的一种适应性表现。老年人容易出现肌力下降、关节周围骨质增生、骨质疏松、慢性肌肉骨骼疼痛等症状，容易发生骨折，还容易与其他系统退变或疾病一起形成恶性循环，或与老年期抑郁症或焦虑症等并存，降低老年人的生活质量。

年龄增加会导致激素水平失调，神经肌肉衰老，原来的肌纤维直径与强度均不同程度下降，肌肉组织体积减小，肌肉中脂肪组织变多，出现肌肉的整体退变，韧带强度降低，使关节的运动功能和稳定性均下降，平衡能力减弱。

老年人骨骼容易发生骨折，比如老年人站立时不慎摔倒容易发生脊椎压缩骨折、手腕骨折或髋部骨折，这些都属于骨质疏松性骨折，是骨骼老化的最终体现。

关节的老化是因为长期磨损，关节软骨反复机械摩擦会逐渐变薄，软骨代谢缓慢不能及时代偿磨损的速度，所以老年人的关节随增龄逐渐老化退变。

专家说

多重因素导致骨骼的老化

　　老年人骨骼的老化表现在骨组织的强度和质量均下降，即骨质疏松。老年人牙口不好、进食少、胃肠道吸收能力减弱，钙元素和高质量蛋白摄入较少，所以对骨骼的骨胶原和钙、磷元素的分布都会有很大影响，就容易导致骨密度降低。同时，老年人由于心肺功能下降，平衡能力减退，视力变差，活动能力下降，骨骼肌肉系统逐渐退化萎缩，肌肉对骨骼的力学刺激减少，骨组织就变得脆弱，容易发生骨折。老年人不敢活动，骨骼与多系统一起同步退变，也会加快退变的速度，所以老年人应该通过适当的运动锻炼延缓老化。

骨关节老化与基础疾病的关系

　　一些老年人的骨关节老化是因为基础疾病较多，如膝关节发育不良导致膝内外翻畸形、髋关节发育不良等，儿童或青少年时期的维生素 D 缺乏导致佝偻病等；一些代谢异常，如骨代谢异常出现骨骼力线异常会加速老年人关节退变，高尿酸血症导致的痛风也会逐渐损伤关节和肾功能，也会加重退变的程度。注意养成健康的生活方式，科学健身，适当用药控制身体疾病，可以延缓衰老。

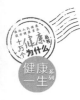

关键词

骨质疏松 骨代谢

健康云课堂

老年人如何科学补钙

（纪 泉 闫 楠）

95. 老年人如何判断自己患有**骨质疏松**

　　骨质疏松症（osteoporosis，OP）是老年人最常见的全身性骨骼疾病，它是一种以骨脆性增加、易发生骨折为特征的骨病。继发性骨质疏松症指由任何影响骨代谢的疾病和／或药物及其他明确病因导致的骨质疏松。骨质疏松症的最终诊断主要通过双能 X 射线吸收法和骨质疏松性骨折史等来确定。

　　判断自己是否患有骨质疏松主要通过评估是否具有很多骨质疏松危险因素。

　　首先是年龄。骨质疏松症可发生于任何年龄，但多见于绝经后女性和老年男性，年龄越大，骨质疏松症的风险越高。绝经后骨质疏松症一般发生在女性绝经后 5~10 年内；老年性骨质疏松症一般指 70 岁以后发生的骨质疏松；特发性骨质疏松症主要发生于青少年，病因尚未明确。

其次是一些不健康生活的方式。主要包括：体力活动少、吸烟、过量饮酒［每日饮酒量超过 20 毫升纯酒精，如 52% 的白酒超过 40 毫升（约 1 两）即超标］、过多饮用含咖啡因的饮料［健康成年人每天摄入超过 400 毫克咖啡因（大约 2 杯咖啡）即被认为咖啡过量，有少许个体差异］、营养失衡、蛋白质摄入过多或不足、钙和 / 或维生素 D 缺乏、高钠饮食、体重过低等。

再次是一些疾病和药物会导致骨质疏松症。影响骨代谢的疾病：性腺功能减退症等多种内分泌系统疾病、风湿和 / 或免疫性疾病、胃肠道疾病、血液系统疾病、神经肌肉疾病、慢性肾脏病及心肺疾病等。影响骨代谢的药物：糖皮质激素、抗癫痫药、促性腺激素释放激素类似物、抗病毒药、质子泵抑制剂和过量甲状腺激素等。

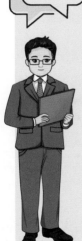

国际骨质疏松基金会（International Osteoporosis Foundation，IOF）骨质疏松症风险一分钟测试题可以帮助老年人简单评估自己是否有骨质疏松症。只要其中有一题回答结果为"是"，即提示存在骨质疏松症的风险，建议及时就医，进行骨密度检查和风险评估。

IOF 骨质疏松症风险一分钟测试题

	问题
不可控因素	1. 父母曾被诊断有骨质疏松或曾在轻摔后骨折？
	2. 父母中一人有驼背？
	3. 实际年龄超过 40 岁？
	4. 是否成年后因为轻摔后发生骨折？

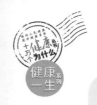
	问题
不可控因素	5. 是否经常摔倒(去年超过一次),或因为身体较虚弱而担心摔倒?
	6. 40 岁后的身高是否减少 3 厘米以上?
	7. 是否体质量过轻? (BMI 值少于 19)
	8. 是否曾服用类固醇激素(例如可的松,泼尼松)连续超过 3 个月? (可的松通常用于治疗哮喘、类风湿关节炎和某些炎性疾病)
	9. 是否患有类风湿关节炎?
	10. 是否被诊断出有甲状腺功能亢进或是甲状旁腺功能亢进、1 型糖尿病、克罗恩病或乳糜泻等胃肠疾病或营养不良?
生活方式(可控)	11. 女士:是否在 45 岁或以前就停经?
	12. 女士:除了怀孕、绝经或子宫切除外,是否曾停经超过 12 个月?
	13. 女士:是否在 50 岁前切除卵巢又没有服用雌/孕激素补充剂?
	14. 男性:是否出现过阳痿、性欲减退或其他雄激素过低的相关症状?
	15. 是否经常大量饮酒(每天饮用超过两单位的乙醇,相当于啤酒 1 斤、葡萄酒 3 两或烈性酒 1 两)?
	16. 目前习惯吸烟,或曾经吸烟?
	17. 每天运动量少于 30 分钟? (包括做家务、走路和跑步等)
	18. 是否不能食用乳制品,又没有服用钙片?
	19. 每天户外活动时间是否少于 10 分钟,又没有服用维生素 D?

(纪　泉　闵　楠)

96. 什么样的人容易患有

骨质疏松

以下人群容易患有骨质疏松症：绝经后女性（一般 50 岁左右）；70 岁以上的老年人，包括男性和女性；经常服用糖皮质激素药物治疗类风湿关节炎、系统性红斑狼疮、血管炎等免疫疾病的患者；平时饮食不健康、不规律，胃肠道比较虚弱，吸收能力差的人；室外活动少、阳光照射较少的人；体重低、身高较矮的人；父母患有骨质疏松症或发生过骨质疏松性骨折家族史的人等。

骨质疏松症的患者中女性与男性的比例虽不明确，但约 80% 的为中老年女性，主要是绝经后骨质疏松症。绝经后骨质疏松症的主要原因是绝经后雌激素水平降低，所以如果女性朋友绝经时间较早，如40 岁左右就自然绝经，说明卵巢功能较差，雌激素对骨骼的保护作用较弱，就容易比一般人更早面临骨流失加速的问题，更容易出现骨质疏松症。老年人性激素分泌减少，破骨细胞活跃而成骨细胞功能下降，非常容易出现钙元素代谢失衡。

一般生活中比较常见的是原发性骨质疏松症。但一些老年人由于一些内分泌疾病，如甲状腺功能亢进或减退、甲状旁腺功能亢进、1 型糖尿病、皮质醇增多症等会出现继发性骨质疏松症。一些老年人因胃肠道功能紊乱、胃肠手术、克罗恩病等会影响钙、维生素 D 以及蛋白质等多种营养素的吸收，也容易患上骨质疏松症。

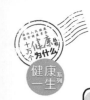

老年性骨质疏松症的原因

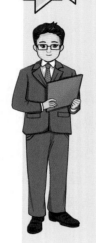

老年性骨质疏松症是由于年龄增长、机体衰老造成骨重建失衡，钙和很多营养物质吸收能力减弱而消耗排出增加，骨破坏速度大于骨形成速度，导致逐渐加重的进行性骨丢失，既有遗传因素，也有非遗传因素，这些复杂的因素交互作用，影响骨骼健康。遗传因素主要影响骨骼大小、骨量、结构、微结构和内部特性。人体的骨量峰值出现在 35 岁左右，峰值骨量 60%~80% 由遗传因素决定。非遗传因素主要包括环境因素、生活方式、疾病、药物、跌倒等相关因素。

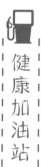

健康加油站

维生素 D 缺乏要重视

老年人维生素 D 缺乏也会导致骨质和骨量的下降，出现骨质疏松症，容易发生骨质疏松性骨折。室外活动减少使人体皮肤接触阳光中的紫外线减少，不能促使人体合成足够的维生素 D，钙元素吸收无法得到有效促进，所以应重视老年人维生素 D 缺乏的预防。

（纪　泉　闵　楠）

97. 老年人如何预防
骨质疏松

关键词

骨质疏松防治措施主要包括基础措施、药物干预和康复治疗三部分内容。老年人平时预防骨质疏松应该从自身做起，生活方式的改进要做到"三要"：

一要加强营养。建议老年人摄入富含钙、蛋白质和低盐的均衡膳食，并每天摄入牛奶 300 毫升或相当量的奶制品。生活中常见的含钙丰富的食物有奶及奶制品、豆制品、虾皮、海产品、肉类食品、新鲜蔬菜以及坚果等。

二要充足日照。建议上午 11 点到下午 3 点之间，尽可能多地将皮肤暴露于阳光下晒 15~30 分钟，也要考虑日照时间、纬度、季节等因素，春冬季节可适当延长，夏季可适当缩短。涂抹防晒霜会影响日照效果，但也要注意避免强烈阳光灼伤皮肤。

三要适量运动。平时进行有助于骨骼健康的体育活动和康复锻炼，通过肌肉反复刺激骨骼改善骨质量，增强平衡能力，减少跌倒。适合老年人的肌肉力量练习包括行走、慢跑、太极拳、瑜伽、舞蹈，也可进行一些力所能及的重量训练、抗阻运动等。运动应按照循序渐进的原则，注意安全，避免跌倒。

专家说

避免不良生活方式对骨质疏松症的预防和治疗非常重要，在上述"三要"的基础上，还要注意做到"三不要"。

生活方式　康复训练　维生素D

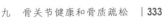

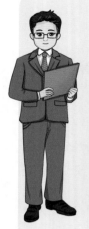

一不要过度饮酒吸烟。酒类中的乙醇和香烟中的尼古丁都对骨代谢存在非常明显的影响，一定要重视这种不良习惯的戒除。

二不要过量饮用咖啡和碳酸饮料。饮用过量咖啡会导致骨流失加速，过早出现骨质疏松症。饮用过多碳酸饮料对青少年和老人骨骼均可能造成不良影响。饮茶对骨质疏松的影响尚不明确。

三不要室内久坐。每天局限于室内而无室外活动，不能接受日光照射，体内容易缺乏维生素 D，而且肌肉骨骼系统得不到应有的锻炼，也会诱发骨质疏松症。

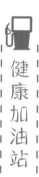

健康加油站

药物治疗讲方法

药物治疗在骨质疏松症的预防和治疗方面有很大的作用。但每个老年人都是不同的，存在很大个体差异，没有所谓的一步到位的"神药"，也没有一种最有效且安全的药物适合于所有骨质疏松症人群。预防药物的选择要综合考虑自身状况和骨密度等因素，也要考虑药物的性价比和自身的耐受性，在医生指导下合理用药，避免不良反应。

（纪　泉　闵　楠）

98. 老年人**吃钙片**对
骨质疏松还有用吗

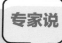

老年人吃钙片对骨质疏松症是有用的。维持骨骼健康的主要成分是钙元素和骨胶原，老年人的骨丢失速度随着年龄增加而增加，吸收速度明显低于流失的速度，入不敷出，所以老年人及时从膳食中补充钙元素或日常生活中增加钙剂等膳食补充剂都有助于预防和治疗骨质疏松症。建议老年人最好在睡前约 1 小时或晚饭时服用钙片。

需要注意的是，对于骨质疏松症患者，钙剂只是基础治疗，单纯补钙不能替代其他抗骨质疏松药物治疗。

专家说

缺钙的危害很大

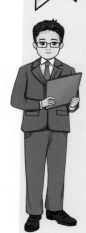

钙元素对人体很多系统的生理功能都非常重要，除了大家都知道缺钙容易导致骨质疏松外，还有如：血钙降低，很容易引起夜间小腿肌肉痉挛，肌肉损伤；长期血钙过低容易诱发心律失常、肌肉协调性和平衡能力下降等严重问题，容易跌倒造成骨折，所以我们要保证老年人体内的钙平衡。

我们每天需要多少钙

《中国居民膳食营养素参考摄入量（2013 年版）》建议，成人每日钙推荐摄入量为 800 毫克（钙元素，

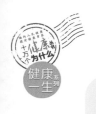

不是包含辅料的毛重），50 岁及以上人群每日钙推荐摄入量为 1 000~1 200 毫克。老年人应当通过日常生活饮食来摄入充足的钙元素，当饮食中钙摄入不足时，可给予钙剂补充。相关调查显示，我国居民每日膳食约摄入钙元素 400 毫克，远远达不到人体的需求，故每日还需补充约 600 毫克。

选择钙剂要注意什么

老年人因为经常合并多种内科疾病，胃肠道功能减弱，钙剂选择需充分考虑其钙元素含量、安全性和有效性。碳酸钙含钙量高，吸收率高，易溶于胃酸，常见不良反应为上腹不适和便秘等。枸橼酸钙缺点是含钙量较低，但水溶性较好，胃肠道不良反应小，枸橼酸有可能减少肾结石的发生，适用于胃酸缺乏和有肾结石风险的患者。

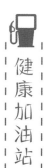

服用钙片的注意事项

老年人服用钙片有一些注意事项。有心血管疾病的老年人应注意，钙片不应与洋地黄合用；钙片与噻嗪类利尿药合用时，容易发生高钙血症；钙片与含钾药物合用时，应注意心律失常的发生。高钙血症和高钙尿症时应避免使用钙剂。补充钙剂需适量，超大剂量补充钙剂可能增加肾结石和心血管疾病的风险。超量饮用含酒精、咖啡因的饮料和大量吸烟会抑制钙的吸收；大量食用富含纤维素的食物也会影响钙的吸收。钙剂与维生素 D 犹如一对伴侣，在骨质疏松症的防治中，钙剂与维生素 D 以及其他药物联合使用才能发挥最大的效果。

老年人补钙能否预防骨质疏松

（纪　泉　闵　楠）

99. 骨质疏松性骨折后如何预防**再次骨折**

已经有过一次骨质疏松性骨折，说明自身的骨质量较差，非常容易再次发生骨质疏松性骨折。有研究资料显示，发生过一次骨质疏松性骨折的患者面临再次骨折的风险是正常人的 5 倍左右，所以积极预防再次骨折是必要的，而且可改善骨质量。总结来说，主要有三点：

◆ 必须长期积极进行抗骨质疏松症治疗。

◆ 必须采取一切方法预防跌倒。

◆ 必须规律到医院门诊随访。

在使用药物治疗过程中，需要注意，一定要在充足补充钙剂和维生素 D 的基础上进行。

骨质疏松　跌倒　骨折

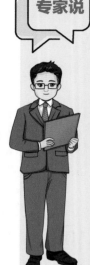

与内科疾病的防治相似，骨质疏松症也是可防、可治的，预防的意义大于治疗。首先，要加强对危险人群的早期筛查与识别；第二，发生过脆性骨折（在轻微外伤情况下引起的骨折）的患者经过保守治疗或骨科手术治疗后，仍然要同步积极治疗骨质疏松症，能有效降低再次骨折的风险。

老年人在发生了一次骨质疏松性骨折后，要更加积极地按照医生的建议规范地抗骨质疏松症治疗，加强钙与维生素 D 的基础治疗，用药物抑制破骨细胞的活性，或使用一段时间的促骨形成药物，从而从根本上改善骨骼强度，提高骨密度，预防未来再次发生骨折。

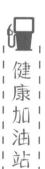

健康加油站

要关注患者的心理异常

骨质疏松症及其相关骨折对患者心理状态的危害常被忽略，主要的心理异常包括恐惧、焦虑、抑郁、自信心丧失等。老年患者自主生活能力下降，以及骨折后缺少与外界接触和交流，均会给患者造成巨大的心理负担。应重视和关注骨质疏松症患者的心理异常，并给予必要的治疗。

（纪 泉 闵 楠）

100. 老年人**髋部骨折**了如何快速康复

老年人髋部骨折是骨质疏松症最严重的后果，但经过手术治疗康复速度会明显加快，并且可减少骨折部位的疼痛。髋部骨折保守治疗也应该重视积极康复，这样可减少卧床并发症。所有治疗的目的就是尽可能恢复老年人的整体健康，最大程度地恢复到伤前的活动水平。

康复治疗的目的是使髋部骨折的老年人尽快离床活动，不要总躺着，至少是坐起来。积极鼓励老年人进行主动康复训练。总结来看，主动康复训练主要有三大部分：①主动咳嗽预防肺炎；②主动做踝泵运动，屈伸踝关节预防下肢深静脉血栓形成；③主动做股四头肌舒缩运动，预防肌肉萎缩。

关键词

髋部骨折 功能锻炼 血栓

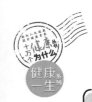

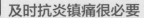

专家说

及时抗炎镇痛很必要

髋部骨折后早期疼痛比较明显，会影响老年人康复的意愿和信心，可根据患者胃肠道情况和肝肾功能情况在医生指导下使用一些非甾体抗炎药缓解疼痛，避免伤口疼痛在康复训练时引起不适，而导致不愿意积极康复。

加强护理预防并发症

在卧床治疗的过程中还要加强护理，比如翻身、拍背，老年人需要主动反复绷腿，进行下肢肌肉收缩、关节屈伸活动，主动咳嗽和肺部深呼吸锻炼等，积极预防可能会出现的卧床并发症，如肺炎、下肢深静脉血栓、关节僵硬和肌肉萎缩等，也有助于促进骨折的平稳愈合。

白天每小时主动咳嗽 10 下，主动做股四头肌舒缩运动 30 下，踝关节最大角度的屈伸运动（踝泵运动）30 下，可有助于促进下肢静脉回流，减轻下肢的肿胀，预防下肢深静脉血栓形成，物理预防比药物预防更为重要。

健康加油站

术后康复的要点

◆ 术后第一天，能够耐受疼痛的情况下可床上坐起饮食，避免呛咳，误吸是导致老年人髋部骨折后死亡的最大杀手；主动活动上肢，锻炼肺部功能，促进排痰，也有助于肠蠕动。

◆ 术后第二天，可根据老年人的全身情况，适当在床边坐起，主动屈伸膝关节。

◆ 术后第三天，可根据体力情况，扶着助行器进行患肢免负重活动，注意坐稳、无明显头晕、血压平稳后再进行适量活动。

◆ 术后一个月左右，根据骨折愈合情况，患肢可部分负重活动。这样循序渐进地进行功能锻炼，尽可能朝着伤前的活动水平发展。同时，适当使用抗骨质疏松药，增加营养、均衡饮食。

（纪 泉 闵 楠）

101. 老年人经常 **膝关节痛** 怎么缓解

退行性骨关节炎是老年人膝关节疼痛的最常见的原因，常由过度劳累、受凉或一些轻微的外伤所诱发。同时，一些扭伤或半月板撕裂也可以诱发膝关节疼痛。

退行性骨关节炎造成的膝关节疼痛可以通过综合治疗缓解，但不能完全治愈。在急性发作期应减少膝关节的负重活动，适当保暖，热

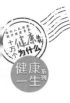

敷理疗；疼痛明显时可短时间外用或口服抗炎镇痛药物。主动锻炼大腿肌肉有助于保持膝关节稳定。

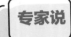

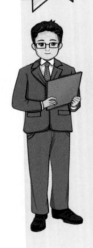

规范治疗延缓疾病进展

膝骨关节炎是一种不能治愈的疾病，可通过规范治疗延缓病情发展，减轻症状，并保持膝关节功能良好。膝骨关节炎的治疗目标是减轻疼痛、改善和维持关节功能，以延缓疾病进展。

老年人要改变不良的生活及工作习惯，避免长时间超出关节负荷的跑、跳、蹲，同时减少或避免爬楼梯、爬山等容易损伤关节软骨的活动。减重与体重管理对退行性骨关节炎的治疗非常重要，体重轻，膝关节负荷就会明显减少。药物治疗和手术均需要在医生指导下进行。

骨关节炎的其他危害

老年人因膝关节疼痛减少了日常活动，生活质量受到影响。慢性疼痛还会影响老年人的精神健康，骨关节炎患者出现抑郁症状的比例高于正常人群；影响老年人的心理状态，骨关节炎也会造成老年人的睡眠质量下降，影响记忆力。退行性骨关节炎还与心脑血管系统疾病的发生、加重有一定相关性，会明显增加心肌梗死的概率和全因死亡率，腿脚不灵便很容易引起髋部骨折。越重视、越早治疗越有利于老年人的全身健康。

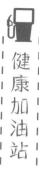

健康加油站

关于退行性骨关节炎

退行性骨关节炎缓慢起病，早期阶段一般因受凉或长距离超负荷劳累感到膝关节酸胀或关节周围疼痛，髌前疼痛，下楼时腿软无力。症状逐渐加重，下楼和上楼均出现膝关节疼痛，逐渐到走平路也有疼痛症状，甚至出现关节摩擦感和关节僵硬。

病程早期多以一侧症状为主，逐渐双膝反复交替都出现症状，发病约 10 年后双膝逐渐均出现明显疼痛的症状。退行性骨关节炎的症状有一定规律的季节性，春秋交替季节和冬春交替季节时症状明显。

老人如何正确锻炼膝关节

（纪　泉　闵　楠）

102. 老年人

骨质增生
有什么治疗方法

关键词

骨质增生
过度负荷
磨损

首先我们必须了解，骨质增生是由关节超负荷引起的，是人体对过多负重作出的反应，并不是因体内的钙过多造成的。骨质增生感受到的疼痛也不是骨刺扎得人体疼痛，而是不稳定或压迫神经等组织引起的不舒服的感觉。

骨质增生常是退行性骨关节炎的外在表现，骨关节炎常累及多个关节，常见的部位为膝、腰椎、颈椎、手指、髋、踝关节等，膝骨关节炎最为常见，脊柱的骨关节炎患病率也很高。

骨质增生一旦出现无法完全治愈，只能延缓其进展。关键是要注意减少增生关节的过度负荷和不正常运动，最有效的方法是增加骨质增生关节周围的肌肉和韧带强度，增加稳定性，疼痛症状明显时可适当使用药物治疗。

专家说

治疗骨质增生的目标并不是消除骨刺，而是延缓其进展。

康复运动治疗：有助于保持或提高关节周围肌肉力量，维持关节的稳定。在医生的指导下选择正确的

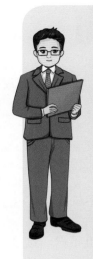

运动方式，制订个体化的康复运动方案。有氧运动方式如游泳、慢跑、走路等简单安全的运动方式，对老年人退行性骨关节炎的治疗和预防有益。主动训练肌肉力量的常用方法包括股四头肌等长收缩训练、直腿抬高加强股四头肌训练、抗阻训练。

物理治疗和中医治疗：主要通过促进局部血液循环减轻炎症反应，应根据退行性骨关节炎患者病变的部位及病变程度，进行个体化、阶梯化治疗和按摩、针灸等。

药物治疗：疼痛明显时可以适当局部外用药物贴敷或涂抹，有助于减轻炎症反应。

健康加油站

药物治疗遵医嘱

骨质增生疼痛症状明显时可口服非甾体抗炎药，抗炎镇痛药物是具有缓解骨质增生疼痛、改善关节功能最常用的药物。按照医生的医嘱治疗，老年人胃肠道功能较弱，要注意避免消化道溃疡出血或心血管不良事件，必要时可采取手术治疗。积极控制体重，适当锻炼，有助于减少骨质增生的趋势。

（纪　泉　闵　楠）

103. 老年人**颈肩酸痛**
有什么治疗方法

颈椎疾病是老年人出现颈肩背部酸痛的最常见原因。颈椎具有非常大的活动度，可以屈伸、旋转，同时又承担着支撑头部的作用，而其结构本身在整个脊柱中最纤细，所以容易发生退变，引起颈肩部酸痛，甚至会出现上肢的放射痛。颈椎病、颈背筋膜炎、颈椎不稳、颈椎骨关节炎等都可能会出现颈肩部酸痛。

出现明显症状时应先到医院进行专科检查和X线片或磁共振等影像学检查，明确疼痛的病因，采取适当的治疗方法。日常生活中，积极预防和减少慢性损伤是最有效的方式。

专家说

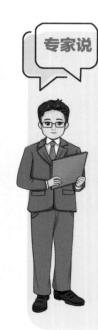

治疗目标主要是延缓其退变速度，避免颈椎后部肌肉痉挛，增加血运，减轻炎症反应，降低疼痛，改善活动度。

减少低头屈颈：应该减少低头屈颈的时间，减少颈椎曲度不良——颈椎的正常弧度是像一个字母 C，而颈肩痛的老年人颈椎很容易出现平直或反曲现象。

加强颈部锻炼：我们应平时多做颈椎操。颈椎操的种类有很多，主要都是通过主动上下、左右缓慢屈伸、转动头颈部的方式进行颈部肌肉韧带的锻炼。

需要注意的是，颈椎操虽然有缓解颈肩部酸痛和预防颈椎病的效果，但主要适合长期伏案工作和轻度颈椎病人群，颈椎病症状较重的患者要谨慎做旋转运动，屈伸运动更安全。

物理辅助治疗：颈肩部肌肉局部热敷理疗，这个方法简单有效，可以自己在家中进行，用热水袋进行颈椎后部肌肉热敷。颈肩部疼痛可轻柔按摩，禁止暴力按压导致颈椎和脊髓损伤，造成严重后果。

药物治疗：可以外用膏药或口服抗炎镇痛药物治疗。在急性发作期，疼痛难以忍受，影响颈椎活动，这时候可以先外用膏药，同时少量口服非甾体抗炎药，快速缓解疼痛，有助于进一步康复训练。注意应在医生指导下使用药物。

（纪 泉 闵 楠）

104. 为什么老年人常常**腰背痛**

当我们站立时，腰椎承担着上半身的重量，负荷较大，在活动中更承受强大的应力，所以人体腰椎间盘从 18 岁左右骨骺闭合后就开始受到多种因素影响，持续退变。腰椎间盘就像两个椎体间的充气轮胎，其中间的髓核随年龄增长逐渐退变脱水，椎间盘高度下降，腰椎

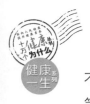

不稳定，所以会出现腰椎关节的骨质增生、椎间盘向后突出压迫神经等，导致腰背疼痛。

骨质疏松症导致骨质量下降，难以承受原来的重量，也容易出现微小骨折，出现腰背部疼痛。压缩骨折后脊柱或多或少出现后凸畸形，也容易导致脊柱的力学失稳，从而在弯腰活动或长时间站立后腰背疼痛。慢性肌肉骨骼疼痛也是常见的原因。少数情况下，由于老年人也是恶性肿瘤的好发人群，原发性肿瘤或其他部位的肿瘤出现骨转移也可出现慢性腰背部疼痛。

要重视老年人腰背痛的病因，并采取正确的预防和治疗方法，延缓其退变速度。

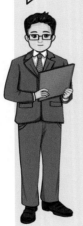

◆ 避免长时间弯腰持重，避免提拉重物，预防压缩性骨折。

◆ 适当进行腰背肌肉的功能锻炼，如三点支撑、五点支撑、小燕飞锻炼、游泳等。康复锻炼时全身肌肉一定要放松，在安全的场所进行，使肌肉和关节得到舒展，促进气血流通，增加血氧供给，加快康复。由于老年人的腰部肌肉多有萎缩和肌少症，要注意避免锻炼力度过大，容易拉伤肌肉或韧带，加重症状，长期坚持康复训练非常重要。

◆ 当症状不缓解时，一定要及时就医，进一步检查，恶性肿瘤的可能性也要考虑，这样才能避免贻误病情。

（纪 泉 闵 楠）

105. 老年人**康复锻炼**要注意什么问题

康复运动是良医，合理适当的康复锻炼有助于帮助老年人恢复或改善身体功能，提高生活质量。康复锻炼时要注意6项基本原则：综合性、个体化、多学科合作、早期开始、长久坚持、讲究科学和安全。

每位老年人都是不同的，基础疾病、生活习惯、疼痛部位、疼痛程度、心肺功能、家庭环境等都各不相同。康复锻炼中，医生要根据老年人的个体差异，在考虑到个体的全面因素后制订个体化康复方案，鼓励老年人长期坚持康复锻炼。此外，老年人康复锻炼的同时要注意安全健身，避免跌倒。

专家说

循序渐进，量力而行

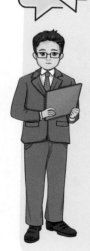

康复锻炼应是有氧运动，老年人应注意合理地安排康复强度，不要过度训练，以免增加肢体和心脏的负担，造成骨关节损伤，没有强身健体反而造成症状加重。所以老年人做康复治疗的项目不需要选择太多，适当的数量就可以，并不是多多益善。康复过程中应注意微微出汗即可，不要大汗淋漓。老年人应尽量避免在清晨或空腹状态进行康复运动，以免导致血糖和血压波动；应在餐后适当休息1~2小时再进行运动，这时血液不会聚集到胃肠道，肌肉血供更好，有利于关节舒缩活动。

关键词

康复锻炼　科学健身

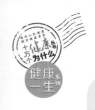

同时，老年人需要注意康复锻炼的时间。每一种康复治疗都有一定的时间限制，超长时间的锻炼并不能达到最好的锻炼效果，反而容易加重心肺负担，引起心脑血管意外。在康复的时效上，需要注意康复治疗的疗程，一般 1~2 周左右为一个疗程，做满一个疗程可以休息几天，然后再接着下一个疗程。康复锻炼可在阳光明媚的室外环境下进行，每天半小时左右，适当裸露部分皮肤有助于促进皮肤合成更多的维生素 D，促进钙元素吸收。

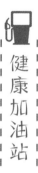

要坚持长期康复锻炼

康复不是一锤子买卖，应当长期坚持。并且，在康复锻炼中要动态评估疗效，若是身心舒展，症状减轻，说明锻炼强度和时间均合适，而如果感觉太累，感到过度疲劳，甚至影响夜间睡眠质量，应适当减少锻炼的强度。夏季康复锻炼不要在阳光下暴晒，冬季康复锻炼时要注意防寒。并且，此时因为寒冷，关节和肌肉功能较差，要注意从幅度较小的锻炼方式开始，热身后再增加康复锻炼的强度，避免腿脚不灵便发生跌倒。运动后不要马上洗澡冲凉，要注意及时补充水分和电解质。

（纪 泉 闵 楠）

106. 为什么不建议老年人 **一痛就吃止痛药**

疼痛是人体对急性、慢性损伤的一种反应，也是人体的自我保护机制。老年人出现疼痛的症状后随便服用止痛药，仅仅是治标不治本，同时容易掩盖病情。一定要查明疼痛的原因，及时针对病因进行治疗，合理用药，从根本上解决疼痛的问题，避免症状复发。

同时，老年人身体一般基础疾病较多，盲目自行口服止痛药可能出现药物相互作用，产生不良反应，无法保证用药安全。因此，老年人使用止痛药要遵医嘱，使用最小的有效剂量和最短的时间。如确需自我治疗，应优先考虑使用外用药物，因为外用药物一般比口服药物安全，可以相互结合，减少口服药物的剂量和时间。

特别需要注意的是，老年人出现一些部位的疼痛，通过自我治疗无明显缓解，应及时到医院就医，进行专科检查和影像学检查，必要时可进行多学科会诊，这样才能避免贻误病情。

老年人经常合并高血压、糖尿病、冠心病等疾病，需要服用相应的药物进行治疗，且消化系统功能较差，没仔细阅读药品说明书就随意加用止痛药物容易引起药物相互作用，造成不良反应。例如，慢性胃病患者吃止痛药会加重胃黏膜损伤，刺激胃酸分泌增多；抗炎镇痛药会在吸收后减少胃肠道黏膜血运，更容易诱

止痛药 不良反应 并发症

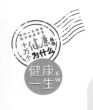

发胃溃疡或消化道出血。一些有心脑血管疾病的老年人平时服用抗血小板药，如阿司匹林肠溶片、硫酸氯吡格雷、达比加群等，这些引起凝血功能减退的药物与抗炎镇痛药合用，时间一长也容易引起老年人消化道溃疡、出血，犹如雪上加霜。一些使用糖皮质激素类药物治疗类风湿性疾病、自身免疫病、过敏性鼻炎、湿疹、哮喘等的老年人口服止痛药后也容易诱发消化道出血。

规范用药很关键

老年人疼痛的治疗应规范用药，尽可能减少用药时间和剂量，疼痛时可先尝试热敷理疗、贴膏药等措施缓解。医生会根据具体病情和疼痛评分，制订相应治疗方案，以达到最佳镇痛效果和最少不良反应。为此，患者应严格遵医嘱服用止痛药，包括药物的种类、剂量、用药的时间和频次，不要自行变更。

（纪 泉 闵 楠）

+

皮肤健康与
医疗美容

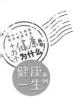

107. 为什么人老了
皮肤会发生变化

人们步入老年，皮肤经过数十年的环境中的各种刺激，生理功能和抵抗力降低，逐渐出现衰老，如皮肤变薄、弹力降低、皮肤皱褶增多和肤色不均等。由于皮脂腺萎缩，皮肤干燥脱屑，很容易出现瘙痒，冬季更甚。因皮下脂肪减少，皮肤弹性降低，活动不便的老人就容易出现压疮。由于汗腺分泌功能下降，导致出汗减少，体温调节功能下降，夏天容易中暑，春秋季节容易感冒。老年人的皮肤感觉逐渐迟钝，冬季使用取暖设备时容易出现烫伤。

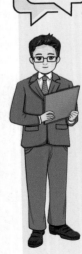

专家说 有办法预防皮肤衰老吗

虽然皮肤的衰老是自然规律，但我们可以通过科学的护肤，避免过度的风吹日晒，延缓皮肤老化的进展。

清洁和保湿：温水清洗，选择温和的清洁产品，冬季避免洗澡过勤，一般以每周洗一次澡为宜，应以淋浴为主，水温38℃左右，时间不超过20分钟。注意不要使用碱性强的肥皂，以保护皮脂。沐浴时用手或柔软的棉质毛巾轻轻擦洗皮肤，避免用力搓揉或用粗糙的毛巾、尼龙球过度搓背。沐浴后及时使用有保湿作用的乳霜保护身体的皮肤。面部可涂擦中性的润肤油剂或霜剂，避免使用有明显香味的产品。

防晒：紫外线是皮肤老化的头号杀手，一年四季都是存在的，所以防晒跟洗脸一样是每天都需要做的功课。可以使用防晒霜、防晒乳和防晒喷雾等防晒，也可以使用防晒伞、帽子和衣服等防晒。容易对化妆品过敏的老年人在使用防晒产品前最好先拿到皮肤科做斑贴试验，测试结果显示不过敏再使用更安全。

按摩：洗脸后可以适当按摩皮肤，正确的按摩能促进血液循环，加快皮肤新陈代谢，进而增加皮肤的光润度。

良好的生活习惯：充足的睡眠，愉悦的心态，尽量少接触刺激性的东西，不抽烟，少喝酒，少喝浓茶、咖啡，少吃辛辣食物，多吃水果。

慎用化妆品：有些化妆品含有害的化学成分，使用不慎，不仅没有美容效果，反而会损坏人们的皮肤屏障。

（路永红　高诗燕）

关键词

护肤　四季

108. 老年人四季应该怎样 保护皮肤

爱美之心人皆有之，老年人更应该做好皮肤护理。那么，老年人想要拥有一个健康的皮肤，该怎么办呢？对老年人来说，想要一个健

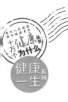

康的皮肤，就要坚持清洁、保湿、防晒，必须一个不少。

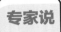

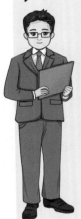

在上一个问题提到的护肤建议基础上，结合季节变化，还请老年人注意以下要点。

清洁：水温不要过高，夏季可低于体温，冬季略高于体温，同时洗澡频率不要太频繁，建议以夏季一天一次，冬季一周一次为宜，也可以根据运动量适当调整。有的老年人因为皮肤瘙痒习惯每天用烫水洗澡，这样反而会使皮肤油脂减少，皮肤更加干燥，瘙痒加重，形成恶性循环。

保湿：春秋季气候干燥，皮肤容易出现干燥脱屑现象，这就需要加强皮肤的保湿，这样才能巩固皮肤屏障，避免皮肤水分的丢失。夏季由于天气炎热，皮肤相对油腻一些，护肤以清爽为主，可以选择乳液类护肤品。冬季气温低，皮肤抵抗力下降，屏障易受损，从而变得脆弱敏感，建议贴身衣物选择质地柔软宽松的棉织物，以减少衣物摩擦产生静电对皮肤的刺激。护肤品宜选择更滋润的霜剂。不论洗浴与否，每天都可以涂抹保湿剂减轻皮肤干燥。

防晒：无论是春夏秋冬，晴天雨天，紫外线都是一样存在的，紫外线是皮肤衰老的头号杀手。所以，想要皮肤衰老得慢一些，每天都必须做好防晒。需要强调的是，老年人每天上午9点到下午4点尽量减少户外活动，以免阳光中紫外线照射皮肤引起日晒伤或者光过敏而引起皮肤病，加剧皮肤老化。

（路永红　高诗燕）

109. 为什么老年人会出现**皮肤瘙痒**

　　皮肤瘙痒，是老年皮肤病中最常见的，特别是冬季，老年人皮肤瘙痒问题更普遍，也更突出。瘙痒的部位因人而异，有的人只是局部皮肤瘙痒，有的人则是全身皮肤瘙痒；瘙痒的时间也各不相同，有的人是白天瘙痒，有的人则是晚上瘙痒，还有的人不分昼夜皮肤瘙痒；有的老年人因为得了皮肤病出现皮肤瘙痒，有的老年人并没有皮肤病，看上去外观正常的皮肤出现瘙痒。瘙痒影响老年人的饮食、睡眠和心情，从而影响生活质量，甚至诱发或加重老年人的其他疾病。

　　引起老年人皮肤瘙痒的原因比较复杂，包括老年人皮肤组织结构及功能的变化、老年皮肤病及内脏疾病引起的皮肤瘙痒，环境、季节、气候、饮食、睡眠、衣着及被褥等方面对老年人皮肤瘙痒也有一定影响。因此老年人皮肤瘙痒必须要对症治疗，只有找到引起皮肤瘙痒的原因才能选择有针对性的治疗手段。

专家说

找到病因，对症治疗

　　皮肤病引起的瘙痒：老年皮肤病引起的瘙痒是最常见的，针对这类老年皮肤瘙痒，需要治疗引起瘙痒的皮肤病，瘙痒才能得到缓解。

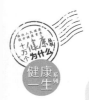

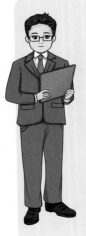

其他疾病引起的瘙痒：这类皮肤瘙痒，皮肤表面看上去基本是正常的，多是由内脏疾病引起的，如糖尿病、肝肾功能不全、甲状腺功能亢进及肿瘤等，先查找引起皮肤瘙痒的病因及病灶，针对病因及病灶治疗，瘙痒才能得以缓解。

皮脂分泌减少引起的瘙痒：这类皮肤瘙痒是由于老年人皮肤的皮脂腺功能减退，皮脂分泌减少，导致皮肤干燥瘙痒，往往与寒冷、湿热及化纤织物等有关。这类老年人在日常生活中应尽量避免进食辛辣、刺激性食物及饮酒；避免搔抓及过热的水烫洗，尽量少用沐浴露、香皂、药皂和肥皂；注意选用宽松的全棉的衣裤和被褥。

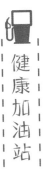

健康加油站

科学选择润肤保湿剂

老年皮肤瘙痒的共同特点是皮肤干燥，使用润肤保湿剂尤为重要，一般情况下，夏季选择质地清透的保湿润肤剂既能保湿润肤又没有明显的油腻感，其他季节选择保湿作用强的润肤保湿剂，确保皮肤润泽。市面上的润肤保湿剂品种较多，咨询皮肤科医生，根据皮肤的干燥程度来选择更安全有效。

（路永红）

110. 为什么老年人冬季总出现
手足干裂

一到冬季，老年人的手足常出现干裂，这是为什么呢？

首先，寒冷干燥是导致手足干燥的主要原因，冬季气候寒冷，皮肤毛细血管收缩，细胞含水量下降，汗液分泌减少，皮肤易出现干燥皴裂。其次，老年人皮肤衰老，代谢减慢，皮肤保湿能力降低，也容易干燥皴裂。老年人手足角质层较厚，无毛囊及皮脂腺结构，缺乏皮脂的滋润和保护，摩擦、运动、牵扯等都易出现干裂。此外，患手足癣、湿疹、鱼鳞病等疾病的老年人，冬季手足干裂的情况也会加重。

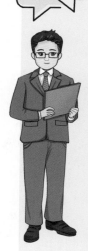

专家说

手足干裂怎么办

防寒保暖对防治手足干裂十分重要，冬季要特别注意手足部位的保暖，常戴手套，勤换鞋袜，用温热水泡洗手足皮肤。在秋冬季节来临时，要养成多涂护手霜的习惯。对于足部干裂的老人，可在每晚泡脚后涂抹凡士林、尿素乳膏等油脂性软膏，严重者可以用保鲜膜封包促进油脂吸收及滋润保湿作用。生活中注意避免手足直接用香皂、肥皂、洗涤剂及洗衣粉等清洁产品，养成做家务戴手套的习惯。饮食上多样化，多吃水果蔬菜，多补水，可适当补充油脂丰富的食物。

有皮肤破损干裂时要及时清洁消毒，避免发生皮肤感染。对患手足癣、湿疹、鱼鳞病等皮肤病的老年人，还需要对皮肤病加以治疗。

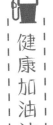
健康加油站

冬季皮肤护理不限于手足

老年人应有良好的生活习惯，洗澡可以起到清洁皮肤的作用，但是要注意洗澡的频次和水温，老年人洗澡频率因人和季节不同而不同，运动出汗及夏季可以每天洗澡，秋冬季节皮肤出汗明显减少，洗澡频率可略有减少，每周洗一次澡。无论春夏秋冬，老年人尽量用温水洗澡清洁皮肤，尽量少用沐浴露、香皂、肥皂及药皂，洗完澡后养成涂身体乳的习惯也很重要。

（路永红 林 敏）

111. 为什么老年人要预防
皮肤病

随着年龄的增长，人们开始出现内分泌代谢功能及性腺功能下降或失调，皮肤的皮脂腺及汗腺萎缩，皮脂及汗液分泌减少，尤其是 60 岁及以上年龄的老年人，女性比男性更明显。皮肤变得暗黄无光泽，容易出现粗糙、干燥脱屑、瘙痒、黄褐斑、老年斑、各种皮肤过敏甚至皮肤癌等皮肤问题。这些老年皮肤问题不仅影响老年人的容貌，而且严重影响老年人的生活质量，同时还有可能影响老年人的身体健康。

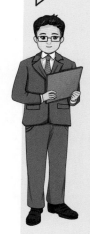

专家说

老年皮肤病怎么预防

◆ 更加注意生活规律，保证充足睡眠，不要熬夜。注意健康的日常饮食，多吃豆制品、新鲜的蔬菜和水果，补充足够的维生素，有助于抗衰老和调节内分泌功能。

◆ 控制洗澡次数，注意不能烫洗。夏季多汗，每天可用温水洗澡，其他季节每周洗澡 1 次，尽量不用沐浴露、香皂、肥皂及药皂，冬天每周洗澡 1 次。洗澡后皮肤干燥脱屑的地方可以涂抹润肤膏润泽保湿。

◆ 贴身穿棉质的柔软衣裤，减少对皮肤的摩擦和刺激，尤其是冬季，腈纶化纤质地的衣裤与皮肤摩擦容易产生静电，引起皮肤瘙痒。部分老年人对动物羽毛过敏，应避免穿羽绒服和铺盖羽绒被褥。

◆ 患糖尿病和高尿酸血症的老年人皮肤容易出现瘙痒，应在医生指导下严格控制血糖和血尿酸，血糖高的老年人同时注意饮食和水果的控制，血尿酸高的老年人尽量不吃动物内脏、海鲜、豆制品和饮酒。

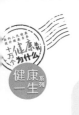

◆ 肝肾功能不全的老年人，应避免自行滥用药物进一步损害肝肾功能和加重皮肤瘙痒，在医生指导下合理用药治疗瘙痒同时注意保肝护肾。

◆ 皮肤瘙痒应到皮肤科看医生，切记不可轻信偏方、秘方，滥用药物治疗，以免延误和加重皮肤病和皮肤瘙痒。长期反复皮肤瘙痒的老年人可以到皮肤科做过敏原检测和斑贴试验帮助查找过敏原和引起瘙痒的原因。

（路永红）

112. 老年人可以做激光美容吗

随着人们年龄的增长，紧致的皮肤会逐渐变得松弛、干燥、毛孔明显变粗、皮肤颜色暗沉蜡黄，出现色斑和老年斑。有的皮肤还会变得更敏感。皮肤会出现程度不等的皱纹如眼角长出细纹及鱼尾纹、眼袋、法令纹、抬头纹以及脖颈处的皱褶等，皱纹随着年龄的增长变得越来越深。

抗皮肤衰老的方法很多，激光美容是其中的重要有效方法。由于激光美容无痛或痛轻且安全可靠，在抗皮肤衰老中的应用越来越广泛。需要注意的是，进行激光美容一定要到有相关资质的正规医美机构。

激光美容如何发挥作用

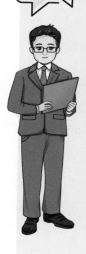

激光美容是将特定波长的激光光束透过人体皮肤的表皮层和真皮层，在局部产生高热量从而达到去除或破坏目标组织的目的。还可以通过激光对皮肤组织局部的刺激作用，改善局部血液循环，促进皮肤的新陈代谢及组织营养，增强胶原蛋白活力，促进细胞再生能力和组织修复，促进皮脂腺、汗腺的分泌功能，从而改善面部肤色暗黄、色素沉着、黄褐斑及老年斑、皮肤毛孔粗大、粗糙、松弛、皱纹、眼袋等，使面部皮肤红润光泽、弹性增强、减轻和消除面颈部皱纹，从而达到面部年轻化的效果。

针对问题选方法

针对不同的皮肤衰老问题可以选择不同波长的美容激光。比如脉冲激光可以用于治疗老年斑和毛细血管扩张。利用高能超脉冲CO_2激光，铒激光进行除皱、皮肤磨削换肤，效果良好。还可以通过弱激光照射面部皮肤及与美容相关的穴位有效的刺激面部经络穴位，无创无痛，起到除皱及祛斑美白的作用。

（路永红）

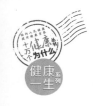

113. 老年人
祛除眼袋
有什么好办法吗

生活中我们常看到中老年人眼袋明显，这是人体开始老化的表现之一。除去先天性因素外，老年人眼袋明显的原因主要是随着年龄的增长，人体皮肤变薄且弹性下降，眼轮匝肌及眶隔松弛，但眶隔后脂肪增大，严重者脱垂，并向松弛的眶隔皮肤突出即呈现袋状突起的表现。此外，老年人睡眠欠佳、全身性或慢性疾病及营养不良也会导致眼袋更加明显。老年人祛除眼袋的方法主要包括手术切除、射频溶脂和改善生活方式三种方式。

专家说

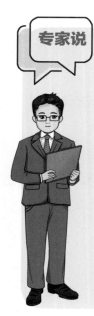

手术切除：又分为内取眼袋和外取眼袋。内取眼袋是通过结膜切口祛除疝出的眶隔脂肪，术后不留疤。外取眼袋适合于伴有皮肤松弛、韧带松弛、肌肉肥厚等情况，术后会留下轻微瘢痕。手术祛除眼袋的方法可以起到立竿见影的效果，但是眼眶周围有皮肤病及瘢痕体质的老年人不宜采用，以免引起手术伤口感染及术后瘢痕形成。

射频溶脂：对于眼袋轻的、不愿意手术或有手术禁忌证的老年人也可选择射频溶脂的方法祛除眼袋，它是利用热效应给胶原组织加热，促进脂肪细胞凋亡达到祛除眼袋的目的，单次治疗祛除眼袋的作用不明显，需要反复多次治疗方可起到祛除眼袋的作用。

健康的生活方式：老年人保持良好的生活习惯，有助于预防和减轻眼袋的发生。如保持充足的睡眠、注意防晒、化妆和 / 或卸妆动作轻柔、均衡饮食、补充维生素 E 和维生素 C、每天坚持做眼保健操、睡前控制饮水量等。

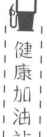

健康加油站

眼袋可能危害健康

老年人眼袋明显，不仅影响美观和精神状态，严重者甚至危害健康。眶隔筋膜内脂肪随着时间的推移越来越大，如果不及时祛除，眼部神经长期遭受压迫导致眼部供养不足，容易出现视疲劳和视力下降。此外，老年眼袋患者皮肤松弛下垂，长时间会引起眼睑外翻，进而引起细菌感染而导致结膜炎。有研究发现，眼袋过于严重时会影响眼部营养素代谢，导致维生素和微量元素缺乏，加速白内障的产生。因此，老年人眼袋需要引起重视，必要时进行处理，避免引起以上并发症。

（路永红　林　敏）

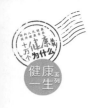

114. 为什么老年人
会出现**老年斑**

随着年龄的增加，皮肤常会逐渐出现一些淡褐色或黑色的斑点、斑片，虽然无痒痛感，由于多发生于面颈部、手背等暴露部位，给老年朋友造成很大困扰。这些斑斑点点就是人们常说的"老年斑"，医学上叫"老年色素沉着"。那么老年斑是怎么产生的呢？

一方面，进入老年后，机体细胞代谢功能减弱，体内脂肪发生氧化，产生的色素无法正常排出体外，从而沉积于皮肤形成老年斑。另一方面，老年人体内的超氧化物歧化酶活性降低，自由基相对增加，抗氧化作用减弱，加上一些抗氧化的维生素供应相对不足，如果再摄入过多的脂肪，体内就容易形成过氧化物。这些过氧化物在铁、铜离子的催化下，可转变成脂褐素，沉着在皮肤上，形成老年斑。

专家说

如何预防老年斑

注意防晒：阳光中的紫外线是引起皮肤老化的重要原因，日常生活中需要避免日光暴晒。

合理膳食结构：多吃富含维生素 A、维生素 E 的食物，如新鲜的绿色蔬菜和胡萝卜、马铃薯、韭菜、白菜、动物肝脏等，同时降低脂肪的摄入量，每日脂肪摄入量不超过 50~60 克。

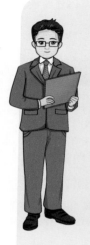

药物防治：维生素类（维生素 C、维生素 E 当为首选）、硒化合物、谷胱甘肽和巯基乙胺等，都具有较强的抗氧化性，可保护细胞，延缓细胞衰老，还能抑制脂褐素的形成，使皮肤色素减轻。其次是维生素 A、维生素 B_1、维生素 B_2，它们具有使皮肤柔腻、光滑、润泽，皮肤皱纹舒展，减退色素，消除斑点的功效。中药预防和治疗老年斑主要选用一些抗衰老的中药，如人参、黄芪、灵芝、银耳、山楂等，长期服用对抑制和消除老年斑有一定效果。

生活方式：适当的体育运动，规律的生活习惯，保持良好的心态。

（路永红　高诗燕）

关键词

白发　染发　过敏

115. 老年人**经常染发**对身体有害吗

　　随着年龄的增长，人体激素水平的变化及新陈代谢功能的降低，每个人在老年阶段都会出现白发。老年白发是一种生理现象，属于后天性白发。老年白发往往是从两鬓角开始，慢慢向头顶发展，从花白头发逐渐发展成满头白发，让人看上去容貌苍老且无神。

老年人借助染发将白发染黑，改变白发苍老的容貌是可以的。但需要注意的是，染发虽能使白发变黑，但是染发剂中的对苯二胺可能会引起部分人染发后出现过敏，头皮发红及瘙痒，严重者可累及面部和全身。建议老年人染发前（尤其过敏体质的）将染发剂拿到医院皮肤科先做斑贴试验，测试不过敏后再染发更安全。

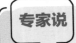

专家说

老年人多长时间染一次头发

老年人反复白发染黑后，头发会变得毛躁干枯，甚至分叉断裂。老年人本来头发就比较干燥，加上染发损伤了高硫蛋白和结构脂质。高硫蛋白中形成的维持头发强度的二硫键被破坏，覆盖在头发表面起滋润作用的脂肪酸被分解，造成毛小皮细胞脱落，毛鳞片翘起，所以尽量控制染发频次，至少间隔 3 个月染一次。

老年人染发后头发干枯毛躁怎么办

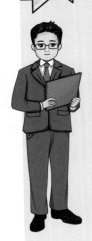

头发发丝的基本结构为 3 层：毛小皮（毛鳞片）、毛皮质和毛髓质，染发剂通常作用于毛鳞片及毛皮质。受损的毛鳞片和毛皮质无法完全复原，可以使用护发素和护发精油。护发素里添加了硅内酯、泛醇、二甲基硅酮、水解丝和水解乳蛋白等物质，再辅以阳离子表活性剂，可以促进毛鳞片闭合。护发精油有助于使毛鳞片顺滑，二者均可以改善修复染发后受损的头发，使头发看上去润泽光亮。

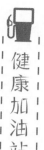

染发剂的种类

　　染发剂根据染料成分大致分为三类：植物染发剂（天然染发剂）、无机染发剂（金属染发剂）及合成染发剂（氧化染发剂）。植物染发剂容易脱色，着色时间短。无机染发剂含有铅、银、汞等重金属离子存在健康风险，基本上已不再使用。

　　目前，市场上使用较多的是合成染发剂。根据染发剂的颜色持久性合成染发剂分为暂时型染发剂、半永久型染发剂和永久型染发剂。老年人白发染黑发，通常用半永久型染发剂和永久性染发剂。半永久性染发剂刺激性相对较小，相比暂时性染发剂更耐清洗，大约经过 6~12 次清洗才会褪色。永久型染发剂大都是由染色剂和氧化剂两种成分组成，需要将两者混合后才能进行染色。这种染发剂大约可保持 1~3 个月，但仍不能染一次就永久保色。

（路永红）

十一

老年护理及
其他

116. 为什么人老了，吃饭时总感觉**咽不下去**

吞咽障碍广泛存在于老年人中，多数老人和照护者并未意识到这个问题，往往在老人出现明显的进食异常、体重下降、营养不良，甚至出现窒息、吸入性肺炎等危急情况才想到就医。那为什么人老了会更容易出现吞咽障碍，吃饭时总感觉咽不下去呢？

除大众熟知的脑卒中、阿尔茨海默病等神经系统退行性病变，以及食管的器质性病变等年龄相关疾病外，因衰弱、功能减退和疾病等导致的牙齿残缺、咀嚼能力下降和口腔感官改变亦是引起老年人吞咽障碍的重要原因，且往往更普遍、更易被人忽视。

如何判断老年人是否存在吞咽障碍

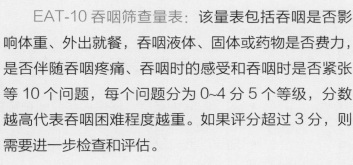

EAT-10 吞咽筛查量表：该量表包括吞咽是否影响体重、外出就餐，吞咽液体、固体或药物是否费力，是否伴随吞咽疼痛、吞咽时的感受和吞咽时是否紧张等 10 个问题，每个问题分为 0~4 分 5 个等级，分数越高代表吞咽困难程度越重。如果评分超过 3 分，则需要进一步检查和评估。

洼田饮水试验：让老人端坐，喝下 30 毫升温开水，观察所需时间和呛咳情况，如果吞咽过程需 5 秒以上或出现呛咳，则需要进一步检查和评估。

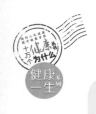

物理诊断方法：如吞咽造影录像检查等。在客观评价是否存在吞咽障碍时，应确保受试者意识清醒、能够配合，否则容易造成误吸等不良后果。

老年人存在吞咽障碍该怎么办

吞咽障碍的处理主要是病因治疗和对症治疗。病因治疗即针对可以治疗的疾病进行干预。但对于衰老所致的吞咽障碍，更重要的是对症治疗，如进食方法指导和吞咽康复训练。

对吞咽障碍的直接干预可以通过改变食物性状、使用安全的体位和餐具、对照护者进行安全喂食指导来减少误吸的发生，保证安全进食。间接干预是通过强化口咽腔的运动、感觉及肌肉的控制能力来改善吞咽障碍，方法包括吞咽器官功能训练、感觉刺激训练、吞咽姿势的调整、协调进食呼吸以保护气道，以及电刺激疗法等。需要专业人员针对不同老年人存在的主要问题制订相应的康复训练。

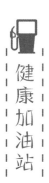

如何选择合适性状的食物

◆ 对于咀嚼困难者，提供糊状或细颗粒食物。

◆ 对于唾液分泌过少者，提供足够湿润的食物。

◆ 对于舌运动无力者，提供有适度黏性的食物，使其在口腔中易形成食团，但又不会黏附于脸颊或上腭造成口腔内壁食物大量残留。

◆ 对于咽收缩无力者，提供较为润滑易于咽下的食物，如稠酸奶、蛋羹等。

（王　玫　陈雨朦）

117. 吞咽障碍患者
发生误吸怎么办

吞咽障碍患者由于吞咽反射不能有效运作，容易导致食物误入气管内，发生误吸。研究数据显示，吞咽障碍患者误吸发生率高达43%~51%。

若老年人发生误吸，应立即采取侧卧位，扣拍背部，尽可能使吸入物排除，并及时清理口腔内痰液、呕吐物等。一旦老年人出现"不能说话""不能咳嗽""无法呼吸"等表现，提示可能发生了严重的气道异物梗阻，则须立即实施海姆立克急救法。

专家说

对意识清醒者如何施救

施救者站在伤员身后，从背后抱住其腹部，双臂环绕其腰腹部，握空心拳，拳眼置于伤员肚脐上二横指处，另一手紧握此拳，快速有力、有节奏地向上向后冲击5~6次，反复操作至异物排出。

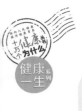

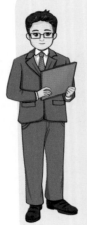

手法定位口诀"剪刀石头布":

"剪刀"——肚脐上两横指。

"石头"——左手握空心拳。

"布"——右手握住左手拳头。

对意识丧失者如何施救

伤员取仰卧位,首先开放伤员的呼吸道,然后施救者骑跨在伤员两大腿外侧,一手掌根平放于肚脐上二横指处,另一掌根与之重叠,两手合力,向上向后冲击5~6次,反复操作,至异物排出。

孤立无援时如何自救

将自己脐上二横指处压在椅背、桌边、床栏杆等硬物处,连续向内、向上冲击5~6次,至异物排出。

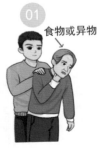

01

食物或异物

体位
施救者两腿一前一后,置于患者身后

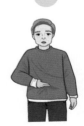

02

定位
脐上两横指双臂围绕其腰部

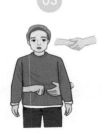

03

手法
拳头拇指侧顶在上腹部,另一手抱拳

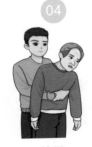

04

挤压
向上向后迅速猛烈挤压上腹部5~6次

意识清醒者的急救要点

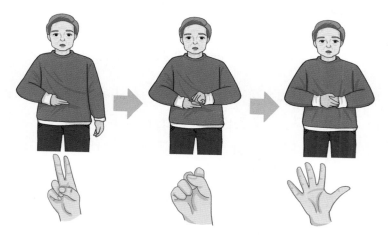

"剪刀石头布"

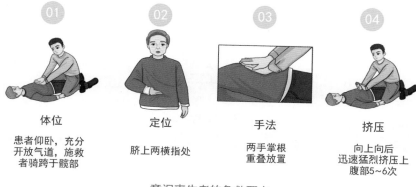

01 体位
患者仰卧，充分
开放气道，施救
者骑跨于髋部

02 定位
脐上两横指处

03 手法
两手掌根
重叠放置

04 挤压
向上向后
迅速猛烈挤压上
腹部5~6次

意识丧失者的急救要点

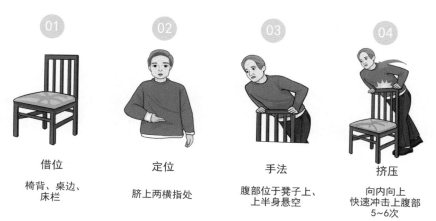

01 借位
椅背、桌边、
床栏

02 定位
脐上两横指处

03 手法
腹部位于凳子上、
上半身悬空

04 挤压
向内向上
快速冲击上腹部
5~6次

自救要点

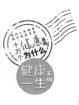

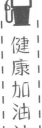

关键词

胃管 护理

健康加油站

误吸预防有窍门

进食前，为老年人营造一个明亮、舒适的进食环境。尽量采取坐位进食，卧床老人可选择 30~45 度半卧位。小口进食，低头吞咽，细嚼慢咽，保证足够的时间吞咽。食物性状首选糊状食物，避免进食饼干、花生、汤泡饭等。进食后应做自主咳嗽、清洁口腔并保持半小时以上坐立位。

（王 玫 徐嘉琦）

118. 老年人上了
胃管日常护理要注意什么

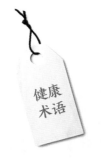

健康术语

脉冲式冲管：用手的大鱼际肌推动针栓，快速"推、停"交替用力，每推注 0.5 秒，暂停 1 秒，再推 0.5 秒，如此反复推注。

说到通过胃管进食，很多老年人可能并不熟悉，甚至感觉恐惧。其实不用怕，对于吞咽障碍的老年人，这是非常重要的补充营养的途径，还可以预防因食物误入气管导致的肺部感染。

但是，置管后胃管固定本

身就有一定的难度，此外老人的舒适度会受到影响，因此可能会出现脱管、打折及移位。使用胃管操作不当会导致管道堵塞、反流误吸，这些问题都会给老年人带来不同程度的健康威胁。因此，上了胃管后还应注意以下日常护理：妥善固定，防止打折，防止脱出；定时冲洗，保持通畅；在每次注入营养物质之前需定位检查；还需要进行鼻腔及口腔的护理。

专家说

如何妥善固定，防止打折和脱出

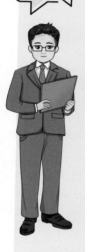

日常可采用黏性棉布伸缩包带固定鼻胃管，对胶布过敏的老年人，建议采用棉质系带双套结固定胃管。在固定时要注意避免管道紧贴鼻孔而引起压力性损伤或坏死，在受压部位如鼻翼处，可使用减压敷料。经常检查胃管固定胶布的黏性以及其他固定方式的牢固性；检查导管固定部位及其周围是否有组织压迫或其他不适现象。确定初始置入胃管的长度，一般置入深度为45~55厘米，标记外露胃管长度，每次喂养前观察有无长度改变，发生明显改变时需请专业人员处理。此外，需要定期更换胃管，硅胶胃管至少每3周更换一次，聚氨酯胃管每月更换一次。

定时冲洗，保持通畅怎么做

定时冲洗就是持续鼻饲时，每4小时用20~30毫升温水脉冲式冲管1次；间歇或分次喂养时，每次喂养前后用20~30毫升温开水脉冲式冲管；每次给药前后用10~30毫升温水脉冲式冲管，以减少堵管

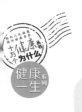

和药物腐蚀管壁的危险；对于长期鼻饲的老年人，可采用米曲
菌胰酶片 2 片碾碎后加 15 毫升水脉冲式冲管预防堵管。

上胃管后鼻腔、口腔如何护理

　　每日观察口腔黏膜状况，牙齿、牙龈、舌头、嘴唇、唾液及
口腔气味，每日至少进行 2 次口腔清洁，采用巴斯刷牙法，使用
小头软毛牙刷，清洁牙齿及所有表面，注意不可遗漏舌面。不能
自主刷牙的老年人，可使用含氯己定的棉球或口腔泡沫棒清洁口
腔，尽量将口中牙膏及碎屑清理干净，预防误吸。口腔清洁前应
洗净双手，口唇干燥或龟裂，可涂唇膏润泽嘴唇。每日检查胃管
侧鼻腔黏膜情况，清理鼻腔分泌物，必要时可使用滴鼻剂，保持
鼻腔清洁，定期更换固定部位，预防因胃管压迫造成的鼻腔黏膜
损伤。

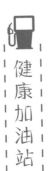

健康加油站

经胃管鼻饲营养物质应注意

◆ 鼻饲时，尽量坐位，卧床老人需保持床头抬
高角度为 30~45 度，鼻饲结束后保持半卧位 30~60
分钟。

◆ 分次推注喂养可能会增加患者误吸的危险，不
宜采用这种方式。建议分次喂养时，单次喂养量不超
过 400 毫升。

◆ 营养液温度宜维持在 38~40℃ 。

◆ 胃管给药时，药物研磨成细粉状，胶囊制剂打开胶囊，温开水溶解，不宜将肠溶药和控释片碾碎，胃管内不宜给予舌下含服片和口颊片，药物不应直接添加在营养液或营养袋中。

◆ 喂养前需观察胃残留量，胃残留量>200毫升时，需寻求专业人员帮助。

（王　玫　秦静静）

119. 为什么老年人容易发生**慢性疼痛**

老人家常抱怨这里痛那里也痛，这种"痛"已成为老年人最普遍、花费最高的健康问题之一。在医学上，我们称它为"慢性疼痛"，是指反复出现的、持续时间超过3个月的疼痛。疼痛已被列为继呼吸、脉搏、血压、体温之后的现代医学第五大生命体征。风湿病、关节炎、骨质疏松、腰椎间盘突出、痛风、癌症等多种原因可能诱发老年人疼痛。据统计，半数以上的老年人正在承受慢性疼痛，80%以上的老年人存在一种或一种以上诱发疼痛症状的疾病。

老年人慢性疼痛以颈肩腰腿痛最多见，常与多种疾病共存，表现多样化、复杂化。很多老年人认为慢性疼痛是年龄高、身体衰退所致的正常现象，是可以容忍的，部分老年人则可能进入胡乱吃药、听信偏方等误区。殊不知，长期忍痛和不正确的疼痛管理对机体的损害是全身性的，甚至导致失能、危及生命，应该予以重视，以保证生活质量和功能不受疼痛影响。

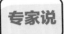

首选非药物止痛方法

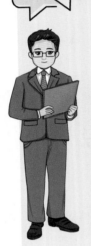

运动锻炼：缓解期有规律地锻炼，以不引起疼痛为宜。

皮肤刺激：包括热敷、冷敷、按摩等，时间20~30分钟。

分散注意力：与他人交谈、听音乐、看电视。

放松：深呼吸、打哈欠、选择自己舒适的体位。

环境改善：环境安全温馨，减少刺激。

饮食调理：提倡清淡、高蛋白、低脂、低嘌呤、无刺激、易消化的饮食。

积极心理：接受疼痛的存在，提高应对疼痛的信心，鼓励家人多理解陪伴。

正确使用药物

抗炎镇痛药不能常规使用。轻度至中度的肌肉骨骼疼痛，首先考虑用对乙酰氨基酚治疗。对重度的疼痛，可使用麻醉性镇痛药。药物一定要遵医嘱服用，方法、剂量准确，不能随意停药、减药，这样才能保证药物的安全性！

健康警示

　　如果在原有慢性疼痛基础上出现新的疼痛，疼痛程度加重且进展很快、止痛药物效果不好、夜间疼痛发作频繁，体重持续下降、发热、困倦、乏力等，应及时就医，以免延误治疗。

健
康
加
油
站

　　疼痛强度评估：修订版 Wong-Baker 面部表情疼痛评估法提供了 6 种面部表情的卡通图片来形象地表达疼痛强度，疼痛者指向表示与其感受相符的卡通面孔即可。

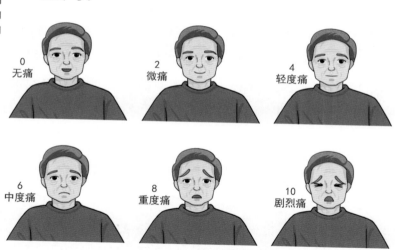

| 0 无痛 | 2 微痛 | 4 轻度痛 |
| 6 中度痛 | 8 重度痛 | 10 剧烈痛 |

修订版 Wong-Baker 面部表情疼痛评估法

（王　玫　乐　霄）

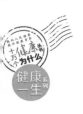

120. 如何用"画钟试验"早期筛查**阿尔茨海默病**

王阿姨最近总说"记性不好",做事还丢三落四,做饭放两次盐,看到朋友想不起他的名字,有时还无缘无故地发脾气。孩子带去医院做了个"画钟试验"结果异常,又做了些其他检查,医生诊断王阿姨患上了阿尔茨海默病,也就是我们俗称的"老年痴呆"。早期筛查、早期诊断、早期干预对患者具有重要意义,可以延缓认知障碍和日常生活自理能力的衰退,最大限度保障生活质量。

"画钟试验"适用于阿尔茨海默病的早期筛查,目前广泛应用于认知障碍的评估,只需要一张纸和一支笔。要求患者在 10 分钟内画出一个钟表的平面图,平面图包括钟表轮廓、指针和数字。最常用的评分方法为 3 分法,即轮廓(1 分):钟表面是一个封闭的圆形;数字(1 分):所有数字(1~12)完整且在正确的位置;指针(1 分):指针指向正确的时间。结果 <3 分即"画钟试验"结果异常。

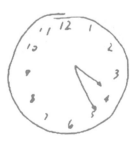 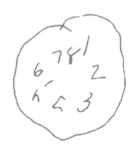 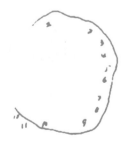

不同程度阿尔茨海默病患者画出的 4∶45

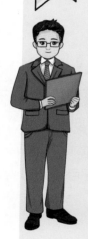

为什么要做"画钟试验"

"画钟试验"测试内容简单，但涉及多个认知领域，包括患者对语言的理解、短时记忆、数字理解、执行能力、视空间能力、注意力、抗干扰能力及挫折的耐受能力。其适用于早期阿尔茨海默病认知障碍的筛查，敏感度高。但对非常轻微的认知障碍不敏感，且不适用于低教育水平、失语或命名障碍患者的评估。

还有哪些手段可以早期筛查阿尔茨海默病

除"画钟试验"外，简易认知评估，是一种非常简短和广泛使用的认知障碍评估方法，包括"画钟试验"和无提示情况下回忆三个无关联的词语。

记忆障碍自评量表是一种结合自身情况的认知问卷，对早期认知障碍的识别良好，用时短。日常生活能力评估及行为精神症状评估可以应用于阿尔茨海默病的早期筛查。

记忆障碍
自评量表

（王 玫 陈 曦）

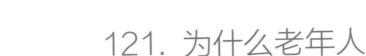

121. 为什么老年人
脾气**越来越暴躁**

关键词

暴躁　照护

多数老年人随着岁月沉淀，阅历增多，会变得沉稳平和，但有的老人随着年龄的增长，脾气可能会变得非常暴躁。部分老年人是因退休、无人陪伴等家庭环境因素，导致精神压力大，出现暴躁易怒等症状。若为短时间内出现，通过生活调理等可逐渐好转。若持续时间较长，则可能存在如焦虑症、抑郁症、老年痴呆症等疾病。

老年人若突然性格改变，且持续较长时间，可居家监测手指血糖和血压，做好相应记录，就诊时作为依据。若伴发记忆下降、思维迟缓、反应慢等问题，需要提高警惕，到医院进行详细检查，及时治疗，避免延误病情。

专家说

哪些疾病可能导致情绪异常

糖尿病：血糖升高引起机体代谢功能紊乱，使 B 族维生素的吸收、代谢出现障碍，从而导致体内 B 族维生素缺乏，影响神经系统的稳定性，出现脾气暴躁、喜怒无常的现象。

高血压：高血压患者由于交感神经兴奋、中枢神经紊乱等，会引起脾气暴躁和易怒。

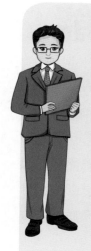

甲状腺功能亢进：甲亢患者往往情绪易激动、性情急躁。

老年痴呆症：早期常表现为忘性大、唠叨、多疑猜忌，中期不仅记忆力明显受损，还会有明显的性格和行为改变。

老年期抑郁症：老人会出现持久的抑郁、情绪低落、兴趣减退，部分患者会出现焦虑、暴躁易怒等症状。

如何照护这样的老年人

居住环境调整：住所稳定，家具简洁，摆放固定，放置老人熟悉的个人物品，避免环境改变引起老年人适应不良，产生失落感，进而变得烦躁、不满。

适当的感官刺激：结合老年人既往的生活习惯，给予适当的感官刺激，有助于稳定情绪，缓解精神压力。

活动干预和社会情感支持：根据老年人的兴趣爱好和能力，安排和引导老人进行活动，活动中给予引导和鼓励。通过调整老年人生活节奏，丰富社会情感支持，减少老人内心孤独感。

（王　玫　刘　莹）

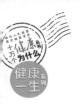

122. 老年人如何预防**失能**

　　始终能够生活自理或基本自理，幸福度过晚年生活，相信是每一位老年人的最大愿望。但随着年龄的增长，一部分老年人受体力与脑力的下降和外在环境综合作用影响丧失了日常独立生活活动的能力。引起老年人失能的危险因素包括衰弱、肌少症、营养不良、视力下降、听力下降、失智等老年综合征和急慢性疾病。老年人预防失能应重视以下方面。

　　提高自身健康素养。积极面对随着年龄增加而出现的衰老。

　　关注营养状况。每 6 个月接受一次营养状况筛查与评估，在专业人员的指导下合理膳食、均衡营养。营养不良或有营养不良风险的老年人，可在医生的指导下服用营养补充剂。

　　重视功能训练，预防跌倒。提倡老年人多到户外活动，坚持进行力所能及的体力活动，避免长期卧床或受伤和术后的绝对静养造成的"废用综合征"。功能下降的老年人，合理配置和使用辅具。

　　维护社会功能，关注心理健康。鼓励老年人多参加社交活动，避免与社会隔离。同时保持良好心态，学会识别焦虑、抑郁等不良情绪和痴呆早期表现，积极寻求帮助。

　　管理老年常见疾病及老年综合征。定期体检，监测血压、血糖和血脂等，早期发现和干预老年常见疾病和老年综合征。高龄、近期出院或功能下降的老年人应当进行老年综合评估，有明显认知功能和运动功能减退的老年人应尽早就诊。长期服药者，应遵医嘱用药，不擅自停药或加药，用药期间出现不良反应要及时就诊。

重视生活环境安全。对社区、家庭进行适老化改造。注意水、电、气等设施的安全，安装和维护报警装置。

什么是老年人能力评估

老年人能力评估是评估老年人独立生活的能力状况，这些能力包括老年人穿衣吃饭洗澡等自理能力、行走上下楼等基础运动能力、精神状态、感知觉与社会参与能力等。通过评估，将老年人能力分为5个等级，分别是能力完好、能力轻度受损（轻度失能）、能力中度受损（中度失能）、能力重度受损（重度失能）、能力完全丧失（完全失能）。

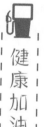

健
康
加
油
站

老年人内在能力快速筛查

保持维护老年健康生活状态，关键是促进老年人内在能力的提升。内在能力包括运动、认知、活力、感觉和心理5个方面，可以通过WHO老年人内在能力筛查表进行快速筛查，如果出现≥1项就需要关注！

WHO 老年人内在能力筛查表

（王　玫）

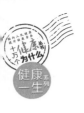

123. 为什么长期卧床的老年人需要重视**皮肤护理**

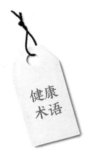

健康术语

慢性创面（chronic wound）： 一般指皮肤组织损伤不能修复持续 6 周以上。

长期卧床老年人皮肤更容易出现慢性创面，如压疮、糖尿病足等。皮肤经常受潮湿、摩擦刺激，全身营养不良，以及糖尿病老人足部皮肤护理不当等都会导致慢性创面的发生。慢性创面不仅会给老年人带来痛苦、加重病情，以及延长疾病康复的时间，严重时还会因继发感染引起败血症而危及生命。而预防慢性创面发生的关键在于做好皮肤护理。

专家说

压疮如何预防

减压、翻身、气垫床：对于长期卧床不能自主翻身的老人，应做到局部减压、勤翻身、卧气垫床。督促和协助卧床老人经常更换卧位，一般 2 小时一次，必要时 1 小时一次。在骨骼隆凸和皮肤与皮肤相接触的部位垫软枕，尤其是双膝关节和双足内外踝及足跟处。

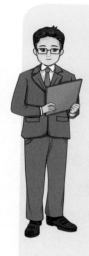

避免摩擦：搬动卧床老人时应防止摩擦损伤皮肤，可在老人背部及臀部下垫 1 米 × 1 米软垫，翻动老人时可利用软垫抬起患者。

减少剪切力：平卧位床头抬高 30 度时就会产生剪切力，再加上老人体重产生的压力，可在骶尾部产生较大的损伤。因此床头抬高 30 度以上的卧位时间不宜过长。

避免潮湿：对于大小便失禁、出汗及分泌物多的卧床老人应及时擦洗，清洗会阴和肛周部，必要时涂爽身粉或氧化锌软膏，吸潮并减少摩擦。及时更换衣物床单，保持清洁干燥、平整、无渣屑，老人皮肤不能直接接触塑料布或橡胶单。

新技术应用：可使用创面处理敷料保护受压皮肤，常用的有足跟贴、骶尾贴、压疮保护膜及各种液体敷料等，可以根据卧床老人具体情况选择使用。

加强营养，增强抵抗力：不能经口进食的老人应尽早采取留置胃管鼻饲，给予高热量、高蛋白、高维生素饮食，以满足老人营养需要，增强抵抗力。

（王 玫 熊 梦）

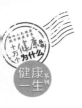

124. 为什么老年人要
重视**足部护理**

关键词

足部护理　糖尿病足

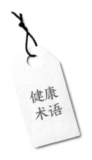

健康术语

糖尿病足（diabetic foot，DF）：指糖尿病患者因下肢远端神经异常病变和不同程度的血管病变导致的足部感染、溃疡和 / 或深层部组织破坏。

"千里之行，始于足下"，但是随着年龄的增长，细胞中的水分逐渐减少，脚部的胶原蛋白、肌腱和韧带发生变化，肌腱变紧，韧带变松，从而引发一系列疾病。足部病变已成为不可忽视的隐患，那么老年人该如何有效进行预防和护理呢？

大量临床试验研究表明，做好日常足部护理可以有效预防足部疾病的发生。

专家说　**如何进行足部护理**

足部日常清洁：每天用 40℃ 以下温水和中性香皂洗脚，浸泡时间控制在 15 分钟以内，并涂抹适当的保湿乳，避免足部干裂感染。为避免烫伤，尽量不使用热水袋、电暖宝、暖身贴等取暖。

足部日常检查：

◆ 局部观察：有无红肿，皮肤温度是否过冷或过热，脚趾有无变形，脚趾间有无分泌物。如有异常，

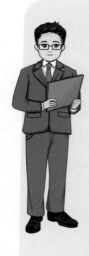

及时就医。

◆ 脚趾检查：留意变厚或颜色发生改变的指甲，有无皮肤水泡、皲裂、小伤口、脚癣等。若有水泡应立即到医院就诊，切记不可自行处理。

◆ 动脉搏动：每天观察足部动脉搏动是否减弱或消失。

正确选择鞋袜：选择底厚、透气性好、质地较软且偏大一码的宽头鞋，不穿着高跟鞋和尖头鞋。袜子应保持清洁，每天换洗，一般选择吸水性和透气性好、松软暖和的棉质或羊毛袜。每次穿鞋前仔细查看鞋内是否有异物，不得光脚行走。

足底按摩护理：足底按摩可选用涌泉、太溪、隐白、太冲等穴位，感知足背动脉搏动、皮肤温度和弹性。按摩时手部保持温暖，动作要轻柔，力度要适宜。

足部原有病变的护理：针对足部原有病变如水疱、甲沟炎、鸡眼等问题，应及时到医院就诊，不得忽视或自行采用不科学的处置手段。

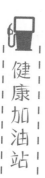

健康加油站

糖尿病患者如何识别糖尿病足的早期症状

◆ 皮肤干燥发痒，出汗少，并伴有色素沉积。

◆ 下肢发凉发肿，并疼痛或者知觉下降等。

◆ 双脚肌肉萎缩，韧带脆弱易损伤，甚至会出现

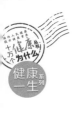

病理性骨折，骨骼和肌肉发生改变。

◆ 不走动时无不适感，一旦走动就会感觉酸胀不适，甚至不能坚持走路，要停下来休息。

如果出现上面的一种或者几种情况，一定要引起重视，及时到医院接受进一步的检查，并针对性地进行护理和治疗。

（王 玫 孔 婵）

老年照护 居家护理

125. 如何做好老年人的
居家照护

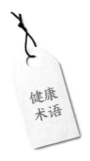

健康术语

适老化环境改造（environmental transformation for the elderly），指的是针对老年人的身体功能及特点，设计和改造适合老年人生活的住宅、公共设施和社区环境等的活动。

随着我国逐渐步入老龄化社会，将有越来越多的老年人有居家照护的需求。居家照护有方便照护、环境熟悉、能够满足老年人的归属感和自尊心等优点，但同时也有易发生安全事件、无法获得专业护理、增加家庭负担、易引发家庭矛盾等问题。

为打造安稳、健康的居家照护环境，就需要在充分考虑老年人的安全感、舒适感和归属感的前提下，进行适老化环境改造。在空间布局上，老人常用的空间应保持固定，以增强其空间记忆，并设置一定的私密空间，维护老人自尊；在安全细节方面，注重家具、电路等安全问题；在环境布置方面，注重简洁、温馨，提供适宜、积极的环境要素，如舒适的热环境和光环境、柔和的装饰材料等。

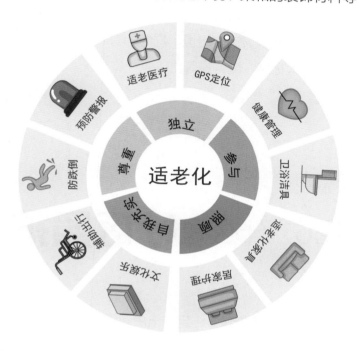

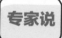 **专家说**

老年人居家照护的衣食住行

 　　衣：老年人对冷热的适应能力减弱，在四季变换中，要根据气候特点选择或增减衣物。

　　食：老年人饮食要荤素搭配，以五谷杂粮为主，配合鸡蛋、牛奶、瘦肉、鱼类，以及新鲜蔬菜、水果等。

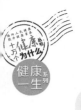

住：老年人居住的环境需安静、空气新鲜，没有污染和噪声。卧室向阳通风，温湿度适宜。居室温度，冬季22℃，夏季26℃；相对湿度40%~60%。

行：老年人应避免进行用力过大、过猛的运动，如举重、赛跑、足球等，尽量选择速度缓慢、均匀的有氧运动，如散步、慢跑、太极拳、太极剑、健身操等。

（王 玫 范柏林）

126. 什么是社区照护

生病了就近享受医疗服务，足不出户获得社区照护是很多老年人的愿望。为积极应对人口老龄化，建设与居家社区机构相协调、医养康养相结合的养老服务体系，基层医疗卫生机构（社区卫生服务中心或乡村卫生院）开始构建医养结合服务模式，以家庭医生签约服务为纽带，为老年人提供连续、综合、有效的医疗、护理、康复和养老一体化的社区照护服务。

65岁及以上老年人每年都可以在辖区基层医疗卫生机构，通过签约家庭医生获得免费健康管理服务。针对行动不便、符合条件且有需求的老年人，家庭医生团队可在服务对象居住场所按规范提供治疗、康复、护理、健康指导及家庭病床等服务。

专家说

在社区可以获得哪些就诊服务

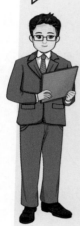

基层医疗卫生机构提供常见病、多发病的中西医诊治、合理用药、就医路径指导和转诊预约等。家庭医生团队按照协议为签约居民提供全程服务、上门服务、错时服务、预约服务等多种形式的服务；家庭医生团队将拥有一定比例的医院专家号、预约挂号、预留床位等资源，医联体医院会对接家庭医生转诊服务，为转诊患者建立绿色转诊通道。

智慧养老信息化平台有哪些功能

通过智慧养老信息化平台实现辖区老年人需求共享，有效地将就医需求、心理健康需求、家政需求、出行需求分配至医养结合机构、社区服务站、家庭，与社区便民服务、居家养老服务紧密结合，高效、合理地进行分配，同时为广大居民，特别是有多样化服务需求的中老年人提供特色家庭医生签约服务、养老病床、远程监测、预约门诊、互联网医院、物资补助等专业、可靠、便捷的智慧健康养老的服务。

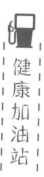

健康加油站

家庭医生特色服务

转诊服务：家庭医生团队对接医联体医疗机构，为签约居民开通绿色转诊通道，提供预留号源、床位等资源，优先为签约居民提供转诊服务。

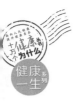

出诊服务：针对行动不便、符合条件且有需求的签约居民，家庭医生团队可在服务对象居住场所按规范提供治疗、康复、护理、健康指导等服务。

长期处方服务：家庭医生在保证用药安全的前提下，可为病情稳定、依从性较好的签约慢性疾病患者酌情增加单次配药量，延长配药周期，原则上可开具4~8周长期处方，但应当注明理由，并告知患者关于药品储存、用药指导、病情监测、不适随诊等的用药安全信息。

中医药"治未病"服务：根据签约居民的健康需求，在家庭医生团队中医医师的指导下，提供中医健康教育、健康评估、健康干预等服务。

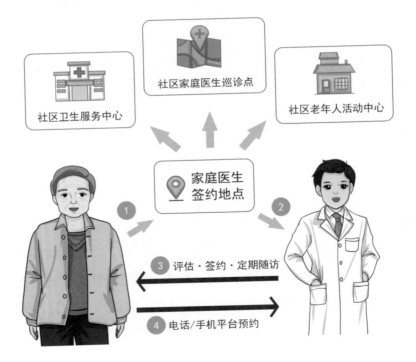

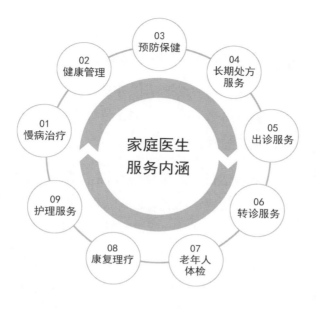

（王　玫　张　茵）

127. 为什么老年人术后
会出现**腹胀**

　　由于老年人自身的生理特点，术后肛门排气所需的时间较长，术后会感到腹胀不适。也因为手术中使用的麻醉药、止痛药会抑制肠道的蠕动，术后张口呼吸或呻吟时将大量的气体吸入胃内，或者术后疼痛、害怕牵扯伤口不敢活动等出现腹胀。另外，由于腹腔镜手术在术中会形成人工气腹，二氧化碳吸收增多；术后电解质紊乱，血钾低也会导致腹胀的发生。

老年患者术后发生腹胀要怎么办

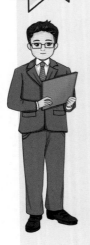

呼吸锻炼：术后可以在护士指导下进行深呼吸锻炼，每天 4 次，每次 5~10 分钟，以加速二氧化碳代谢，减轻腹胀。

适当活动：如果病情允许，患者可以在床上翻身运动，主动活动四肢，在护士的协助下尽早下床活动，并逐渐增加活动量，促进肠蠕动，加快肛门排气。

腹部按摩：腹部按摩可稳定患者情绪，刺激肠蠕动。非腹部手术的老年患者，术后腹胀时可以按照顺时针、逆时针依次按摩腹部 50~100 次，按摩时轻度用力，不引起腹部疼痛即可。

调整饮食：非腹部手术的老年患者每日饮水量需在 1 000~2 000 毫升，饮食要注意少食多餐、细嚼慢咽、充分咀嚼，选择易消化、高蛋白、低糖饮食，如鸡肉、菠菜、鱼虾、火龙果、香蕉等；避免食用产气过多的食物，如碳酸饮料、牛奶、豆制品、大蒜、白萝卜、蘑菇等。

药物治疗：如果排气或排便感觉较弱，可在医生指导下口服缓泻剂、使用开塞露，或使用灌肠剂灌肠；若腹胀明显，胃肠道无蠕动，无肠鸣音，且按摩理疗无效，医生会考虑使用相关药物，如新斯的明、多潘立酮、莫沙必利等，促进排气和排便。

胃肠减压：若腹胀明显并有恶心呕吐时，应停止进食饮水，护士会遵照医嘱为患者行胃肠减压，同时需进行输液治疗，以补充营养并维持电解质平衡。

心理调节：老年人术后发生腹胀时易紧张焦虑，这些不良情绪也会导致消化功能减弱，或刺激胃酸分泌过多，导致腹胀加剧。因此，一定要调整好心态，积极面对。

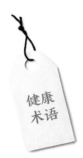

健康术语

胃肠减压（gastrointestinal decompression）：将胃管从鼻腔插入，连接一次性胃肠减压器，在负压和虹吸原理的作用下将胃内容物引出患者体外的方法。

（王　玫　陈俊春）

关键词

术后谵妄　认知功能障碍

128. 为什么老年人术后会出现
胡言乱语和情绪不稳定

　　有的老年患者手术顺利，麻醉清醒回到病房后，却在晚上应该进入睡眠状态时精神亢奋、胡言乱语，甚至对人拳打脚踢，就像变了个人似的。老年人为什么会这样呢？这很可能是发生了术后谵妄。术后谵妄一般发生在术后 1~3 天，以老年患者高发。术后谵妄的患者会出现幻觉、躁动不安，甚至攻击性行为。那么面对这种情况，家属应该怎么做呢？不要害怕，在发现异常的第一时间向医护人员呼救。同时，可以抱住老年患者，防止其磕碰、坠床致外伤，或意外拔除术后的引流管。此外，术后谵妄重在积极预防，以此减少并发症，促进患者康复，顺利出院。

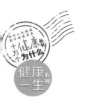

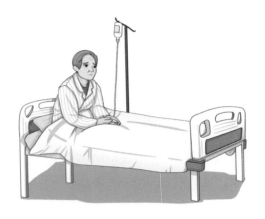

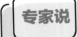 **专家说** 如何预防和改善老年患者术后谵妄

术后谵妄是在多种因素共同作用下发生的脑功能障碍。通过积极纠正易感因素、提高生理储备、改善住院环境、避免诱因可降低术后谵妄的风险。

知识储备：术前了解术后谵妄相关知识及应对方法，做好心理准备。

敏锐观察：一旦发现患者出现术后精神异常，及时通知医护人员。

疼痛控制：鼓励老年患者表达术后疼痛，知晓"无须忍痛"，及时管理疼痛。

适量活动：在医护人员的指导下，进行床上主动运动和被动运动，减少约束，增进卧床期间的舒适感，完成术后早期下床活动。

视力与听力：视力或听力减退者，可合理配戴眼镜或助听器，以防视觉、听觉剥夺感诱发术后谵妄。

营养与水分：应为老年人提供充足的水分和营养。

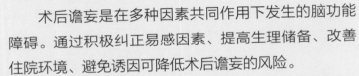

定向提醒：提醒老年人准确的时间和地点，帮助改善定向障碍。

改善环境：营造舒适、安静的休养环境。

高质量陪伴：家属应多陪伴和交流，建议由老年人熟悉的家庭成员照护，家属亲切的关心和鼓励可减少老年患者的孤独感和恐惧感，有助于减少谵妄，促进术后康复。

（王 玫 熊 甜）

129. **安宁疗护**适用于什么情况下的老年人

常言道，生老病死，人之常情，万物轮回终有序。忙碌一生，当站在生命的终点，老年人最大的心愿不过善终而已，这也是对家属最大的安慰。但面对病危的亲人，家属们大多会选择尽一切可能来延长其生命周期，但这客观上却可能会使处在生命终期的老人承受身体和心理上的痛苦。

鉴于此，对于所有疾病终末期患者均可考虑进行安宁疗护。安宁疗护并不是放弃治疗，只是把治疗重点从治愈疾病转为提高患者的舒适度。其内容包括老年患者的症状控制、身体舒适护理、遗愿的实现、家庭和社会矛盾的和解、迎接死亡的心理准备、家属的哀伤辅导等。

对于生活质量差、医疗手段已无法治愈、必须依靠生命支持技术维持生命的临终期老年患者，安宁疗护更人性化，能让逝者善终，亲人善别。

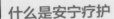

专家说

什么是安宁疗护

国家卫生健康委对安宁疗护的定义为：安宁疗护是以临终患者和家属为中心，以多学科协作模式进行的，主要内容包括疼痛以及其他症状控制、舒适照护、心理、精神及社会支持等。安宁疗护既不会通过医学手段加速患者的死亡，也不会延缓死亡的到来。其主要目的是提高临终患者和家属的生活质量，帮助临终患者积极面对死亡，并协助家属经历哀伤过程。

什么样的老年人需要安宁疗护

世界卫生组织（WHO）规定安宁疗护的纳入对象为：预计生存期≤6个月的临终期患者。对于老年人而言，如果现有医疗救治不能使其痊愈，必须依靠医疗仪器和药物来维持生命，生活质量低下，已无求生欲望，且生存期≤6个月，则可以考虑进入安宁疗护。

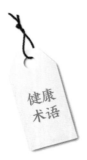

健康术语

生存期预测是指临床医生根据经验和临床指标判断患者存活到某一时间段的概率估计。生存期预测只是当前时间点所作出的概率预估，并不能达到完全精准。

生命支持技术包括胸外按压、呼吸机、血液透析、输血、喂养管、昂贵的抗生素等，主要指有创操作和无意义的治疗。

（王　玫　白艳梅）

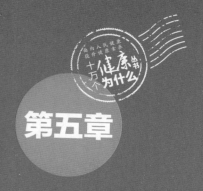

第五章

老年人心理健康

一

精神卫生
健康

1. 为什么老年人容易
情绪不好

很多老年人离退休之后，由于社会角色的转变，逐渐远离社会交往，生活作息、饮食等不规律，生活过于单调和空虚，没有计划和目标，无所事事，缺乏积极乐观的生活态度，容易出现情绪不好的状况。

老年人在生理功能"老化"的同时，心理功能也随之"老化"，心理适应能力逐渐减退，承受能力变弱。一旦遭遇负性生活事件，老年人容易产生失落、孤独寂寞、无用和无助的感受，这也是老年人产生"灰色心情"的根源。此外，性格特征、遗传因素、神经系统功能的衰退、躯体疾病（如脑卒中等）、功能损害（如听力下降、活动受限等）等因素的共同影响，容易诱发抑郁症。

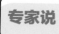

抑郁情绪怎么缓解

老年人情绪不好时，不要将烦闷情绪憋在心里，尽可能向亲友倾诉，舒缓压力，学会宽容和理解他人，保持心态的平和。每周运动 3~5 次，每次运动 30~60 分钟，有规律性且合理的运动能有效改善糟糕的情绪。运动内容可选取八段锦、五禽戏、太极拳、太极剑等相对轻松的运动。

当通过自我调节无法缓解抑郁情绪时，建议老年

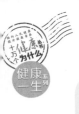

人向专业人员（如精神科医生和心理治疗师）寻求帮助。需要特别提示的是，由于情绪低落、自我评价低，老年人容易感到自卑、自责，甚至感到绝望。此时，如果产生自杀的想法，应立刻到精神科门诊寻求帮助。

健康加油站

正确认识抑郁症

应当明确的是，情绪不好是我们正常心理活动的组成部分，一般不会影响我们的日常生活和精神状态，因此不能简单地认为老年人的情绪不好就是抑郁症。只有当症状持续的时间较长（如超过 2 周），且超过应激事件本身的影响，每日大部分时间处于郁郁寡欢的状态，并妨碍正常社会功能（如日常生活、人际交往），或为此感到痛苦不堪时，才有可能是罹患抑郁症。

（潘伟刚　毛佩贤）

2. 为什么老年人容易发生
紧张和焦虑不安的问题

焦虑是人面对事件或应激的一种常见的正常情绪反应，当其严重程度或持续时间与实际威胁明显不相称时就属于异常的焦虑情绪。与其他年龄段的患者类似，老年人既往的不幸经历或创伤性事件，在遭遇负性生活事件的诱因下，通过置换、投射和逃避等防御机制表现出焦虑。迁延不愈的慢性疾病、生活内容和节奏的变化（如"空巢老人"）等，就像扣动了"扳机"一样，会诱发老年人产生紧张、焦虑不安的情绪。此外，性格特质（如焦虑、敏感型性格）、家族史等，均会增加焦虑障碍的发生。

焦虑症如何治疗

　　焦虑症的治疗主要采取心理治疗（谈话治疗）和药物治疗相结合的方式。通常来讲，轻度焦虑可以通过减压、积极的心理治疗、生活方式调整等方法来尝试改善。而对中等程度以上的焦虑，药物治疗是必须的，在药物治疗基础上再配合其他治疗手段。建议在必要时主动寻求专业人员，如精神科医生和心理治疗师的帮助。

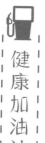

健康加油站

焦虑障碍的表现

　　焦虑障碍不同于偶尔的担心、不安或害怕，其体验往往持久、迁延反复，不管是精神层面，还是身体感觉的痛苦感都比较强，往往给老年人带来明显的困扰。焦虑综合征的表现分为精神症状和躯体症状，精神症状是一种提心吊胆、恐惧和忧虑的内心体验，并伴有紧张和不安；躯体症状是在精神症状基础上，伴发自主神经反射亢进症状，如心慌、胸闷、气短、口

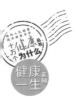

干、出汗、忽冷忽热、便秘、尿频、肌肉紧张、颤抖、颜面潮红或苍白等。

（潘伟刚　毛佩贤）

关键词

幻觉　妄想　精神病性症状

3. 为什么老年人会出现
"疑神疑鬼" 现象

老年人出现"疑神疑鬼"现象千万不可掉以轻心，尤其是那些不可理解、脱离现实的感觉和观念，这可能是幻觉、妄想症状，通常与重性精神障碍有关。

目前"疑神疑鬼"的确切病因和影响因素还不十分明确，一般认为与遗传因素、生物学因素、社会心理因素有关。老年人某些个性特征，如内向孤僻、敏感多疑、固执己见等，以及感官功能缺陷，如失聪、失明，均会增加罹患此病的风险。此外，老年人生活贫困、独居、未婚、朋友少等社会隔离状态亦可能诱发幻觉、妄想。

出现幻觉、妄想症状如何应对

　　一旦出现幻觉、妄想症状，应尽早到专科医院进行全面检查，寻找病因，明确诊断，及时治疗。药物治疗可控制妄想和幻觉症状，减缓病情的发展速度，心理康复治疗也具有一定的作用。患者及家属需要充分认识到药物治疗的重要性，多数患者由于对疾病缺乏自知力，认为自己根本没有病不需要服药，此时就需要患者家属或照料者积极配合医生的医嘱，监督患者服药情况。

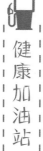

健康加油站

幻觉与妄想有什么不同

幻觉指个体在没有现实刺激作用于感觉器官时出现的一种虚幻的知觉体验，如幻听、幻视、幻嗅、幻味等。

妄想是指在病态的推理和判断的基础上所形成的牢固的信念，常见的妄想包括被害妄想、关系妄想、钟情妄想、嫉妒妄想、疑病妄想等。妄想要和健康人的错误想法、成见与偏见区别开来。

（潘伟刚　毛佩贤）

4. 为什么老年人经常出现"不眠的夜晚"

老年人经常出现失眠现象，常常抱怨自己彻夜未眠。导致失眠的原因很多，包括心理因素（生活事件）、环境因素（强光、噪声、高温等）、不良生活习惯（睡前饮茶、喝咖啡等）、精神疾病（抑郁、焦虑、痴呆等）和躯体疾病（呼吸、心脑血管疾病等）等。

当出现长期失眠问题时，老年人应尽早到专业医院就诊，明确病因和诊断，在专业医师指导下妥善治疗。

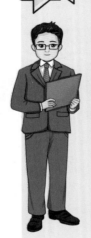

失眠如何自我调节

大部分失眠患者存在不良的睡眠习惯和错误的睡眠观念，以下简单介绍个体自我调节的方法：

◆ 夜间不要提早上床，仅在感到困意时卧床睡觉，而不是因为疲惫。

◆ 减少在床上进行干扰睡眠的活动，如进食、玩手机、思考问题等。

◆ 如果卧床超过 20 分钟仍无法入睡，可起来做些单调无味的事情，等有睡意时再上床睡觉。

◆ 每天早晨同一时间起床，不要考虑晚上睡了多久或者白天会有多累。

◆ 不管前晚睡得如何，白天都避免打盹或者午睡。

坚持上述调节方式 6~8 周，一般睡眠情况就会有所改善。

服用镇静催眠药时有哪些注意事项

很多人服用镇静催眠药助眠。治疗失眠服药必须在专科医生的指导下进行，遵循个体化原则，服药方案为按需、间断、足量。每周服药 3~5 天，而不是连续每晚用药。需要长期药物治疗的人宜"按需服药"，即预期入睡困难时，在上床前 5~10 分钟服用；上床 30 分钟后仍不能入睡时服用；比通常起床时间提前 ≥5 小时醒来，且无法再次入睡时服用（仅适合使用半衰期短的药物）；第二天日间有重要工作或事情时，可于睡前服用。

需要注意的是，如果服用镇静催眠药改善睡眠，请每个月找专业的医生评估后使用，请勿自行服用或调整药物剂量。

（潘伟刚　毛佩贤）

5. 为什么建议老年人
面对衰老或死亡
要进行自我调节

老年人的衰老过程会随着社会关系、社会发展和环境变迁而变化，生活紧张或对生活不适应都会引起衰老。进入迟暮之年的人终将面临死亡这一现实问题，然而一些老年人总是不敢正视自己的生命之钟行将停摆，对这必然的现实采取无视或否定不是老年人应有的态度。老年人因机体"老化"而导致各种疾患明显增多，卧床不起、生活不能自理者更容易产生焦虑、抑郁的心理状态。

老年人不仅要正视死亡这一现实，而且更应该把死亡与自己的生命价值和意义融合起来，以更好地走完生命的最后一个阶段，从而更加全面地理解生命的意义。面对死亡采取肯定的姿态，对人生晚年有积极的反应，从而给老年生活带来新的意义，这是不断衰老的老年人在晚年面临的一场真正的挑战。

专家说

如何面对死亡

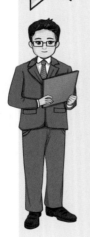

老年人应明确个人价值，重新建立新的人生目标，评估目前个人的生活是否适合现在的价值观。老年人不要凡事都依赖别人照料，而是可以自己进行一些体力和脑力活动，从事力所能及的工作。这不但能锻炼身体保持生命的活力，而且也增添了老年生活的乐趣，使生活富有朝气，精神有所寄托，进而容易感受到生活是充实而有意义的。

尽早为老年期生活的改变做准备，寻找第二职业，发现能带给自己价值感的新角色，能有效地减轻或防止老年期因角色改变或丧失带来的不适应或无措感。老年期痛失亲人是引起死亡恐惧的重要因素，人际关系的丧失带来的孤独和隔离感使老年人与社会接触的机会逐渐减少。这时，鼓励老年人与其他家庭成员保持密切关系并经常参加社区的各种活动尤为重要。此外，还应为老年人建立新的人际关系创造机会。最后，积极有效地预防和治疗抑郁、酒精依赖等精神障碍，是改善老年人对死亡恐惧的一个重要组成部分。

死亡态度的分类

死亡态度可综合归纳为以下四方面：死亡接受、死亡逃避、死亡焦虑和死亡恐惧。其中，对死亡的"逃避""焦虑""恐惧"属于负向的态度，而"接受"则是正向的态度。

（潘伟刚　毛佩贤）

6. 为什么人老了脾气会变 "古怪"

人老了脾气秉性会变得有些"古怪"，这似乎是司空见惯的事情，但是如果出现明显偏离正常的性格（人格）改变，就应当警惕是否罹患精神障碍。

值得警惕的是，很多老年人在痴呆早期便会出现人格改变，表现为情绪不稳定（肤浅、易激惹）、控制能力下降（偷窃、不恰当的性行为）、不顾现实的固执偏激、自私自利、行为缺乏目的性、（语言）暴力行为、攻击行为等。

人格改变是痴呆患者早期常见的症状之一。同时，人格改变也与痴呆患者在面对需求、环境变化和疾病时的应对能力下降，以及照料者采取消极的交流方式和不良的应对方式有关。

专家说 **如何面对痴呆的行为精神症状**

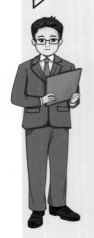

良好的沟通会增强看护者对老年人的理解。看护者要积极形成舒适的氛围，提高精神慰藉照料的水平，多使用安慰性、鼓励性和劝说性的语言给老人以温暖与希望。当老年人出现烦躁、发脾气、坐立不安等"古怪"表现时，照料者要首先找出原因，如是否由幻觉、妄想所致，还是因为身体不适，或是因为过度担心等。

照料者与老人讲话时应平静，采取让老人安心、避免出现烦躁情绪的方式，尽可能避免争执和训斥。不要与老人进行辩论，但也不轻易迁就。照料者可鼓励其按可控制及可接受的方式表达激动和愤怒的情绪，如允许自我发泄（例如来回踱步、谈话、哭泣等）。当照料者认为攻击风险很高时，应立即陪同其到精神科就诊。

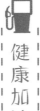

健康加油站

痴呆的行为精神症状

痴呆的行为精神症状的发生率可高达 70%~90%，最常见的表现有人格改变、幻觉、妄想、抑郁和行为紊乱等。疾病不同阶段症状可能不同，如抑郁、焦虑多见于早期，幻觉、妄想往往发生在记忆严重损害后。当病情发展至基本生活完全不能自理、大小便失禁时，行为精神症状会逐渐平息和消退。明显的行为精神症状提示痴呆程度较重或病情进展较快。

（潘伟刚　毛佩贤）

二

参与社会活动

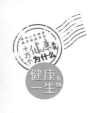

7. 为什么会发生
"离退休综合征"

　　离退休后，老年人从忙碌的职场生活转向闲暇的退休生活，有的老年人可能会不知所措，很多老年人由于不能适应社会角色和生活方式的转变极易产生"离退休综合征"。尽管很多老年人会回归家庭扮演照顾者角色，但若在家庭照顾方面缺乏经验使其难以胜任这一角色时，就容易产生失落感。心理学家发现：60岁后，人的思维会开始出现局限，反应力和记忆力会下降，不再适合做一些复杂的工作，但一些老年人在离退休后不服老，认为自己仍和年轻人一样，最终却因对完成任务的情况不满意而感到自责。

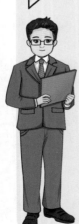

专家说　**如何远离"离退休综合征"**

　　临近离退休的老年人，要正视离退休的事实，提前对自己的离退休生活进行规划。思考自己离退休后期待过怎样的生活以及如何适应社会角色的转变，从心理和生活上为离退休生活做准备。进入离退休阶段的老年人，只要调整好心态，"对症下药"，大多都可以远离"离退休综合征"。

　　树立积极的老龄观念是远离"离退休综合征"的前提。老年人要积极看待老年生活。老年人不仅不是社会的负担，反而是社会发展的动力，老年人仍可凭借自己的经验和智慧在生活中发挥余热。

多与家人沟通，逐步适应新的社会角色。老年人离退休后在适应新角色的过程中出现困难时，要及时和家人沟通，表达自己在角色适应过程中存在的问题，争取在家人的帮助下尽早适应。

发掘兴趣爱好，迎接新生活。老年人要培养自己的兴趣爱好，例如棋类、钓鱼、书画等，让自己的闲暇时间更丰富，并结交一些志同道合的朋友。丰富的兴趣爱好和人际互动既可以排遣老年人的孤独情绪又会让老年人的离退休生活更有"人气"。

生活自律，养成良好的生活习惯。老年人要培养良好的作息习惯，注重养生，按时锻炼身体，杜绝不良嗜好，保证身体健康，减少因身体状况不佳而产生的焦虑情绪，让自己远离"离退休综合征"。

（谢立黎　邓宁飞）

8. 空巢老人
如何保持心理健康

空巢老人一般指60岁及以上单独居住或夫妻共同居住的老年人。一些空巢老人由于缺乏子女的陪伴、情感的支持和可供利用的社会支

空巢综合征　社会网络　独居老人

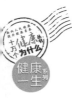

持网络，极易引发"空巢综合征"。

空巢综合征指父母因子女离开而难以适应，同时因缺乏关爱、与子女沟通障碍等产生的一系列身心症状。主要表现有焦虑、失落、抑郁、头晕、食欲缺乏等，这些状况长期得不到缓解会使老年人的性格孤僻、免疫力下降，甚至引发老年痴呆。

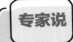

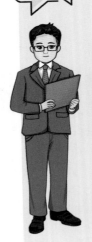

如何保持心理健康

不同特征的空巢老人面临的心理健康问题并不一致。对于低龄有配偶的空巢老人，要重视和亲属尤其是伴侣的交流，增强彼此的了解度。定期和子女通话并分享各自的生活，使亲子关系不因距离远而生疏。在关键时候，亲属多是老年人应对困难最核心的支持力量。

独居老人因缺少伴侣的陪伴更容易患上"空巢综合征"。为了有效地应对"空巢综合征"，独居老人首先要做好预防工作。主动通过电视、报纸等方式了解保持心理健康的技巧，在生活中保持愉悦的心情，以预防"空巢综合征"。其次，与邻里建立良好的人际关系，在生活中遇到困难时，邻里可以起到巨大的帮扶作用，正所谓"远亲不如近邻"。此外，独居老人要主动走进社区参与社会活动，例如参加社区志愿服务、文体活动等，在参与中减轻老年人的孤独感。最后，空巢老人在应对"空巢综合征"时应秉持早预防、早治疗的理念，在生活中给自己营造正向的情绪体验。若出现焦虑、失落、头晕等状况，要予以重视并及时就医。

社会网络自我评估

老年人的社会网络决定了其能获得社会支持的多少，与生活质量和心理健康密切相关。空巢老人由于社会网络过于狭窄容易增加社会隔离风险。Lubben 社会网络量表简版是老年人评估自己社会隔离程度的常用工具。

Lubben 社会网络量表简版

（谢立黎　邓宁飞）

9. "老漂族"
应如何适应新环境

"老漂族"一般指为了照顾子女或孙辈，离开自己的长期居住地，跟随子女迁移到陌生城市的老年人。这样的老人往往需要改变一些过去的生活习惯和理念，从经济、社会、文化等各方面融入新的环境。

"老漂族"普遍会面临新环境适应的问题。首先，随着年龄的增长，老年人的生活方式、思维方式逐渐固化，对新城市的生活方式和习惯可能不适应。其次，"老漂族"因语言和生活差异很少出门，与其他人互动机会较少，社区活动参与不足，容易成为社区中的"隐形人"。再次，"老漂族"容易在育儿观念、生活理念等方面与子女产生分歧，这些分歧容易让老年人在心理上感觉焦虑和无奈。最后，"老漂族"在就医方面存在不便，由于并非本地户口，医保报销比较麻烦，加上人生地不熟，一些"老漂族"生病却不愿意就医。

"老漂族"在适应新环境中遇到困境是不可避免的，老年人要始终坚信这种困境是暂时的，只要自己努力接纳并学习新事物，就可以融入新城市。

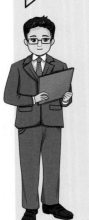

专家说

如何适应新环境

保持开放的心态，主动接纳新的城市环境。老年人要调整心态，随遇而安，主动去接纳城市的生活方式、生活习惯和风土人情。

保持学习的热情，了解周围的新事物。老年人要主动学习当地的风土人情、生活习惯和有助于适应城市生活的技能。学习的方式可以是观察其他人怎么做、和其他"老漂族"交流等。

多参与社区活动，主动融入周边环境。除了扮演家庭照顾者角色外，老年人可以主动参与社区活动，多和邻居一起买菜、聊天、串门，让自己在交往中结交新朋友，从心理和社会层面逐渐融入新的城市。

主动与子女沟通，寻求子女的社会支持。老年人要及时向子女表达自己在新环境适应中面临的困扰，在有困难的时候可以寻求家人的帮助，切不要因"好面子"而不愿意说，最终委屈了自己。

（谢立黎　邓宁飞）

三

家庭关系
处理

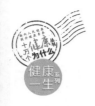

10. 独身老人有哪些
性心理特征

　　部分独身老人由于受传统观念、舆论环境、个人身体状况等影响，会认为自己进入老年期后性功能必然一落千丈，个人的性需求是不应该表达的，这就造成很多独身老人会压抑自己的性需求，以至于正当的性心理需要得不到慰藉。

　　独身老人的性心理特征主要表现为：对于性的情感很复杂，老年人有性需求，但因担心被"说闲话"或不被理解而压抑自己的性需求；性兴趣转移，性体验逐渐通过影视、书籍中的性爱镜头或描写来实现；性回忆增多，独身老人在老伴离世后多通过回忆曾经共同生活的幸福时光，在这些回忆中获得性心理的满足。

　　性是老年人的基本人权和正当需求，独身老人不必因为一些外在舆论而给自己的心灵装上"枷锁"，压抑自己正当的性需求，反而要重视自己的性心理体验和感受，让自己度过一个幸福的晚年。

> **专家说**
>
> 　　改变"谈论性是可耻行为"的认识。年龄的增长和生理功能的衰退并不意味着性需求的终止。老年人谈"性"不是"老不正经"和"为老不尊"。性需求从来就不只是年轻人的专利，也是每个老年人正当的生理需求。老年人不要回避"性需求"，而要正确面

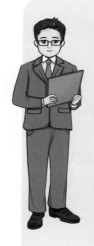

对性需求，不压抑性需求，保持良好的心态，做到对"性"有正确的认知。

追求晚年"性福"需要自信。老年朋友们不要怀疑自己的性功能不行，在精神上要立于不败之地。专家发现，当健康状况允许的情况下，如果老年人对自己进行积极的暗示，例如不说"不行"或"随便"等负面词汇，相信自己性功能是强健的，也可以重建积极的性乐趣，恢复性活力。

重视自己情感需求的满足。独身老人在生活中要重视自己情感需求的满足，寻找合适的方式满足自己的情感需求。

（谢立黎　邓宁飞）

11. 老年人如何平衡
个人生活和家庭照顾

受传统文化的影响，我国老年人退休后多和子女生活在一起，参与家庭的照顾活动，包括做家务、带孙辈等，这些照顾活动占据了老年人大量的日常生活。如果老年人不能处理好个人生活和家庭照顾之间的关系，特别是带着一种"牺牲自我"的想法为照顾子女或者孙辈而付出，不仅容易影响自己的生活质量，还可能加深代际矛盾。因此，有效地平衡个人生活和家庭照顾成为提升老年人晚年生活质量的关键。

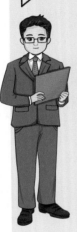

破除为了家庭而牺牲自己的不良心态。老年人承担家庭照顾角色是参与家庭生活的重要体现，这并不意味着老年人需要牺牲自己的其他生活。老年人理应有自己的生活，娱乐、读书、锻炼、参加志愿活动等，而家庭照顾应被视为老年人社会角色转化后生活的一部分，所以老年人在参与家庭照顾的同时，也要有属于自己的生活。

合理规划个人时间，寻找个人生活和家庭照顾的平衡点。老年人可以根据家庭照顾任务的紧迫性和重要性合理地规划时间，安排好自己的个人时间和家庭照顾时间，尽可能按照规划行事，让自己的生活有规律性。在规划时要注意兼顾自身需求与家庭需求。一方面，老年人要关注自身的需求，走出家庭，走向社区，做自己喜欢的事情；另一方面，也应考虑子女及其他家庭成员的实际需求，为他们提供力所能及的帮助，促进家庭关系和谐发展。

多和子女及其他家庭成员进行沟通，勇于表达自己的想法。老年朋友们在生活中遇到与子女及其他家庭成员在家庭照顾层面产生分歧、家庭照顾压力比较大、自己的个人生活不顺心的时候，要主动和子女及其他家庭成员交流，及时表达自己的想法，要敢于说"不"，不能一味地委屈自己。

寻找自己的兴趣点，丰富自己的生活。老年人要发展自己的兴趣爱好，例如散步、下棋、跳舞等。这些活动既可以放松身心，也可以拓宽自己的人际网络；积极参与社区志愿活动，奉献社会并实现自己的人生价值；积极参与老年大学的活动，让自己获得知识上的满足感，使自己的生活更加丰富。

（谢立黎　邓宁飞）

12. 老年人**再婚**应做好哪些**心理准备**

研究表明，再婚不仅可以减轻老年人心理上的孤独感，还可以减轻子女的养老负担。受乡土文化的束缚和社会氛围的影响，再婚老年人会面临巨大的心理压力，包括担心被他人说闲话、容易受到子女的强烈阻挠、纠结再婚对象是否真的爱自己而不是另有所图、害怕婚后双方家庭相处不融洽等。

因此老年人需要做好充足的心理准备，以提高自身婚后的质量和幸福感。

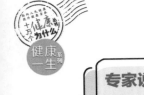

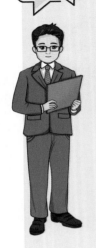

　　反思自己的再婚动机，思考自己的伴侣是不是自己真正爱的和适合自己的人。老年人再婚要以爱为基础，思考你的伴侣是否和你志趣相投、二人是否能相互支持、在生活理念和方式上是否合适等，而不能单纯为了找个人搭伙过日子就随意找一个人结婚，这样的婚姻是容易出问题的。

　　思想上做好应对家人特别是子女阻挠或过度干涉的准备。老年人再婚不可避免地会涉及子女。不要企图回避这个问题，在婚前婚后要多和子女沟通，主动表达一些生活上的想法，以获取子女的理解和认可。

　　要做好及时了解伴侣的心理特征和生活方式的准备。要尊重伴侣的个性和习惯，注意相互谅解和宽容，尽快调整原有的相处方式并形成新的相处方式，使彼此可以更快适应婚后生活。

　　要有调节因双方子女不和而给新家庭造成问题的心理准备。老年人在冲突发生时要扮演调和剂的角色，不偏不倚，在婚前要同双方家庭子女明确婚后的财产、开支、家庭分工、医疗费用等问题，减少这些问题造成家庭矛盾的可能。

老年人再婚应如何尽可能减少家庭矛盾的发生

◆ 双方加强了解，包括脾气性格、身体状况、经济状况、家庭负担、兴趣爱好等，避免生活中出现较大分歧的情况。

◆ 老年人和子女要针对再婚表达自己的想法，让彼此知道对方的想法，争取做到相互尊重和理解。

◆ 双方子女要加强协商并针对老年人的以下问题作出说明：老年人的婚后开支、医疗费用、基本生活开支、去世后的财产归属、丧葬费等，甚至可以起草协议书，以减少不必要的争执。

（谢立黎　邓宁飞）

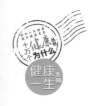

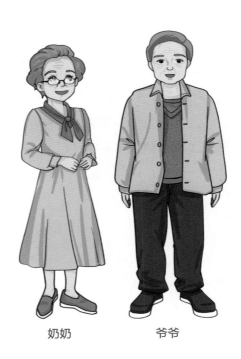

奶奶　　　　爷爷

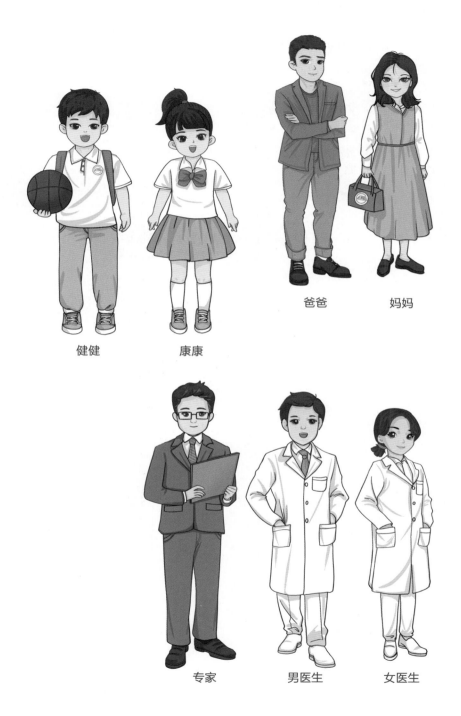

健健　　　　　　康康　　　　　　爸爸　　　　　妈妈

专家　　　　　　男医生　　　　　女医生

图书在版编目（CIP）数据

守护老年健康 / 于普林，张存泰主编．—北京：人民卫生出版社，2023.8
（十万个健康为什么丛书）
ISBN 978-7-117-35091-4

Ⅰ.①守… Ⅱ.①于…②张… Ⅲ.①老年人 – 保健 – 普及读物 Ⅳ.①R161.7-49

中国国家版本馆 CIP 数据核字（2023）第 138223 号

| 人卫智网 | www.ipmph.com | 医学教育、学术、考试、健康，购书智慧智能综合服务平台 |
| 人卫官网 | www.pmph.com | 人卫官方资讯发布平台 |

十万个健康为什么丛书
守护老年健康
Shi Wan Ge Jiankang Weishenme Congshu
Shouhu Laonian Jiankang

主　　编：于普林　张存泰
出版发行：人民卫生出版社（中继线 010-59780011）
地　　址：北京市朝阳区潘家园南里 19 号
邮　　编：100021
E - mail：pmph @ pmph.com
购书热线：010-59787592　010-59787584　010-65264830
印　　刷：北京盛通印刷股份有限公司
经　　销：新华书店
开　　本：710×1000　1/16　　印张：29
字　　数：376 千字
版　　次：2023 年 8 月第 1 版
印　　次：2023 年 9 月第 1 次印刷
标准书号：ISBN 978-7-117-35091-4
定　　价：75.00 元
打击盗版举报电话：010-59787491　E-mail：WQ @ pmph.com
质量问题联系电话：010-59787234　E-mail：zhiliang @ pmph.com
数字融合服务电话：4001118166　　E-mail：zengzhi @ pmph.com

52检